中国中医科学院中医药信息研究所自主选题科研成果

民国名中医临证教学讲义选粹丛书

U0741512

恽铁樵金匮要略讲义

孟凡红 杨建宇 李莎莎 主编

中国医药科技出版社

图书在版编目（CIP）数据

恽铁樵金匮要略讲义/孟凡红，杨建宇，李莎莎主编．—北京：中国医药科技出版社，2017.5

（民国名中医临证教学讲义选粹丛书）

ISBN 978 – 7 – 5067 – 9056 – 7

Ⅰ．①恽…　Ⅱ．①孟…　②杨…　③李…　Ⅲ．①《金匮要略方论》–研究　Ⅳ．①R222.39

中国版本图书馆 CIP 数据核字（2017）第 023586 号

美术编辑　陈君杞
版式设计　麦和文化

出版　中国医药科技出版社
地址　北京市海淀区文慧园北路甲 22 号
邮编　100082
电话　发行：010 – 62227427　邮购：010 – 62236938
网址　www.cmstp.com
规格　889 × 1194mm $\frac{1}{32}$
印张　14 $\frac{3}{4}$
字数　330 千字
版次　2017 年 5 月第 1 版
印次　2017 年 5 月第 1 次印刷
印刷　三河市航远印刷有限公司
经销　全国各地新华书店
书号　ISBN 978 – 7 – 5067 – 9056 – 7
定价　38.00 元

版权所有　盗版必究

举报电话：010 – 62228771

本社图书如存在印装质量问题请与本社联系调换

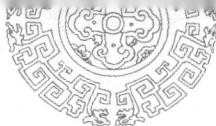

民国名中医临证教学讲义选粹丛书
编委会

主编单位 中国中医科学院中医药信息研究所
光明中医杂志社

顾 问	王永炎	程莘农	陈可冀	陆广莘	路志正	余瀛鳌
	王致谱	盛国荣	孙光荣	许敬生	吴大真	崔 蒙
主任委员	李宗友	张华敏				
主 编	孟凡红	杨建宇	李莎莎			
副主编	刘国正	胡晓峰	柳越冬	赵京生	徐江雁	张 磊

编 委 （按姓氏拼音顺序排列）

蔡德英	陈素美	程 英	储戟农	高宏杰	郭 敏
郝 峰	侯酉娟	胡 欣	华 强	韩素杰	姜 岩
蒋丁苾	康小梅	郎 朗	李 娟	李 楠	李 薇
李彦知	梁 琳	刘仙菊	刘学春	刘应科	陆锦锐
栾海燕	明新科	牛亚华	农汉才	潘艳丽	秦立新
尚文玲	孙海舒	孙鸿杰	王 体	王俊文	魏素红
魏素丽	吴文清	杨 硕	尹仁芳	张伟娜	赵林冰
赵元辰	朱培一				

院士寄语

　　近年来，关于中医药高等教育改革问题的讨论比较多，不但涉及中医药高等教育模式改革问题，而且涉及中医药高等教育教材创新问题。新中国成立以来，自从吕老（原卫生部中医司第一任司长吕炳奎主任中医师）组织编辑我国第一套中医药高等教育教材以来，中医药高等教育教材先后做了一些创新和适度修订。上个世纪80年代，又是在吕老的倡导、指导、组织下，由光明中医函授大学编辑了我国第一套中医药高等教育函授教材。此后，中医药高等教育函授教材和自学教材陆续出版了不少。但是，总体来讲，大家对目前的中医药高等教育教材并不是十分满意，已引起了广泛的关注。因此，中医药高等教育教材的改革创新是目前全国中医药教育的重点研究课题之一。

　　中国中医科学院和光明中医杂志社等单位的教学和研究人员联合选辑点校民国时期中医教学讲义，是利国利民、振兴中医之举！正当大家努力探索中医药高等教育教材创新之时，选辑点校民国时期中医教学讲义，这是"以史为鉴"之举，是继承创新之必需！这必将对中医药高等教育教材改革有新的启迪。

　　"创新"是时代的最强音，也是科技界尤其是中医界近来最为关注的"词语"。然而，没有继承的创新，必然是无源之水，无本之木。只有坚持在继承基础上创新，才能求得新的发展，整理出版民国时期中医教学讲义，必将有助于当前中医药高等教育教材的创新和发展。对中医界来讲，这次选辑、点校出版民国时期中医教学讲义，是新中国成立以来的第一次重大创举！是实实在在的在继承基础上的"创新"！

民国时期中医教学讲义有不少，我们这一代有很多老大夫在初学中医时读的就是这些教材（讲义），这些讲义和现代中医药教育教材相比较，最大的特点是——重实用、重经典，但又决不泥古，并且及时把握最新科研成果，把临床病案直接纳入教材，而且学习模式大多是边读书学习，边跟师实践。这次重新校辑这些讲义，不但可以给全国中医药高等教育教材改革提供参考，而且也给全国中医药高校教师提供新的教学参考书，也给中医药院校的在校生及社会自学人员提供新的学习辅导用书。同时，对临床医师有重要的临床指导意义，无疑，也是临床中医师继续教育的参考用书。换言之，民国时期中医教学讲义精选的出版，必会有大量的读者群，必将给中医界提供一套实用的教学和临床参考用书。

这套教材选辑了"铁樵函授医学讲义""承淡安针灸学讲义""秦伯未国医讲义""兰溪中医专门学校讲义"和"伯坛中医专科学校讲义"5部分，当然这并不是民国时期中医教学讲义的全部，但是，这是"精华"，这是见微知著，窥"斑"知"豹"。因此，这次能再版这些讲义教材，实属不易，这是科研人员和出版人员的心血和汗水的结晶！

民国时期中医教学讲义的选辑点校出版，是诸多民国时期

次第一次从图书馆阅楼书架上走下来，与现代中医学子、广大师生和医务工作者见面，肯定会得到广泛的欢迎和喜爱。我相信，今后会有更多的民国时期中医教学讲义陆续再版。这次开拓创新之举，必将对中医教材改革起到促进作用，对中医学术发展起到推动作用，必将有助于中医药学的再创辉煌！

中国工程院院士

程莘农

2012年5月于北京

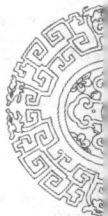

余 序

　　中国中医科学院和光明中医杂志社等单位的相关专家，他们合作纂辑点校了《民国名中医临证教学讲义选粹丛书》，我在展阅后不胜欣悦。此选辑刊行是对以儒学奠基的中华传统医药文化领域一项新的贡献。

　　在中医药学传承、发展的历史长河中，民国时期处于"西学东渐"益趋鲜明、旺盛的岁月。当时全国的中医院校当然不能与新中国成立后相比，但名医名著亦较为昭著、丰富，而医药教学则以"师带徒""父传子女"作为"主旋律"，但在一些较大的城市或某些地区，也创办了若干中医院校。回忆在上世纪三四十年代，我在上海读中小学阶段，市内有中国医学院、新中医医学院、上海中医专科学校、中国医学专修馆等校；在此以前的民国前期，上海有丁甘仁先生主办的"上海中医专门学校"，在当时是卓有影响的中医名校，培育了众多的后继杰出人才，该校前辈们所编撰的教学讲义，惜已流散失传殆尽。先师秦伯未先生是丁甘仁先生的高足，他从事中医教学数十年，早年成立"秦氏同学会"，自编了多种中医教材，传世者几希。现《民国名中医临证教学讲义选粹丛书》的编者们，能从多种渠道探索授求，并予选

1

辑、校释，可谓是对我国优秀传统文化传承的历史性贡献，因为它反映了这段历史时期的中医教学讲义不同于今古的学术内涵和教学风格。

中华人民共和国成立后，中医的临床、教学渐趋正规。1955年，原卫生部组建了中医研究院（现中国中医科学院），组织专家们主编了九种中医教材，江苏省中医进修学校也编纂了多种中医教材。1956年，我国部分地区建立了中医高等院校，在原卫生部中医司首任司长吕炳奎同志的倡导下，组织各院校编写了基础与临床的各科教材，经过多次审订、修改，产生了全国中医高校统一应用的多种教学讲义，并在数十年中多次修订、改版，教学内容趋于系统、全面而丰盈。当然也存在一些不同的看法，但鄙见认为：不同历史时期的中医教学课本内容仍有相互交流、取长补短的学术价值。民国时期的教学讲义，其中的"重经典、重临床"以及部分教材中的中西医学术融会，是其主要学术特色，也是它所展示具有重要参阅价值的学术平台，值得予以深入研究。

我在阅习了《民国名中医临证教学讲义选粹丛书》后，为编者们的精心纂辑和出版社同仁们的慧眼相识通力协作，感触良深，并殊多欣慰，遂漫笔以为序。

中国中医科学院

余瀛鳌

2016年12月

2

总 前 言

民国时期（1911—1949）是中医学发展独特的、多难的时期，然而，由于人为地分类，民国时期的中医典籍未被划到古医籍中，故而不被列入中医古籍整理出版之列。因此，民国时期的许多中医著作一直没能与广大读者见面，尤其是民国时期中医教学讲义。随着许多老前辈、老中医的退休、仙逝，很有可能就被淹没。现在，中医学教学模式、中医学教材的改革被提到当前中医教育改革重要的议事日程，此时此刻，选辑点校整理出版民国时期中医教学讲义，一可填补民国时期中医书籍讲义类出版之空白，二可为当前中医教改和教材编写提供参考、启迪思路。这也是这次选辑民国时期中医教学讲义的意义所在！

民国初期，由于当时的北洋政府将中医教育在整个国家教育体系中漏列，导致中医界的奋起抗争，中医界有志之士积极筹办中医学校，以期既成事实，希望当时的政府承认中医教育的合法性。由此，服务于学校面授及函授教育的教材就应运而生了。然而，由于历经国内战乱和抗日战争，再加之印刷技术的局限和信息交通不便，使许多优秀的中医学讲义未能幸存。本次我们收集了恽铁樵全部医学教学讲义、秦伯未国医讲义、承淡安针灸学

1

讲义，以及张山雷和陈伯坛编著的部分中医教材讲义进行点校整理以类汇编，共收讲义39种，按类分为15个分册，以期尽可能地反映当时中医药教学的情况。这些讲义分属中医基础理论、针灸学、内科学、中医经典类、临床类等，还有充分体现衷中参西的内容。

2006年，我们就开始了对民国时期中医药文献的现存状况进行调研，并对文献整理和保护加以研究，提出"民国中医药文献抢救整理的思路及设想"，论文发表于中国科技核心期刊《中国中医药信息杂志》2006年第11期，引起同行专家的关注。在众多医史文献专家的支持、指导、帮助下，我们开始了民国时期中医教学讲义的收集、整理工作。近几年间，由于工作繁忙，收集、点校整理工作在艰难地持续地缓慢进行着，我们始终坚持着，为了中医梦，不抛弃，不放弃！天道酬勤，柳暗花明，我们的工作终于得到中国中医科学院中医药信息研究所领导的重视，使我们更有了干劲，信心更足，从而促成本套丛书得以顺利面世。

本套丛书是中国中医科学院自主选题研究项目"民国中医药教材调研及代表性教材整理研究"（项目编号：ZZ070326）成果之一，在此衷心感谢中国中医科学院中医药信息研究所领导对本项目的支持；感谢众多医史文献、教育、临床专家的悉心指导；感谢全国各地图书馆对我们工作资料收集等方面的帮助。同时，对各位参与丛书点校、整理和研究的工作者的辛勤劳动、无私奉献精神和干劲，表示敬佩和谢意！对中国医药科技出版社的鼎力出版，表示感动、感激和感谢！

最后还是要说明一下，本丛书仅是民国时期优秀中医讲义的"豹斑"而已，还需要我们继续努力，收集、整理、点校、出版更多更好的民国时期名中医教学讲义，以飨读者。毋庸讳言，本丛书中或许存在着这样那样的不足和疏漏，恳请各位专家、同仁、广大读者批评指正，以求修订和完善！为了实现美好的中医梦而共同努力！共同进步！

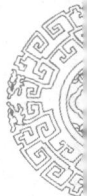

《药物学讲义》 《妇科学讲义》

《验方新按》 《幼科讲义》

《恽铁樵临证医案讲义》 **《张山雷脉学讲义》**

《药盒医案》 《脉学正义》

《临证笔记》 **《张山雷中风讲义》**

《秦伯未国医基础讲义》 《中风斠诠》

《生理学讲义》 **《陈伯坛金匮要略讲义》**

《诊断学讲义》 《读过金匮论》

《药物学讲义》 **《承淡安中国针灸学讲义》**

《秦伯未国医临证讲义》 《中国针灸学讲义》

《内科学讲义》

编者

2016 年 12 月

于北京·中国中医科学院

一、原书系繁体字本，今统一使用简体字；通假字或异体字径改，如"藏府"一律改为"脏腑"，"纤微"均改为"纤维"。

二、原书系竖排本，现易为横排本，依照惯例，书中的"右"或"左"字，径改为"上"或"下"字，不出注。

三、正文按内容分段，并按现代汉语规范进行标点断句。

四、本书以点校为主，凡书中明显刊刻错误，予以径改，不出注。如：本与末，已与己，岐与歧，大与太，佗与陀，臀与臂，隔与膈，温与湿，热与熟，炮与泡，等等。对个别疑难字词酌加注释。校注及注释均采用页下注形式。

五、原底本中的双行小字，今统一改为单行，字号较正文小一号。

六、原书中的医学名词，有与现代不一致处，仍依其旧，保留原貌。如白血球、阿司匹灵等。

七、原书药名错误径改，不出注。如芫花（误为"莞花"），辛夷（误为"辛荑"），蒺藜（误为"夕利"）等。

八、原文所提及的书名一律加书名号。书名为简称时，为保持原貌，不作改动。个别比较生僻、容易产生歧义的加注说明。

九、为方便读者查阅，原书有目录的照录，补上序号；原目录与正文不一致者，则依照正文改正；原书无目录的，依据正文补上序号和目录。

十、书中的一些观点与提法，有的带有明显的时代局限性，但为保持原著的完整性，本次均不作删改，希望读者研读时有分析地加以取舍。

十一、本丛书的整理和点校严格按照古籍整理原则进行，尊重历史，忠实原著，除上述说明外，凡改动之处，均出注说明。

本册总目录

金匮要略辑义

（日）丹波元简　撰

侯酉娟　张　磊　孟凡红　整理

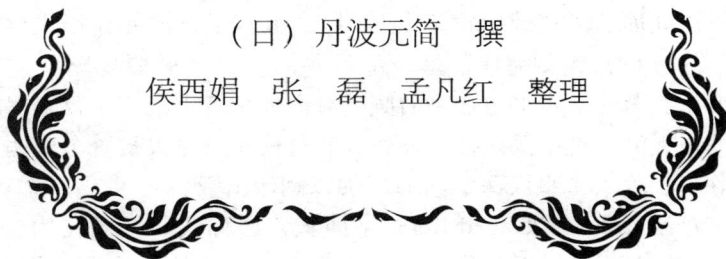

内 容 提 要

　　《金匮要略辑义》全名《金匮玉函要略方论辑义》，隶属于《聿修堂医学丛书》之一，系由日本著名医家、考证学派代表人物丹波元简著于宽政甲寅年（1794），由其子丹波元胤于文化辛未年（1811）镌刻完成，是一部重要的有关《金匮要略》之注释考据类著作。本书自成书后颇受海内外学者重视，不仅在民国时期被上海铁樵中医函授学校作为教材校印，亦曾被著名中医学家陈存仁收入《皇汉医学丛书》加以翻印出版。

　　丹波元简（1755—1810），字廉夫，通称安长，号桂山、栎窗，是日本著名汉医学家、考据学家，其著撰的《伤寒论辑义》与《金匮玉函要略方论辑义》两书是其代表性著作，亦是重要的《伤寒论》《金匮要略》注释类著作，被《日本汉方典籍辞典》誉为"开江户医学考证学派《伤寒论》研究之先河，为不朽名著"。

　　本书全6卷，作者采辑历代《金匮》注注，主要是徐彬、程林、沈明宗、魏荔彤及《医宗金鉴·订正金匮要略注》等之《金匮要略》注本，在个人医学认识及临床实践经验的基础上，结合考据学的功力，逐条阐析仲景《金匮》原文，进行详细的考核校订。对于方解，除选注诠释外，亦参考古今方书本草增补一些有效方剂、药物认识等内容，诚如其子在书后跋文中所述，力求"以经解经，以方解方"。悉心研读本书，对于读者深入认识了解《金匮要略》定能获益良多。

　　本次对《金匮要略辑义》的整理，主要依据上海中医药大学所藏上海铁樵函授中医学校出版的《金匮要略辑义》，并参考人民卫生出版社1983年出版的《聿修堂医书选》收载的《伤寒论辑义》《伤寒论述义》《金匮玉函要略辑义》《金匮玉函要略述义》等点校而成。

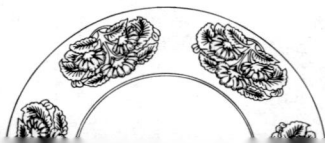

目录

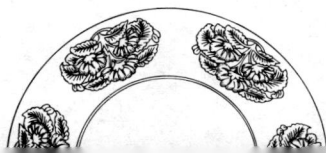

《金匮玉函要略》综概

案张仲景自序曰：作《伤寒杂病论》合十六卷，而梁《七录》：张仲景辨伤寒十卷，《新唐艺文志》：《伤寒卒病论》十卷，此乃今所传《伤寒论》所谓十六卷中之十卷。其六卷，则《杂病论》，即今《金匮要略》。其遗佚者元邓珍序中亦尝论之，考《千金方》，江南诸师，秘仲景要方不传。隋巢元方作《病源论》，其伤寒门中，有《伤寒论》文，而不著仲景之名。盖据《小品》所引而收载乎。然于其妇人三十六疾，则云：仲景义最玄深，非愚浅能解。巢氏岂特寓目于《杂病论》，而未及《伤寒论》耶？孙思邈晚年获仲景原本，收《翼方》第九卷、第十卷中，而他门并无引仲景者，孙氏岂特得研《伤寒论》，而未及见《杂病论》耶？后天宝中，至王焘撰《外台秘要》载此书方药，而云出张仲景《伤寒论》，乃其不易旧目者，原书或仅存于台阁中，而王氏特得窥之耶？详见《伤寒综概》中。意者仲景之书，自晋经隋唐，或显或晦，或离或合，其传不一如此。盖唐时有合《伤寒杂病论》改名《金匮玉函》，以传之者。今《玉函经》亦是系乎唐末人所号，即是《伤寒论》之异本。如其总例，则于晋及六朝经方中而凑合所撰，疑出于道家者流也。后人因删略其要，约为三卷，更名曰《金匮玉函要略》欤。不尔则其所以名《要略》之义，竟不可晓焉。况林亿序云：《伤寒》文多节略，《伤寒》乃有《伤寒》全本，故知其多节略。至《杂病》，则虽无他本可考，以伤寒例之，则其节略旧文可复知也。林序又云：依旧名曰《金匮方论》。徐镕因谓王洙馆中所得，名曰《金匮玉函要略方论》，系五代时改名耳。然《周礼·疾医职》贾公彦疏，张仲景《金匮》云：神农能尝百药，则炎帝者也。今《要略》无此文，岂系其所删略耶？以此知唐时已有《金匮》之目，必非五代时改名也。

而隋及旧、新《唐志》中无仲景《金匮玉函》，究其目之所由，《晋书·葛洪传》云：洪著《金匮药方》百卷。据《肘后方》及《抱朴子》自云，所撰百卷，名曰《玉函方》，则二者必是一书。葛洪又著《玉函煎方》五卷，见《隋志》。由是观之，《金匮玉函》原是葛洪所命书，即唐人尊宗仲景者，遂取而为之标题，以珍秘不出之故。著录失其目欤林亿《金匮玉函经》疏云：缘仲景有《金匮录》，故以"金匮玉函"名，取宝而藏之义也。案仲景《金匮》他书无其目，唯宋本及俞桥本、赵开美本林序后有一小序云：仲景《金匮录》云云，仅出于此。予每疑之，然宋本已载之，则此必唐末作《要略》者所撰，其文原于《肘后方》序及《抱朴子》。味其旨趣，泛滥不经，亦是道流之笔耳。《汉志》有《堪舆金匮》十四卷。高纪如淳云：金匮，犹金滕也。师古曰：以金为匮，保慎之义。王子年《拾遗记》：周灵王时，浮提之国，献神通善书二人，佐老子撰《道德经》，写以玉牒，编以金绳，贮以玉函。《神仙传》：卫叔乡入太华山，谓其子度世曰：汝归，当取吾斋室西北隅大柱下玉函，函中有神素书，取为按方合服之，一年可能乘云而行。《淮南要略训》高诱注曰：《鸿烈》二十篇，略数其要，明其所指，序其微妙，论其大体也。命名之义，岂其出于此耶？皇甫谧云：仲景垂妙于定方《晋书·本传》。陶弘景云：惟仲景一部，最为众方之祖，又悉依本草，但其善诊脉，明气候，以意消息之尔出《本草·序例》。二氏距仲景未远，其言如此，然而《要略》中方论，尽有不合绳墨者，故今人或云：某论非仲景之旧，或云：某方非仲景之真。肆意删改，以为复古程、林辈亦已论之，此误也。巢氏《病源》引《小品》云：华佗之精微，方类单省，而仲景经有侯氏黑散、紫石英方，皆数种相出入节度。陈延之以晋初人，其言亦如是，此他至篇末宋人附方，《千金》《外台》中引仲景者颇多，岂知今之致疑者，尽非仲景之本论原方乎？此宜存而不议焉。近代清姚际恒著《古今伪书考》云：《金匮玉函经》又名《金匮要略》，称汉张仲景撰，晋王叔和集，案此非仲景撰，乃后人伪讬者，盖概论也。历览史志，《伤寒论》《玉函经》及《要略》之外，仲景书目犹载数部，《黄素方》廿五卷，《伤寒身验方》一卷，《评病要方》二卷，以上出《七录》。《疗妇人方》二卷，出《隋志》。陈自明《妇人良方》云：男子、妇人伤寒，仲景治法别无异议，比见民间有妇人伤寒，方书称仲景所撰，而王叔和为之序。以法考之，间有可取，疑非古方，特假圣人之名，以信其说于天下也。《张仲景方》十五卷《太平御览》引《张仲景方·序论》，载仲景及张伯祖卫沈事，见《隋志》及旧、新《唐志》。《脉经》《五脏荣卫论》《五脏论》《疗黄经口齿论》各一卷，出《宋志》。凡十部，五十卷，今无一存，实可惜也。宽政甲寅春正月晦，书于日光山中永观精舍，丹波元简廉夫撰。

余乡者，撰《伤寒论辑义》，而又辑《金匮方论》之义，属草于文化丙寅九月十日，呵冻挥汗，未竟一期，至今年八月六日而讫。如综概一篇，乃十余年前所著，今略加改窜，以揭卷首。所校诸本，曰宋本不载杂疗以下，曰徐镕本收于《医统正脉》中，曰俞稿本，曰赵开美本也。采辑注家，徐者彬也《论注》，程者林也《直解》，沈者明宗也《编注》，魏者荔彤也《本义》，尤者怡也《心典》，鉴者，《医宗金鉴》也。程云：明初有赵以德注，嗣后有胡引年注，方论讹舛甚多，此间二家并无传。其体例，一如《伤寒辑义》，因不别作序及凡例，唯恐考据未确，舛漏犹多，不敢示之大方，聊以授儿辈云。栎荫拙者元简识。

男元胤、元坚对读

《金匮玉函要略方论》序

张仲景为《伤寒杂病论》，合十六卷，今世但传《伤寒论》十卷，杂病未见其书。或于诸家方中，载其一二矣。翰林学士王洙在馆阁日，于蠹简中得仲景《金匮玉函要略方》三卷。上则辨伤寒，中则论杂病，下则载其方，并疗妇人。乃录而传之士流，才数家耳。尝以对方证对者，施之于人，其效若神。然而或有证而无方，或有方而无证，救疾治病，其有未备。国家诏儒臣校正医书，臣奇先校正《伤寒论》，次校定《金匮玉函经》。今又校成此书，仍以逐方次于证候之下，使仓卒之际，便于检用也。又采散在诸家之方，附于逐篇之末，以广其法。以其《伤寒》文多节略，故断自杂病以下，终于饮食禁忌。凡二十五篇，除重复，合二百六十二方。程云：仲景只二百二十九方，余俱附方。勒成上、中、下三卷，依旧名曰《金匮方论》。臣奇尝读《魏志·华佗传》云：出书一卷，曰此书可以活人。每观华佗，凡所疗病多尚奇怪，不合圣人之经。臣奇谓活人者，必仲景之书也。大哉炎农圣法，属我盛旦。恭惟主上丕承大统，抚育元元，颁行方书，拯济疾苦，使和气盈溢，而万物莫不尽苏矣。太子右赞善大夫，臣高保衡，尚书都官员外郎，臣孙奇，司封郎中充秘阁校理，臣林亿等传上。

案《魏志·华佗传》云：佗临死出一卷书与狱吏，曰：此可以活人。吏畏法不受，佗亦不强，索火烧之。此佗书无传明矣。而张藏《活人书》序云：华佗指张长沙《伤寒论》为活人书。《襄阳府志》云：仲景著《伤寒论》十卷，行于世。华佗读而喜曰：此真活人书。而丁德用注《难经》则云：《难经》历代传之一人，至魏华佗乃烬其文于狱下。此则《难经》为烬余之文。此皆实无其事，不过借佗而神其书耳。

仲景《金匮》录岐黄素难之方，近将千卷，患其混杂烦重，有求难得，故周流华裔九州之内，收合奇异，捃拾遗逸，拣选诸经筋髓，以为方论一编。其诸救疗暴病，使知其次第。凡此药石者，是诸仙之所造，服之将来固无夭横，或治疗不早，或被师误，幸具详焉。此一篇宋本、俞本、赵本并载林亿等序后。

案《葛氏肘后方》序云：仲景元化、刘戴秘要、金匮绿帙、黄素方近将千卷，患其混杂烦重，有求难得，故周流华夏九州之中，收合奇异，捃拾遗逸，选而集之，使种类殊分，缓急易简，凡为百卷，名曰《玉函》。然非有力，不能尽写云云。亦见《抱朴子》。兹所载文，与此颇同，但首尾异耳，徐本删之为是。

《金匮要略》序 出赵本

　　圣人设医道，以济夭枉，俾天下万世，人尽天年。博施济众，仁不可加矣。其后继圣开学，造极精妙，著于时，名于后者，和缓扁仓之外，亦不多见。信斯道之难明也与。汉长沙太守张仲景，以颖特之资，径造阃奥，于是采摭群书，作《伤寒卒病论》方合十六卷，以淑后学。遵而用之，困苏废起，莫不应效若神。迹其功在天下，犹水火谷粟然，是其书可有而不可无者也。惜乎后之传者，只得十卷，而六卷则亡之。宋翰林学士王洙，偶得杂病方三卷于蠹简中，名曰《金匮方论》，即其书也。丰城之剑，不终埋没，何其幸耶。林亿等奉旨校正，并板行于世。今之传者，复失三卷，岂非世无和氏而至宝妄伦于荆石与。仆幼嗜医书，旁索群隐，乃获于盱之丘氏，遂得与前十卷，表里相资，学之者动免掣肘。呜呼！张茂先尝言，神物终当有合。是书也，安知不有所待，而合显于今也。故不敢秘，特勒诸梓，与四方共之。由是张氏之学不遗，轩岐之道昭著。林林总总，寿域同跻，岂曰小补之哉。后至元庚辰樵川玉佩邓珍敬序。

　　大明应天徐谨按《文献通考》二百二十二卷中，《金匮玉函经》八卷条下，晁氏曰：汉张仲景撰，晋王叔和集，设答问、杂病、形证、脉理，参以疗治之方。仁宗朝，王洙得于馆中，用之甚效，合二百六十二方。案宋晁公武撰《郡斋读书志》，赵希弁作《附志》，此乃系《附志》所载。陈振孙《书录解题》，作三卷是。据此并前林序云，依旧名曰《金匮方论》，则王洙馆中所得，名曰《金匮玉函要略方》，系五代时改名耳。所以《通考》只云《金匮玉函经》也。是《金匮玉函经》，元时已无矣。夫《金匮玉函经》八卷，东汉张仲景祖书名也。《金匮方论》三卷，《伤寒论》十卷，似西晋王叔和选集撰次后，俗传书名也。案元明之际《玉函经》八卷晦而不传，徐不及寓目，故有此说，不可从。若《金匮玉函要略方》，五代及宋相沿书名也。今单名《金匮要略》，而去其玉函二字，愈远而愈失其真矣。又据晋皇甫谧《甲乙》云：仲景论广伊尹汤液，用之多验。王叔和撰次仲景选论甚精，指事施用，即今俗所分《伤寒论》《金匮要略》是也。孙真人《千金》云：江南诸师，秘仲景伤寒方法不传，是叔和选论，思邈亦未曾研也。惟文潞公《药准》云：仲景为群方之祖。朱奉议《活人书》云：古人治伤寒有法，治杂病有方，葛稚川作《肘后》，孙真人作《千金》，陶隐居作《集验》，玄晏先生作《甲乙》，其论伤寒治法者，长沙太守一人而已。华佗指张长沙《伤寒论》为活人书，昔人又以《金匮玉函》名之，其重于世如此。然其言雅，非精于经络不能晓会。若孙思邈，则未能详仲景之用心者，是宋时才分《伤寒论》《金匮要略》为二书也。成聊摄《明理论》云：自古诸方历岁浸远，难可考评，惟仲景之方，最为众方之祖，是以仲景本伊尹之法，伊尹本神农之经，医帙之中，特为枢要，参今法古，不越毫末，乃大圣之所作也。刘河间《原病式》云：自黄帝之后，二千五百有余年，有仲景方论一十六卷，使后之学者有可依据，文亦玄奥，以致今之学者尚为难焉。故今人所习，皆近代方论而已。但究其末，而不求其本。唯近世朱奉议多得其意，遂以本仲景之论而兼诸书之说，作《活人书》。其言直，其类辩，使后学者，易为寻检施行，故今之用者多矣。据河间十六卷之言，此时仲景书尚未分伤寒、杂病为二门也。或《金匮玉函经》八卷，坊间分作十六卷，亦未可知。案河间载仲景自序等而言之耳，金时必无为十六卷者焉。故东垣《内外伤辨惑论》曰：易张先生云：仲景药为万世法，号群方之祖，治杂病若神，后之医者，宗《内经》法，学仲景心，可以为师矣。王海藏《此事难知》云：余读医书几十载矣，所仰慕者，仲景一书为尤。然读之未易洞达其趣，欲得一师指之，遍国中无有能知者，故于《医垒元戎》云：折中汤液万世不易之法，当以仲景为祖。又云《金匮玉函要略》《伤寒论》，皆张仲景祖神农，法伊尹，体箕子而作也。唐宋以来，如孙思邈、葛稚川、朱奉议、王朝奉辈，其余名医虽多，皆不出仲景书。又《汤液本草》，于孙葛朱王外，添王叔和、范汪、胡洽、钱仲阳、成无己、陈无择云，其议论方定，增减变易、千状万态，无有一毫不出于仲景者。洁古张元素，其子张璧，东垣李明之，皆祖张仲景汤液，惜乎世莫有能知者。又云：仲景广汤液为大法，晋宋以来，号名医者，皆出于此。又按丹溪《局方发挥》，或问曰：仲景治伤寒一百一十三方，治杂病《金匮要略》二十有三门，何也？答曰：仲景诸方，实万世医门之规矩准绳也，后之欲为方圆平直者，必于是而取则焉。曰：《要略》之方，果足用乎？曰：天地气化无穷，人身之病亦变化无穷，仲景之书，载道者也。医之良者，引例推类，可谓无穷之应用。借今method有加减修合，终难越矩度。又曰：圆机活法，《内经》具举，与经意合者，仲景书也。景方因病以制方，局方制药以候病。据数家说，是元末及我国朝初，医家方分伤寒、杂病为二家也。只因聊摄七十八岁，撰成《明理论》，八十岁时，注完《伤寒论》，未暇注《金匮论》，所以俗医分为二门，致今时众口一辞，诮仲景能治伤寒而不能疗杂证也，冤哉。余素慨《金匮方论》与《伤寒论》，暌离孤处，及《注解伤寒论》，又《明理论》，乖散失群，已近五百年，因谋诸新安师古吴君，校雠一梓，成济暌而得会遇。庶业医者，弗致得此失彼，各自专门为粗陋。又冀华剑复合，昌镜再圆，天作之合云尔。万历戊戌孟夏吉日，匿迹市隐逸人谨识。

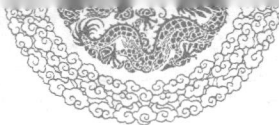

金匮玉函要略方论辑义卷一原文一依徐镕本

脏腑经络先后病脉证第一

论十三首　脉证三条

问曰：上工治未病，何也？师曰：夫治未病者，见肝之病，知肝传脾，当先实脾。四季脾王不受邪，即勿补之。中工不晓相传，见肝之病，不解实脾，惟治肝也。夫肝之病，补用酸，助用焦苦，益用甘味之药调之。酸入肝，焦苦入心，甘入脾。脾能伤肾，肾气微弱则水不行。水不行，则心火气盛，则伤肺。肺被伤，则金气不行。金气不行，则肝气盛，则肝自愈。此治肝补脾之要妙也。肝虚则用此法，实则不在用之。《经》曰：虚虚实实，补不足，损有余，是其义也。余脏准此。赵本"心火气盛"下更有"心火气盛"四字，"肝气盛"下有"故实脾"三字。并是。

【程】治未病者，谓治未病之脏腑，非治未病之人也。愚谓见肝补脾则可，若谓补脾则伤肾，肾可伤乎？火盛则伤肺，肺可伤乎？然则肝病虽愈，又当准此法，以治肺治肾，五脏似无宁日也。"伤"字当作"制"字看。制之则五脏和平，而诸病不作矣。【尤】按《素问》云：邪气之客于身也，以胜相加，肝应木而胜脾土，以是知肝病当传脾也。实脾者，助令气王使不受邪，所谓治未病也。设不知而徒治其肝，则肝病未已，脾病复起，岂上工之事哉。肝之病，补用酸者，肝不足则益之以其本味也。与《内经》以辛补之之说不同。然肝以阴脏而含生气，以辛补者，所以助其用；补用酸者，所以益其体。言虽异而理各当也。助用苦焦者，《千金》所谓心王则气感于肝也。益用甘味之药调之者，越人所谓损其肝者，缓其中也。酸入肝以下十五句，疑非仲景原文，类后人谬添注脚，编书者误收之也。盖仲景治肝补脾之要，在脾实而不受肝邪，顾补非以伤肾，纵火以刑金之谓，果尔则是所全者少，而所伤者反多也。且脾得补而肺将自旺，肾受伤必虚及其子，何制金强木之有哉？细按语意，见肝之病以下九句，是答上工治未病之辞。补用酸三句，乃别出肝虚正治之法。观下文云，肝虚则用此法，实则不在用之，可以见矣。盖脏腑惟虚者受之，而实者不受，脏邪惟实则能传，而虚则不传。故治肝实者，先实脾土，以杜滋蔓之祸；治肝虚者，直补本宫，以防外侮之端。此仲景虚实并举之要旨也。后人不察肝病缓中之理，谬执甘先入脾之语，遂略酸与焦苦，而独于甘味，曲穷其说，以为是即治肝补脾之要妙。昔贤云，诐辞知其所蔽，此之谓耶。
【鉴】中工不晓虚实，虚者泻之，是为虚虚；实者补之，是为实实，非其义也。上工知其虚实，补其不足，损其有余，是其义也。

　　案《七十七难》曰：《经》言上工未治病，中工治已病者，何谓也？然所谓治未病者，见肝之病，则知肝当传之与脾，故先实其脾气，无令得受肝之邪，故曰治未病焉，云云。《八十一难》曰：《经》言无实实虚虚，损不足而益有余，并本条之义也。"伤肾"，《三因》引《本经》作"制肾"，程注盖本于此。"肝虚"，《三因》作"虚肝"，今据尤注，以十五句为注脚，则文义相接，旨趣明皙，不必作虚肝也。

　　夫人禀五常，因风气而生长，风气虽能生万物，亦能害万物，如水能浮舟，亦能覆舟。若五脏元真通畅，人即安和，客气邪风，中人多死。千般疢难，不越三条：一者，经络受邪入脏腑，为内所因也；二者，四肢九窍，血脉相传，壅塞不通，为外皮肤所中也；三者，房室金刃，虫兽所伤。以此详之，病由都

尽。若人能养慎，不令邪风干忤经络，适中经络，未流传腑脏，即医治之；四肢才觉重滞，即导引吐纳，针灸膏摩，勿令九窍闭塞；更能无犯王法，禽兽灾伤，房室勿令竭乏，服食节其冷热，苦酸辛甘，不遗形体有衰，病则无由入其腠理。腠者，是三焦通会元真之处，为血气所注；理者，是皮肤脏腑之纹理也。"禀"，徐彬本、沈本、《金鉴》作"秉"。"才"，赵本作"缠"。

【沈】此条是书中大旨，通部之纲领。前人误次编章，兹冠于首以正头绪，不致纷纭也。五常者，五行也。夫人禀五常，即秉天地五行阴阳之常气。气，即风也。然风即东方甲乙，生发之气为四时六气之首。而天气化生，长养万物，必随八风动荡之机而发。发则寒暑燥湿火，相随应时而化，人感此气而成，谓因风气而生长。然风有邪正，正风者，即温和之风，生育万物也；邪风者，乃飘飘之风，肃杀万物。故以风气虽能生万物，亦能害万物，如水能浮舟，亦能覆舟之譬。五脏元真通畅，人即安和者，谓人之内气不虚，则不受邪而为病也。若天气寒时而反热，热时而反寒，为客气邪风，中人多死，乃谓冲方来者，伤人之风也。凡人身之病，不出表里阴阳，内因、外因、不内外之三因。故曰，千般疢难，不越三条：一者经络受邪入脏腑，为内所因，即大邪中表，感冒风寒，传经入里，乃经络受邪之病也；二者邪从四肢九窍入于血脉，肌肉筋骨壅塞不通，即拘挛、瘫痪、风痹之类，为外皮肤所中，是躯壳井荣俞合募原，受邪为病也；三者不从六淫，而因房室虫兽所伤，为不内外因，即自作劳伤之病也。《灵枢》曰：虚邪不能独伤人，必因身形之虚，而后客之。故得三焦之气，统领气血津液，充溢脏腑腠理，则邪不能入，所谓病则无由入其腠理。然三焦之气，充溢躯壳脏腑、肌肉皮肤，相合罅隙之路为腠，故为三焦通会元真之处，为血气所注，而精津血液，溉灌滋渗，脏腑筋骨，肌肉皮肤，出入之窍为理，故为皮肤脏腑之纹理，总皆赖三焦之气，充溢脏腑。津液实之，则腠理密，而不受邪为病也。【尤】按陈无择《三因方》，以六淫邪气所触为外因，五脏情志所感为内因，饮食房室、跌扑金刃所伤为不内外因。盖仲景之论，以客气邪风为主，故不从内伤外感为内外，而以经络脏腑为内外。无择合天人表里立论，故以病从外来者为外因，从内生者为内因，其不从邪气情志所生者为不内外因，亦最明晰。虽与仲景并传可也。【程】腠理一作膲理，三焦出气，以温肌肉，元真之所凑会，血气之所灌渗也。理者，有粗理，有小理，有密理，有分理，有肉理，此皮肤之理也。腑之环回周叠，脏之厚薄结直，此脏腑之理也。

案文子曰：人者，天地之心，五行之端，是以禀天地五行之气而生。荀子曰：水所以载舟，亦所以覆舟。疢，疹同，疾也。陶弘景《肘后百一方》，以内疾、外发、他犯三者，分为上、中、下三卷，盖本于此条，而义少异。无择则依陶氏，所以与本条之旨不同。忏，逆也，戾也。《一切经音义》云：凡人自摩自捏，申缩手足，除劳去烦，名为导引。若使别人握搦身体，或摩或捏，即名按摩也。《庄子·刻意》曰：吹呴呼吸，吐故纳新，熊经鸟申，为寿而已。道书，口吐浊气曰吐故，鼻纳清气曰纳新，此所谓内丹、外丹也。膏摩，即摩膏之谓，《玉函经总例》云：汤散丸药，针灸膏摩，一如其法。《金鉴》以为按摩，误。

问云：病人有气色见于面部，愿闻其说。师曰：鼻头色青，腹中痛，苦冷者死。【原注】一云，腹中冷苦痛者死。**鼻头色微黑者，有水气；色黄者，胸上有寒；色白者，亡血也。设微赤非时者死，其目正圆者痓，不治。又色青为痛，色黑为劳，色赤为风，色黄者便难，色鲜明者有留饮。**

【徐】此段乃医家之望法也。【鉴】色者，青赤黄白黑也。气者，五色之光华也。【程】《内经》曰：睛明五色者，气之华也。故五色微诊，可以目察。鼻者，明堂也。明堂润泽以清，则无病。【尤】鼻头，脾之部。青，肝之色。腹中痛者，土受木贼也。冷则阳亡，而寒水助邪，故死。肾者主水，黑，水之色。脾负而肾气胜之，故有水气。色黄者，面黄也，其病在脾，脾病则生饮，故胸上有寒。寒，寒饮也。色白，亦面白也。亡血者，不华于色，故白。血亡，则阳不可更越。设微赤，而非火令之时，其为虚阳上泛无疑，故死。目正圆者，阴之绝也。痉为风强病，阴绝阳强，故不治。痛则血凝泣而不流，故色青。劳则伤肾，故色黑。《经》云：肾虚者，面如漆柴也。风为阳邪，故色赤。脾病则不运，故便难。色鲜明者，有留饮。《经》云：水病，人目下有卧蚕，面目鲜泽也。【徐】目为五脏精华之所聚，神气之所生，正圆则目睛不转，而至于痉，是阴绝。产妇多痉，亦主阴也。今之正圆，阴绝无疑，故曰不治。

案《灵·五色篇》曰：青黑为痛，黄赤为风。余当参考。

师曰：病人语声寂寂然，喜惊呼者，骨节间病；语声喑喑然，不彻者，心膈间病；语声啾啾然，细而长者，头中病。【原注】一作"痛"。

【徐】此段乃医家闻法也。语声寂寂然，喜惊呼者，骨节间病，谓静嘿属阴，而厥阴肝木，在志为惊，在声为呼，今寂寂而喜惊呼，知属厥阴，深入骨节间矣。语声喑喑然不彻者，心膈间病，谓声虽有五脏之分，皆振响于肺金，故亮而不哑。今喑喑然不彻，是胸中大气不转，壅塞金气，故不能如空谷之音，所以知病在胸中膈间。《经》谓中盛脏满，气胜伤恐者，声如从室中言，是中气之湿也。其即此欤？语声啾啾然，细而长者，头中病，谓头中有病，则唯恐音气之上攻，故抑小其语声，而引长发细耳。【魏】此亦约举其一二以该之，示人引申触类之义也。

《医灯续焰》云：欲言复寂，忽又惊呼，非深入骨节之病不如此也。况骨节中属大筋，筋为肝合，骨乃胆主，惊呼亦出于肝胆故耳。喑喑，低渺之声，听不明彻，必心膈间有所阻碍。啾啾，细长之声，头中有湿混其清阳，故发声如此也。

案《金鉴》云："头"字当是"腹"字，语声啾啾然细长者，谓唧唧哝哝，小而悠长也。因不敢使气急促动中，故知腹中病也。腹中有病，而有气急促动中者，此说未为得矣。

师曰：息摇肩者，心中坚，息引胸中上气者咳，息张口短气者，肺痿唾沫。

【魏】又就气息示之。息摇肩，息而肩动也。心中坚，邪气坚痞于心中，格阻其正气之升降，故息而肩摇也。而邪实正虚，犹当加意也。息引胸中上气者，咳。咳则气乱而逆，故息引胸中，其气逆上，此咳家之息。而虚实之邪，又当别为谛审矣。息张口短气者，肺脏津枯气耗之可验者也。故知为肺痿而兼有唾沫之外证，可征信焉。盖必津枯气耗，而后口干沫黏，反欲多唾，唾又无津，而但沫也。此肺病之洞然者也。【鉴】摇肩，谓抬肩也。心中坚，谓胸中壅满也。呼吸引胸中之气上逆，喉中作痒，梗气者，咳病也。呼吸张口不能续，自似喘而不抬肩者，短气病也。咳时唾，痰嗽也。若咳唾涎沫不已，非咳病也，乃肺痿也。

师曰：吸而微数，其发在中焦，实也。当下之，即愈，虚者不治。在上焦者，其吸促，在下焦者，其吸远，此皆难治。呼吸动摇振振者，不治。

【尤】息兼呼吸而言，吸则专言入气也。中焦实，则气之入者，不得下行，故吸微数。数，犹促也。下之，则实去气通而愈。若不系实而系虚，则为无根失守之气，顷将自散，故曰不治。或云中焦实，而元气虚者，既不任受攻下，而又不能自和，故不治，亦通。其实在上焦者，气不得入，而辄远则吸促。促，犹短也。实在下焦者，气欲归，而不骤及，则吸远。远，犹长也。上、下二病，并关脏气，非若中焦之实，可从下而去者，故曰难治。【魏】至于呼吸之间，周身筋脉动摇振振然，是阳已脱，而气已散矣，又何以为治，故言不治也。上俱就气息，以决人之生死。人之生死原乎气，就此决之，诚一定而无舛者矣。

案《金鉴》云：吸促之"促"字，当是"远"字。吸远之"远"字，当是"促"字。方合病义，必传写之讹，此说于义相畔，不可从。

师曰：寸口脉动者，因其王时而动。假令肝王色青，四时各随其色，肝色青而反色白，非其时色脉，皆当病。

【鉴】寸口者，统言左右三部脉也。脉动法乎四时，命乎五脏，然必因其王时而动，则为平脉也。假令肝旺于春，随其时，色当青，脉当弦，此不病之色脉也。若色反白，脉反浮，此非其时，乃病之色脉也。四时准此。【徐】谓鼓而有力为动。

问曰：有未至而至，有至而不至，有至而不去，有至而大过，何谓也？师曰：冬至之后，甲子夜半，少阳起。少阳之时，阳始生，天得温和。以未得甲子，天因温和，此为未至而至也。以得甲子，而天未温和，为至而不至也。以得甲子，而天大寒不解，此为至而不去也。以得甲子，而天温如盛夏五六月时，此为至而太过也。

【尤】上之至，谓时至；下之至，谓气至。盖时有常数而不移，气无定刻而或迁也。冬至之后甲子，谓冬至后六十日也。盖古造历者，以十一月甲子朔，夜半冬至，为历元。依此推之，则冬至后六十日，当复得甲子，而气盈朔虚，每岁递迁。于是至日不必皆值甲子，当以冬至后六十日。花甲一周，正当雨水之候为正。雨水者，冰雪解散，而为雨水，天气温和之始也。云少阳起者，阳方起而出地。阳始生者，阳始盛而生物，非冬至一阳初生之谓也。窃尝论之矣。夏至一阴生，而后有小暑、大暑。冬至一阳生，而后有小寒、大寒。非阴生而反热，阳生而反寒也。天地之道，否不极则不泰。阴阳之气，剥不极则不复。夏至六阴尽于地上，而后一阴生于地下，是阴生之时，正阳极之时也。冬至六阳尽于地上，而后一阳生于地下，是阳生之时，正阴极之时也。阳极而大热，阴极而大寒，自然之道也。则所谓阳始生，天得温和者，不得与冬至阳生同论也，审矣。至未得甲子，而天大寒不解，或如盛夏五六月时，则气之有盈有缩，为候之或后或先，而人在气交之中者，往往因之而病，惟至人为能与时消息，而无忤耳。

案冬至之后，得甲子少阳王云云，本见于《七难》，而《易通卦验》演而论之，文繁不录。

师曰：病人脉浮者在前，其病在表，浮者在后，其病在里。腰痛背强不能行，必短气而极也。

【徐】以前后分浮脉之阴阳，而定表里，此仲景创论也。【沈】此以关脉前后分表里，而辨内伤外感也。前者，关前寸口脉也。寸口属阳主表，而浮者在前，邪在于表，即风中于前之外感也。后者，关后尺脉也。尺脉属阴主里，而浮者在后，为病在里，即内伤精血之病也。两尺主肾，其脉贯脊，阴虚阳盛，则见脉浮。精血虚而受邪，痹着不行，不能上贯于脊，腰痛背强不能行。精虚不能摄气归源，气反上逆，故短气而急也。

案《十四难》：前大后小，即头痛目眩；前小后大，即胸满短气。张世贤注云：前者谓寸，后者谓尺，正与本条之义合矣。杨雄《方言》：极，疲也。沈训急，未知何据。

问曰：《经》云厥阳独行，何谓也？师曰：此为有阳无阴，故称厥阳。

【程】厥阳，即阳厥也。以其人秋冬夺于所用，有阳无阴，《内经》谓肾气日衰，阳气独胜，故手足为之热，此厥阳独行之义也。

案《经》云：今《内经》《难经》无所考。

问曰：寸脉沉大而滑，沉则为实，滑则为气，实气相搏，血气入脏即死，入腑即愈，此为卒厥，何谓也？师曰：唇口青身冷，为入脏即死。如身和汗自出，为入腑即愈。

【尤】实，谓血实。气，谓气实。实气相搏者，血与气并而俱实也。五脏者，藏而不泻。血气入之，卒不得还，神去机息，则唇青身冷而死。六腑者，传而不藏。血气入之，乍满乍泻，气还血行，则身和汗出而愈。《经》云：血之与气，并走于上，则为大厥。厥则暴死，气复返则生，不返则死是也。案出《素问·调经论》。【沈】邪气入脏，神明昏愦，卒倒无知，谓之卒厥。案寸脉，通三部而言。血气，程本作厥气。《金鉴》云："寸脉沉大而滑，沉则为实，滑则为气，实气相搏之"十八字，文理不顺，衍文也。血气之"血"字，当是"厥"字，始与卒厥相合，必传写之讹也，并似有理，然据尤注，义不相乖，姑从之。

问曰：脉脱入脏即死，入腑即愈，何谓也？师曰：非为一病，百病皆然。譬如浸淫疮，从口起流向四肢者，可治。从四肢流来入口者，不可治。病在外者可治，入里者即死。

【尤】脉脱者，邪气乍加，正气被遏，经隧不通，脉绝似脱，非真脱也，盖暴厥之属。《经》曰：趺阳脉不出，脾不上下，身冷肤硬。又曰：少阴脉不至，肾气微，少精血，为尺厥，即脉脱之谓也。厥病入脏者，深而难出，气竭不复则死。入腑者，浅而易通，气行汗出即愈。浸淫疮，疮之浸淫不已，《外台》所谓转广有汁，流绕周身者也。从口流向四肢者，病自内而之外，故可治。从四肢流来入口者，病自外而之里，故不可治。李玮西云："病在外"二句，概指诸病而言，即上文百病皆然之意。入里者死，如痹气入腹，脚气冲心之类。【鉴】赵良曰：脱者，去也。经脉，乃脏腑之隧道，为邪气所逼，故绝气脱去其脉，而入于内。

问曰：阳病十八，何谓也？师曰：头痛，项、腰、脊、臂、脚掣痛。阴病十八，何谓也？师曰：咳，上气喘，哕，咽，肠鸣胀满，心痛拘急。五脏病各有十八，合为九十病。人又有六微，微有十八病，合为一百八病。五劳，七伤，六极，妇人三十六病，不在其中。清邪居上，浊邪居下，大邪中表，小邪中里。槃

饪之邪，从口入者，宿食也。五邪中人，各有法度。风中于前，寒中于暮，湿伤于下，雾伤于上。风令脉浮，寒令脉急，雾伤皮腠，湿流关节，食伤脾胃，极寒伤经，极热伤络。槃饪，赵本作声饪，是；徐作槃饪，沈作槃饨，非。

【程】阳病属表而在经络，故一头痛，二项，三腰，四脊，五臂，六脚掣痛，此病在三阳，三六一十八病。阴病属里而在脏腑，故一咳，二上气喘，三哕，四咽，五肠鸣胀满，六心痛拘急，此病在三阴，三六一十八病，合为九十病也。【沈】六微者，难邪中里，邪袭六腑。【鉴】此章曰十八，曰九十等文，乃古医书之文，今不可考，难以强释。五劳七伤等说，亦详在《千金》，故不复注也。头痛、项、腰、脊、臂、脚掣痛，病皆在外，故为阳病也。咳，上气喘、哕、咽，肠鸣胀满，心痛拘急，病皆在内，故为阴病也。清邪居上，谓雾邪本乎天也。浊邪居下，谓湿邪本乎地也。六淫天邪，故名大邪。六淫伤外，故曰中表也。七情人邪，故名小邪。七情伤内，故曰中里也。槃饪者，饮食也。饮食之邪，从口而入，食伤隔夜不化，故名曰宿食也。五邪，谓风、寒、湿、雾、食饮也。夫五邪之中人，莫不各以类而从。前者，早也，风中于早，从阳类也。寒中于暮，从阴类也。雾邪清轻，故伤皮肤。湿邪浊重，故流关节。饮食失节，故伤脾胃。【尤】经脉阴而伤于寒，络脉阳而伤于热。合而言之，无非阳邪亲上，阴邪亲下，热气归阳，寒气归阴之理。

案十八病，九十病，《金鉴》不释为是，六微亦未详何义。程云：见《千金》未有所考。咽，沈以为咽痛，恐非。《广韵》：咽，一结切，音噎，哽咽也，盖咽中哽塞之谓。槃，赵本释音，槃音谷，即谷也。案此古文异构，详见于方氏《通雅》。饪，熟食也。《金鉴》欲改作䊰，且以极寒为饮食之寒热，并不可从。唐大烈《吴医汇讲》，以馨饪解之，亦非也。

【尤】云：大邪漫风，虽大而力散，故中于表；小邪户牖隙风，虽小而气锐，故中于里。程云：风寒即大邪，故从表入。檗饪，即小邪，故从口入，即从食伤脾胃也。二说亦通。

问曰：**病有急当救里救表者，何谓也？师曰：病医下之，续得下利，清谷不止，身体疼痛者，急当救里，后身体疼痛，清便自调者，急当救表也。**

【沈】此病分表里，治有先后也。问急当救里救表者，乃病在表，而医反上之，诛伐无过，致伤脾胃之气，所以下利清谷不止。然虽身疼表证未解，当救误下之逆为急，不可姑虑表邪，以致内伤下脱。必俟元阳恢复，清便自调之后，急当救表。然表当急救何也？盖恐内阳初复未充，外邪陷入，又变结胸痞满耳。详见《伤寒论辑义·太阳中篇》。

夫病痼疾，加以卒病，当先治其卒病，后乃治其痼疾也。

【鉴】赵良曰：痼疾，病已沉痼，非旦夕可取效者。卒病谓卒然而来，新感之病可取效于旦夕者，乘其所入未深，急去其邪，不便稽留而为患也。且痼疾之人，正气素虚，邪尤易传，设多瞻顾，致令两邪相合，为患不浅。故仲景立言于此，使后学者知所先后也。

师曰：五脏病，各有得者愈。五脏病，各有所恶，各随其所不喜者为病。病者素不应食，而反暴思之，必发热也。

【程】《内经》曰：肝色青，宜食甘。心色赤，宜食酸。肺色白，宜食苦。脾色黄，宜食咸。肾色黑，宜食辛。此五脏得饮食而愈者。肝病愈于丙丁，起于甲乙。心病愈于戊己，起于丙丁。脾病愈于庚辛，起于戊己。肺病愈于壬癸，起于庚辛。肾病愈于甲乙，起于壬癸。此五脏自得其位而愈者。五脏所恶：心恶热，肺恶寒，肝恶风，脾恶湿，肾恶燥，各随其所恶而不喜者为病也。若病人素不食，而暴食之，则食入于阴，长气于阳，必发热也。暴思之，娄全善作暴食之，为是。

案"病者素不应食"以下，必是别条。沈、尤辈接上为义，未免强解。《差后劳复病篇》曰：病人脉已解，而日暮微烦，以病新差，人强与谷，脾胃气尚弱，不能消谷，故令微烦，损谷则愈，正与此条相发。

夫诸病在脏，欲攻之，当随其所得而攻之。如渴者，与猪苓汤，余皆仿此。

【尤】无形之邪，入结于脏，必有所据。水血痰食，皆邪薮也。如渴者，水与热得，而热结在水，故与猪苓汤，利其水而热亦除。若有食者，食与热得，而热结在食，则宜承气汤，下其食而热亦去。若无所得，则无形之邪，岂攻法所能去哉。猪苓汤方见后消渴证中。【鉴】"如渴者"之下，当有"小便不利"四字，必传写之遗也。脏者，里也。

痉湿暍病脉证第二

论一首　脉证十二条　方十一首

太阳病，发热无汗，反恶寒者，名曰刚痉。【原注】一作痉，余同。沈、柯、魏并作痉。是。《玉函》《千金翼》，"反"上有"而"字。

【徐】此条与下条，即《伤寒论》辨寒伤荣，风伤卫法也。取以为痉病刚柔之别，省文也。盖痉，即痓，强直之谓也。痉病必有背项强直等的证，故曰痉，即省文不言。但治痉病，刚柔之辨，最为吃紧。故特首拈无汗反恶寒为刚，有汗不恶寒为柔，以示辨证之要领耳。【程】痉病者，以太阳病发汗太多，荣血已亡，风寒易中，故筋脉劲急，作刚柔二痉也。寒邪内入于荣，郁于肌肤，则发热。凝其血脉，则无汗。无汗为表实，不应恶寒，今反恶寒者，以寒邪严厉，从卫入荣，卫亦因之而不阖，故反恶寒也，其痓故名曰刚。

案成无已曰：痓当作痉，传写之误也。痓，恶也，非强也。今考痓，恶也，见张揖《广雅》，而《说文》，痉，强急也。成说为是。《圣济总录》云：痓又谓之痉者，痉痓一类。古人特以强直名之。郭白云云：痉，是病名，痓是病证。杨氏《直指方》、李氏《永类钤方》遂立痉痓门，皆不考耳。《金鉴》云："反恶寒"之"反"字，衍文也。玩痓病之条，自知当恶寒也。今考《甲乙经》引本条文，无反字，则知《金鉴》之说，有所据也。然钱氏《溯源集》云：发热无汗，本应恶寒，而曰反恶寒者，不当恶之词也，然而非也，以时头热面赤、目脉皆赤之见证，似乎热甚，而仍身热足寒，头项强急而恶寒，故曰反也。反者，甚之之词。依此解，则反字不必删，而义自涌。庞安时作反不恶寒，亦不可从。

太阳病，发热汗出，而不恶寒，名曰柔痓。

【程】风伤于卫则发热，开其腠理则汗出，汗出当恶寒，今不恶寒者，以风为阳邪，木性曲直和软，虽汗出亦不恶寒，其痓故名曰柔。

案程刚柔之解误，徐则为柔软之义，痓病以强急得名，岂有柔软者乎？其说尤非。《金鉴》云：太阳病，发热无汗恶寒，为实邪。名曰刚痓者，强而有力也。发热汗出，不恶寒，为虚邪。名曰柔痓者，强而无力也，此注近是。然以有力、无力分刚柔者，未为得矣。盖刚柔乃阴阳之义，阴阳乃虚实之谓。表实故称以刚，表虚故称以柔。《神巧万全方》云：太阳病，发热不恶寒，无汗，为阳痓。发热不恶寒，汗出，为阴痓。又《活书人》云：刚痓属阳痓，柔痓属阴痓。《活人续集解惑论》云：合面而卧为阴痓，仰目者为阳痓，其义可见耳。

太阳病，发热脉沉而细者，名曰痓，为难治。《伤寒论》《玉函经》《脉经》并无"为难治"三字。

【徐】古人以强直为痓，外证与伤寒相似，但其脉沉细，而项背反张，强硬如发痫状为异耳。如前二条既以无汗、有汗，分刚柔为辨，此复以脉沉细为辨。

《溯源集》云：邪在太阳，若中风之脉，则当浮缓。伤寒之脉，则当浮紧。此则同是太阳发热之表证，而其脉与中风伤寒特异，反见沉细者，因邪不独在太阳之表也。则表里皆有风寒邪气，浸淫于皮肤筋骨，脏腑经络之间，非若中风伤寒之邪，先表后里，以次传变之可比。乃邪之甚，而病之至者，乃难治危恶之证也。所以《金匮》此条之下，有"为难治"三字。

太阳病，发汗太多，因致痓。

【鉴】太阳病，当发汗，若发汗太过，腠理大开，表气不固，邪气乘虚而入，因成痓者，乃内虚所召入也。宜以桂枝加附子汤主之，固表温经也。由此推之，凡病出汗过多，新产金疮破伤，出血过多，而变生此证者，皆其类也。

《溯源集》云：《生气通天论》云阳气者，精则养神，柔则养筋。阳气衰微，不能嘘养其筋骨，故筋脉劲急而成痓。所以《太阳篇》云：太阳病，医发汗，遂漏不止，四肢拘急，难以屈伸者，桂枝加附子汤主之。痓之见症，虽又甚焉，亦理之相似者也。

《张氏医通》云：真武汤。

夫风病，下之则痓，复发汗必拘急。

【程】风伤于卫，若下之虚其阴血，风乘其虚而陷于荣血之中，血不荣筋，因作痓。四肢为诸阳之本，复发汗以虚其阳，必令四肢拘急。

《张氏医通》云：附子汤。

疮家虽身疼痛，不可发汗，汗出则痓。

【鉴】疮家初起，毒热未成，法当汗散。已经溃后，血气被伤，虽有身痛表证，亦不可发汗。恐汗出血液愈竭，筋失所养，因而成痓。或邪风乘之，亦令痓也。【徐】产后多致痓，阴虚液脱之故，产后误汗下而致，或亦有之，故仲景不另出方，听人消息。

《张氏医通》云：芍药甘草附子汤。

《巢源·金疮中风痉候》云：夫金疮痉者，此由血脉虚竭，饮食未复，未满月日，荣卫伤穿，风气得入五脏，受寒则痉。其状口急背直，摇头马鸣，腰为反折，须臾大发，气息如绝，汗出如雨，不及时救者，皆死。凡金疮卒无汗者，中风也。边自出黄汁者，中水也。并欲作痉，急治之。又《腕折中风痉候》云：夫腕折伤皮肉作疮者，慎不可当风及自扇。若风入疮内，犯诸经络所致痉。痉病者，脊背强直，口噤不能言也。案此后世所谓破伤风也。其中水者，谓之破伤湿。见《三因方》。《巢源》又有《产后中风痉候》。附载于《妇人产后病》。

病者，身热足寒，颈项强急，恶寒，时头热，面赤目赤，独头动摇，卒口噤，背反张者，痉病也。若发其汗者，寒湿相得，其表益虚，即恶寒甚，发其汗已，其脉如蛇。【原注】一云，其脉浍浍。《伤寒论》作目脉赤，独头面摇，无若发其汗以下二十五字。痉病也，作为痉也。《玉函》《脉经》，无若发其汗以下十七字。《脉经》作痉病发汗已，其脉浍浍如蛇。相得，程、徐作相搏。浍浍，赵本作沧沧。

【鉴】诸家以刚柔二痉列为首条，今以此为第一条者，盖刚柔之辨，俱从此条分出。痉病之最备者，宜冠诸首。

【程】身热头热，邪在太阳也。面赤目赤足阳明之正系目系，邪在阳明也。颈属阳明，项属太阳，邪在二经则颈项强急，恶寒也。阳明之脉挟口，故卒口噤。太阳之脉，循背上头，故头独摇，背反张也。此其人必汗下亡血之后，正气已虚，而邪气但胜于上，其足则寒，此痉病之证得见也。【鉴】李彣曰：手三阳之筋结入于颔颊，足阳明之筋，上挟于口，风寒乘虚，入其筋则挛，故牙关急而口噤。【尤】寒湿相得者，汗液之湿与外寒之气相得不解而表气以汗而益虚，寒气得湿而转增，则恶寒甚也。

【沈】其脉坚劲，动犹如蛇，乃譬挣纽奔迫之状。

《溯源集》云：上文有脉无证，此条有证无脉，合而观之，痉病之脉证备矣。身热者，风寒在表也。足寒者，阴邪在下也。颈项强急，背反张者，太阳经脉四行，自巅下项，夹背脊而行于两旁。寒邪在经，诸寒收引，其性劲急，邪发则筋脉抽掣，故颈项强急，背如角弓之反张，所谓筋所生病也。恶寒者，寒邪在表，则当恶寒。在下焦而阴气虚衰，亦所当恶也。时头热面赤目脉赤者，头为诸阳之会，阳邪独盛于上，所以足寒于下也。时者，时或热炎于上，而作止有时也。头面为诸阴之所聚，乃元首也，不宜动摇。因风火扇动于上，故独头面动摇，卒然口噤而不言也。

案《金鉴》云："若发其汗"六句，与上文义不属，与后之"为欲解脉如故反伏弦者痉"句，文义相属，宜分于彼。然今考此六句，其意不明晰，疑是他篇错简，《伤寒论》亦无之，宜删。

暴腹胀大者，为欲解，脉如故反伏弦者，痉。沈本，"脉"上有"其"字。伏，《玉函》《脉经》作复。

【程】暴腹胀大为欲解，于理不顺。脉伏弦，即后条伏坚之意。【鉴】"暴腹胀大者"句，衍文也，当删之。

夫痉脉，按之紧如弦，直上下行。【原注】一作筑筑而弦，《脉经》云：痉家，其脉伏坚，直上下。案《脉经》云：十二字，旧本大书，与原文同，今依赵本为细注。《玉函》《脉经》作筑筑而弦。

【尤】紧如弦，即坚直之象。李氏曰：上下行者，自寸至尺，皆见紧直之脉也。【鉴】痉之为病，其状劲急强直，故其脉亦劲急强直。按之紧，劲急之象也。如弦，直行之象也。

案紧，不散也。弦，不缓也。"如"字，当读为"而"，《玉函》《脉经》可证。

痉病，有灸疮难治。

【徐】治痉，终以清表为主。有灸疮者，经穴洞达，火热内盛，阴气素亏，即后瓜蒌桂枝汤，葛根汤嫌不远热，大承气汤更虑伤阴，故曰难治。【尤】有灸疮者，脓血久溃，穴俞不闭。娄全善云：即破伤风之意。盖阴伤而不胜风热，阳伤而不任攻伐也。故曰难治。

《玉函经》：瓜蒌桂枝汤后，出一条云：脊强者，五痉之总名。其证卒口噤，背反张而瘛疭，诸药不已，可灸身柱、大椎、陶道。案依此则痉病不必禁灸也。

太阳病，其证备，身体强几几然，脉反沉迟，此为痉，瓜蒌桂枝汤主之。《玉函》无"反"字。

【尤】太阳证备者，赵氏谓太阳之脉，自足上行，循背至头项，此其所过之部，而为之状者，皆是其证是也。几几，背强连颈之貌。沈本痉之脉，迟非内寒，乃津液少而营卫之行不利也。伤寒项背强几几，汗出恶风者，脉必浮数，为邪风盛于表。此证身体强几几然，脉反沉迟者，为风淫于外，而津伤于内，故用桂枝则同。而一加葛根，以助其散，一加瓜蒌根，兼滋其内，则不同也。【沈】几几，此出柔痉之方也。虽不言有汗之柔痉，此用桂枝汤和营卫，而解太阳卫分之邪。瓜蒌能清胸膈之热，不出有汗风伤卫之大法，可以意会。【程】几几，俯仰不自如之貌。按《说文》，几字，无钩挑。有钩挑者，乃几案之几字也。几，乃鸟之短羽，象小鸟毛羽未盛之形，飞几几也。故凫字从几，盖形容其颈项强急之意。简案《明理论》：几，音殊。几，引颈之貌。几，短羽鸟也。短羽之鸟，不能飞腾，动则先伸引其头尔。项背强者，动亦如之，非若几案之几而僵屈也。程注本于此为是。《本事方》，为几足之义。《三因方》，作兀兀。《证治准绳》引《诗·豳风》"赤鸟几几"为解，并不可从。

瓜蒌桂枝汤方

瓜蒌根二两，程、沈作三两　**桂枝**三两　**芍药**三两　**甘草**二两，徐、沈有"灸"字　**生姜**三两，徐、沈有"切"字　**大枣**十二枚，徐、沈有"擘"字上六味，以水九升，煮取三升，分温三服，取微汗。汗不出，食顷，啜热粥发。

案《神农本经》云：瓜蒌根，治消渴身热，烦满大热。

《三因》：瓜蒌桂枝汤，治柔痉。身体强兀兀然，脉反沉迟，自汗。即本方。

又桂枝瓜蒌根汤，治伤风汗下不解，郁于经络，随气涌泄，衄出清血，或清气道闭，流入胃管，吐出清血，遇寒泣之，色必瘀黑者，于本方加川芎等分。

太阳病，无汗而小便反少，气上冲胸，口噤不得语，欲作刚痉，葛根汤主之。

【尤】无汗而小便反少者，风寒湿甚，与气相持，不得外达，亦并不下行也。不外达，不下行，势必逆而上冲，为胸满，为口噤不得语，驯至面赤头摇，项背强直，所不待言，故曰欲作刚痉。葛根汤，即桂枝汤，加麻黄、葛根，乃刚痉无汗者之正法也。

葛根汤方 《三因》名葛根麻黄汤。

葛根四两　麻黄三两，去节　桂二两，去皮，《伤寒论》作桂枝，当补"枝"字　芍药二两，赵作三两，非　甘草二两，炙　生姜三两，《伤寒论》有"切"字　大枣十二枚，《伤寒论》有"擘"字

上七味，㕮咀，以水一斗，先煮麻黄、葛根，减二升，去沫，内诸药，煮取三升，去滓温服一升。覆取微似汗，不须啜粥，余如桂枝汤法，将息及禁忌。一斗，赵作七升，非。

《柯氏来苏集》云：葛根味甘气凉，能起阴气而生津液，滋筋脉而舒其牵引，故以为君。麻黄、生姜，能开玄府腠理之闭塞，祛风而去汗，故以为臣。寒热俱轻，故少佐桂芍，同甘枣以和里。此于麻桂二汤之间，衡其轻重，而为调和表里之剂也。葛根与桂枝，同为解肌和里之药，故有汗无汗，下利不下利，皆可

用，与麻黄专于治表者不同。案《神农本经》曰：葛根气味甘辛平，治消渴身大热，起阴气。柯氏以为发表生津之品，全本于《本经》。而刚痉所主，亦在乎此，实卓见也。徐沈诸家，皆以为解阳明之邪者，非。

痉为病【原注】一本，"痉"字上有"刚"字，**胸满口噤，卧不着席，脚挛急，必齘齿，可与大承气汤**。《玉函》《脉经》作"刚痉"为病，"必"上有"其人"二字。徐、沈"齘"作"介"。

【程】胸满，即气上冲胸之互文。卧不着席，亦反张之互词也。庞安常曰：痉病卧不着席者，小儿腰背去席二指，大人手侧掌，为难治。邪在太阳则挛急，邪在阳明则口噤。《灵枢经》曰：热而痉者死。腰折瘛疭，噤齘也。出《热病篇》。齘，切齿也。噤之甚者则切。《灵枢·热病篇》：有啮齿，当是齘齿之类。痉病属表属虚，未可与承气下也，当详之。【鉴】此申痉病入里，以明其治也。痉病而更胸满，里气壅也。卧不着席，反张甚也。脚挛急，劲急甚也。必齘齿，牙紧甚也。此皆阳明热盛灼筋，筋急而甚之象。故以大承气汤，直攻其热，非攻阳明之实也。

柯氏《伤寒论翼》云：六气为病，皆能发热，然寒与热相因，暑与湿相从，独燥与湿相反。湿病多得之地气，燥病多得之内因，此病因之殊也。病机十九条，燥症独无，若诸痉项强，皆属于湿，愚窃疑之。今《本论》有痉湿之分，又曰太阳病，发汗太多，因致痉，则痉之属燥无疑也。夫痉以状命名，因血虚而筋急耳。六气为患，皆足以致痉，然不热则不燥，不燥则不成痉矣。又云，治风寒，不惜津液，所以发汗太多，因致痉者多矣。夫痉本有由来，一经妄治，即奇形毕现。项背强几几，是痉之征兆，故用葛根。身体强，是痉之已著，故用瓜蒌根。卧不着席，脚挛急，口噤齿齘，是痉之剧甚，故用大黄、芒硝，无非取多津液之品，以滋养阴血，不得与当汗、不汗者同例也。

大承气汤方

大黄四两，酒洗　厚朴半斤，炙，去皮　枳实五枚，炙　芒硝三合

上四味，以水一斗，先煮二物，取五升，去滓，内大黄，煮取二升，去滓，内芒硝，更上火微一二沸，分温再服，得下止服。火微，宋版《伤寒论》作微火。

《三因》：大承气汤，治刚痉云云，以阳明养宗筋。阳明者，胃也。风湿寒入于胃，则热甚，宗筋无以养故急。直利阳明，以治其能养也。

案《甲乙经》云：刚痉，太阳中风，感于寒湿者也。其脉往来进退，以沉迟细，异于伤寒热病。《巢源》《千金》并云，风邪伤于太阳经，复遇寒湿，则发痉也。于是成无己以降，皆宗其说，无复异论焉。特至张介宾则云，病在筋脉，筋脉拘急，所以反张。其病在血液，血液枯燥，所以筋挛也。柯氏因而以燥证断之，其说固确矣。故徐沈诸家，凡以寒湿注之者，皆不可凭也。

徐氏《兰台轨范》云：痉病乃伤寒坏证，小儿得之，犹有愈者，其余则百难疗一。其实者，或有因下而得生，虚者竟无治法。《金匮》诸方，见效绝少。

案《千金方》云：病发身软时醒者，谓之痫也。身强直，反张如弓，不时醒者，谓之痉也。此痫痉之辨也。所谓痫，即《圣惠方》以降，称惊风。急惊，即阳痫。慢惊，即阴痫。二证自判然矣。沈云：方中行《伤寒条辨》谓小儿角弓反张，手足抽搦，后世儿科，总名惊风误治，谓非惊风，亦为痉病。余详此乃少阴少阳，客热所至，为惊为瘈，感冒热邪所致，实非惊风，并非痉，故详及之。沈此说极是，惜似不知惊风即是古之痫焉。

太阳病，关节疼痛而烦，脉沉而细【原注】一作缓者，此名湿痹【原注】《玉函》云：中湿。湿痹之候，小便不利，大便反快，但

当利其小便。

【尤】湿为六淫之一，故其感人，亦如风寒之先在太阳。但风寒伤于肌腠，而湿则流入关节。风脉浮，寒脉紧，而湿脉则沉而细。湿性濡滞，而气重着，故亦名痹。痹者，闭也。其人平日土德不及，而湿动于中，由是气化不速，而湿侵于外。外内合邪，为关节疼痛，为小便不利，大便反快。治之者，必先逐内湿，而后可以除外湿，故曰当利其小便。东垣亦云：治湿不利小便，非其治也。然此为脉沉而小便不利者设耳，若风寒在表，与湿相搏，脉浮恶风，身重疼痛者，则必以麻黄、白术、薏苡、杏仁、桂枝、附子等，发其汗为宜矣。

《溯源集》云：夫湿者，六气之一也。然一气之中，犹有别焉。雾露之气，为升于地之轻清而上腾者，故为湿中之清，伤人皆中于上。雨雪泥水之湿，为着于地之重浊而在下者，为湿中之浊，伤人皆中于下。《经》云：清邪中上，浊邪中下，所以《金匮要略》云：湿伤于下，雾伤于上，雾伤皮腠，湿流关节也。亦称太阳病者，以风寒暑湿之邪，皆由卫气不密，其气得从皮毛而入，以营卫皆属太阳故也。关节，筋骨肢节之间也，以雨露水湿之气，因卫阳不能外固，由太阳而流入于关节筋骨之间，致肢节疼痛，而烦扰不宁。其脉沉而细者，寒湿流于皮肉筋脉之间，血凝气滞，营卫不快于流行也。寒湿内淫，则三焦不能施化，气化不得流行，其人小便不利，是以水谷不能泌别。湿气流溢于大肠，故大便不得燥结，而反快也。若此者，不必以燥湿为治。其湿气淫溢，非燥湿之所能胜。故但当利其小便，小便利，则水谷分而湿淫去矣。此条盖论雨雪、泥水、地气之湿，乃湿中之浊者，故曰但当利其小便。若雾露之清邪，即当以微似汗解之矣。然利小便句，当察其脉证机宜，未可泛然以淡渗为治也。脉既沉细，关节已疼，而小便不利，则阴寒可知，自当以寒湿为治。责之下焦无火，膀胱之气化不行，则五苓散及甘草附子汤之类，当意在言表。

《活人书》云：若小便不利，大便反快，当利其小便，宜甘草附子汤、五苓散。《至真要论》云：治湿之法，不利小便，非其治也。

《医说》引《信效方》云：春夏之交，人病如伤寒，其人汗自出，肢体重痛，转仄难，小便不利，此名风湿，非伤寒也。阴雨之后卑湿，或引饮过多，多有此证。但多服五苓散，小便通利，湿去则愈，切忌转泻发汗，小误必不可救。初虞世云：医者不识，作伤风治之，发汗下之必死。案此盖与本条之证同，附以备考。

湿家之为病，一身尽疼，【原注】一云疼烦，**发热，身色如熏黄也。**《玉函》作"一身疼烦"。

【程】脾主身之肌肉，湿为寒邪，郁于肌中不得散，则一身尽疼发热也。阳明瘀热，则黄色鲜明如橘子。太阴寒湿，则黄色黯暗如烟熏。

成无己云：身黄如橘子色者，阳明瘀热也。此身色如似熏黄，即非阳明瘀热。身黄发热者，栀子柏皮汤主之。为表里有热，则身不疼痛，此一身尽痛，非伤寒客热也，知湿邪在经而使之脾恶湿，湿伤则脾病而色见，是以身发黄者，为其黄如烟熏，非正黄色也。张卿子云：湿热，即栀子柏皮汤证也，此白术附子汤症。《溯源集》云：湿邪充塞，浸灌于表里肌肉肢节之间，所以一身尽疼，而身色如熏黄也。熏黄者，如烟熏之状，黄中带黑，而不明润也。盖黄家有阴阳之别，阳黄则明润，阴黄则黑暗，而无光泽。身如橘子色者，湿热停蓄所致，属阳黄。此一身尽疼，已属寒湿之邪，流于关节，而身色如似熏黄，即阴黄之属也。当于寒湿中求之。

湿家其人但头汗出，背强，欲得被覆向火，若下之早则哕，或胸满，小便不利，【原注】一云"利"，**舌上如胎者，以丹田有**

热，胸上有汗，渴欲得饮，而不能饮，则口燥烦也。"不利"，《玉函》作"利"。《脉经》无"烦"字，似是。庞氏《总病论》"烦"作"故"。《神巧万全方》"胎"作"苔"，"胸上"作"胸中"。

【程】湿为阴邪，阴邪客于阴，则阳上越，而不利于腠理肌肉，故但头汗出。背为阳，寒湿胜则阳虚，故背强，欲得被覆向火也。若当表邪未解之时，误以阳明内湿之热，上越之头汗，而早下之，则虚其胃，湿干于胃则哕，寒客于上则胸满，亡其津液，则小便不利。以寒湿在上，故舌上如胎而实非胎也。丹田有热者，以下后里虚，上焦阳气因虚而陷于下焦，为丹田有热。表中寒气，乘虚而客于胸上，为胸上有寒。唯其丹田有热，则渴欲饮水。胸上有寒，不能散水，虽得水而不能饮，故口燥烦也。【魏】口但燥，而心发烦。

《溯源集》云：舌上如胎者，若热邪入胃，则舌上或黄或黑，或芒刺，或干硬，或燥裂，皆胎也。此云如胎，乃湿滑而色白，似胎非胎也。此因寒湿之邪，陷入于里，而在胸膈、命门之真阳不得上升，而在下焦，上下不通，故曰丹田有热，胸中有寒。下焦之真火，既不得上达，即所谓清阳不升，是下焦无蒸腾之用，气液不得上腾而为涕唾，故渴。又以寒湿在胸，道路阻绝，故虽欲得水，而不能饮，则口燥而烦渴也。仲景虽不立治法，然以理推之，下文之桂枝附子汤、甘草附子汤，即其治也。前人拟小陷胸汤，恐非其治。即五苓散、理中汤虽近于理，犹未尽善。案以上三方，见张卿子注。何也？以但能温中而不能解外，故必以用桂枝者为妥也。

案胸上有寒，丹田有热，诸注欠详。第程钱二氏，义似稍通，然尤未清晰。因考此寒热互误。黄连汤条云：胸中有热，胃中有邪气。邪气，即寒也。方中用干姜桂枝，其义可见耳。他诸泻心汤、乌梅丸之类，悉为上热下冷设。《巢源》有《冷热不调之候》云：阳并于上则上热，阴并于下则下冷。此无上冷下热之证，其故何也？盖火性炎上，水性就下，病冷热不调，则热必浮于上，寒必浮于下，是所以无下热上冷之候也。凡误下之证，下焦之阳骤虚，气必上逆，则上焦之阳反因下而成实。以火气不下行，故为上热下冷之证，此条证亦然。舌上如胎而口燥者，上热之征。渴欲得饮，而不能饮者，下冷之验。与厥阴病，心中疼热，饥而不能食，虽有饮食之别，其理则一也。故如此证，亦必非寒热错杂之剂，则难奏效，学者宜致思焉。

湿家下之，额上汗出，微喘，小便利【原注】一云不利者死。若下利不止者亦死。

【尤】湿病在表者宜汗，在里者宜利小便。苟非湿热蕴积成实，未可遽用下法。额汗出，微喘，阳已离而上行。小便利，下利不止，阴复决而下走，阴阳离决，故死。一作小便不利者死，谓阳上游，而阴不下济也。亦通。【鉴】李玮西云：湿家当利小便。以湿气内瘀，小便原自不利，宜用药利之。此下后里虚，小便自利，液脱而死，不可一例概也。

风湿相搏，一身尽疼痛，法当汗出而解。值天阴雨不止，医云此可发汗。汗之病不愈者何也？盖发其汗，汗大出者，但风气去湿气在，是故不愈也。若治风湿者，发其汗，但微微似欲出汗者，风湿俱去也。《伤寒论》《玉函》《脉经》冒"问曰"二字，盖作"答曰"二字。《玉函》"雨"下有"溜"字，"湿气在"作"湿气仍在"，《脉经》作"湿气续在"。《玉函》《脉经》"医"作"师"，成本作"似欲汗出"。

【徐】此言风湿当汗解，而不可过也。谓风湿相搏疼痛，原当汗解，值天阴雨，则湿更甚，可汗无疑，而不愈何故？盖风性急，可骤驱。湿性滞，当渐解。汗大出则骤风去，而湿不去，故不愈。若发之微，则出之缓，缓则风湿俱去矣。然则湿在人身，黏滞难去，骤汗且不可，而况骤下乎。故前章曰：下之死。此但云不愈，见用法不当，而非误下此也。【程】兹条为治湿汗之严律。

王宇泰云：风湿宜汗，桂枝加白术黄芪防己汤。张卿子云：风湿相搏，法当汗出而解，如麻黄加术汤，使微微蒸发，表里气和，风湿俱去。

湿家病，身疼发热，面黄而喘，头痛鼻塞而烦，其脉大，自能饮食，腹中和无病，病在头中寒湿，故鼻塞，内药鼻中则愈。

【原注】《脉经》云："病人喘"，而无"湿家病"以下至"而喘"十三字。案十三字，当作十一字。《伤寒论》作"湿家病，身上疼痛。"

【沈】此湿淫于上，与湿从下受不同也。湿邪感于太阳，与肺气相合，气郁于表，故身疼发热，面黄而喘，头痛鼻塞而烦也。邪居于表，故脉大。自能饮食者，腹中和而无病，当责病在头中寒湿。寒湿者，以湿属阴故也。盖鼻为肺窍，肺气受湿，则鼻塞，故当纳药鼻中，搐去黄水，俾肺气通调，大气一转，肌腠开而湿解矣。【魏】瓜蒂散方：瓜蒂，上一味，为末吹鼻中。

《溯源集》云：病浅不必深求，毋庸制剂，但当以辛香开发之药，纳之鼻中，以宣泄头中之寒湿则愈。朱奉议及王氏《准绳》俱用瓜蒂散。

湿家身烦疼，可与麻黄加术汤，发其汗为宜，慎不可以火攻之。

【鉴】赵良曰：湿与寒合，令人身疼。大法表实成热，则可发汗。无热是阳气尚微，汗之恐虚其表。是证虽不云热，而烦以生，烦由热也，所以服药，不敢大发其汗。且湿亦非暴汗可散，用麻黄汤治寒，加术去湿，使其微汗耳。不可火攻，火攻则增其热，必有他变，所以戒人慎之。喻昌曰：麻黄加术，则虽发汗，不至多汗，而术得麻黄，并可以行表里之湿。【程】若以火攻之，则湿热相搏，血气流溢，迫而为衄，郁而为黄，非其治法。

麻黄加术汤方

麻黄三两，去节　**桂枝**二两，去皮　**甘草**二两，炙。案据麻黄汤，本

方当一两　杏仁七十个，去皮尖　白术四两。案术分苍白，始出于《名医别录》，此"白"字后人所加，宜删

上五味，以水九升，先煮麻黄，减二升，去上沫，内诸药，煮取二升半，去滓，温服八合，覆取微似汗。

《三因》麻黄白术汤，治寒湿身体烦疼，无汗恶寒发热者。即本方。

《千金翼》：治多睡，欲合眼，则先服以止睡方。

麻黄去节　白术各五两　甘草一两，炙

上三味，以日中时，南向捣筛为散，食后以汤服方寸匕，日三服。

病者一身尽疼，发热日晡所剧者，名风湿。此病伤于汗出当风，或久伤取冷所致也。可与麻黄杏仁薏苡甘草汤。《玉函》《脉经》作"日晡即剧"，非。

【鉴】病者，谓一身尽痛之病人也。湿家一身尽痛，风湿亦一身尽痛。然湿家痛，则重着不能转侧。风湿痛，则轻掣不可屈伸。此痛之有别者也。湿家发热，早暮不分微甚，风湿之热，日晡所必剧。盖以湿无来去，而风有休作，故名风湿。原其由来，或为汗出当风，或为久伤取冷，相合而致。则麻黄杏仁薏苡甘草汤，发散风湿，可与也，明矣。【尤】痉病非风不成，湿痹无寒不作，故以麻黄散寒，薏苡除湿，杏仁利气，助通泄之用，甘草补中，予胜湿之权也。

麻黄杏仁薏苡甘草汤方

麻黄去节，半两，汤泡。案《外台》作四两，无"汤泡"二字，是　甘草一两，炙。案《外台》作二两，是　薏苡仁半两。案《外台》作半升，是　杏仁十个，去皮尖。案《外台》作二两，无"炒"字，徐、沈亦删炒，是

上剉麻豆大，每服四钱匕，水盏半，煮八分，去滓，温服，

有微汗避风。

　　案此方剂小，而煎法与诸方异，盖后人所改定。《外台·脚气门》所载却是原方分两注于各药下，云：湿家始得病时，可与薏苡麻黄汤，引《古今录验》。方后云：上四味咬咀，以水五升，煮取二升，分再服，汗出即愈。湿家烦疼，可以甘草麻黄汤发汗，不瘥更合。饮家加白术四两，名白术麻黄汤，是也。薏苡，《本经》云：治风湿痹。《别录》云：除筋骨中邪气。本方证，比之于麻黄加术汤证，湿邪滞着较深，故用此等品。

　　风湿脉浮，身重，汗出恶风者，防己黄芪汤主之。

　　【鉴】脉浮，风也。身重，湿也。寒湿则脉沉，风湿则脉浮，若浮而汗不出恶风者，为实邪，可与麻黄杏仁薏苡甘草汤汗之。浮而汗出恶风者，为虚邪，故以防己、白术以去湿，黄芪、甘草以固表，生姜、大枣以和营卫也。赵良曰：身重，乃风湿在皮毛之表，故不作疼。虚其卫气，而湿着为身重，故以黄芪实卫，甘草佐之，防己去湿，白术佐之。然则风湿二邪，无散风之药，何耶？盖汗多，知其风已不留，以表虚而风出入乎其间，因之恶风尔。惟实其卫，正气壮则风自退，此不治而治者也。

　　【尤】风湿在表，法当从汗而解，乃汗不得发，而自出，表尚未解，而已虚，汗解之法，不可守矣。故不用麻黄出之皮毛之表，而用防己驱之肌肤之里。然非芪术甘草，焉能使卫阳复振，而驱湿下行哉。

防己黄芪汤方

　　防己一两。案《千金》《外台》作四两，是　　甘草半两，炒。案《水气病篇》，"炒"作"炙"。《外台》作一两，是　　白术七钱半。案《千金》作三两，是　　黄芪一两一分，去芦。案《千金》《外台》作五两，是

　　上剉麻豆大，每抄五钱匕，生姜四片，大枣一枚，水盏半，煎八分，去滓温服，良久再服。喘者，加麻黄半两。胃中不和

者，加芍药三分。气上冲者，加枝三分。下有陈寒者，加细辛三分。服后当如虫行皮中，从腰下如冰，后坐被上，又以一被绕腰下，温令微汗差。"冰"，赵本作"水"。"绕腰下"，赵、徐、沈、《金鉴》作"绕腰以下"。

案此方分两煎法，亦系于后人改定。《千金》却是原方，作生姜三两，大枣十二枚。云：上六味㕮咀，以水六升，煎取三升，分三服。服了坐被中，欲解如虫行皮，卧取汗。《千金》无方名，《脉经》作防己汤，《活人书》名汉防己汤。

《溯源集》云：脉浮，汗出恶风，似乎风邪在表，应用桂枝。而仲景又侦知其卫气已虚，皮肤不密，毛孔不闭，所以汗出恶风，乃湿家之表虚者，故用防己利水，以黄芪固表，白术、甘草，燥湿补中而已。皆因其表气已虚，卫阳不固，并微似汗之桂枝，亦不轻用矣。非用意渊深，而能制方若是耶。

伤寒八九日，风湿相搏，身体疼烦，不能自转侧，不呕不渴，脉虚浮而涩者，桂枝附子汤主之。若大便坚，小便自利者，去桂加白术汤主之。"渴"下，《千金翼》有"下己"二字，《外台》有"下之"二字。太阴篇"若下"有"其人"二字，"坚"作"硬"。宋板注：一云脐下，心下硬。《脉经》作去桂加术附子汤，是。

【鉴】谓此风湿之病，虽得之伤寒八九日，而不呕不渴，是无伤寒里病之证也。脉浮虚涩，是无伤寒表病之脉也。脉浮虚，表虚风也。涩者，湿也。身体烦疼，风也。不能转侧，湿也。乃风湿相搏之身体疼痛，非伤寒骨节疼痛也。与桂枝附子汤，温散其风湿，从表而解也。若脉浮实者，则又当以麻黄加术汤，大发其风湿也。如其人有是证，虽大便硬，小便自利，而不议下者，以其非邪热入里之硬，乃风燥湿去之硬，故仍以桂枝附子汤。去桂枝者，以大便坚，小便自利，不欲其发汗，再夺津液也。加白术者，以身重着，湿在肌分，用以佐附子，逐水气于皮中也。

【尤】脉浮而虚涩，知风湿外持，而卫阳不正，故以桂枝汤，去芍药之酸收，加附子之辛温，以振阳气，而敌阴邪。若大便坚，小便自利，知其在表之阳虽弱，而在里之气犹冷，则皮中之湿，自可驱之于里，使从水道而出，不必更发其表，以危久弱之阳矣。故于前方，去桂枝之辛散，加白术之苦燥，合附子之大力健行者，于以并走皮中而逐水气，亦因势利导之法也。

案去桂加白术之义，未得其详。沈云：若中虚邪陷，逼迫津液，偏渗前阴，不润肠间，则大便坚，小便自利。所以去走表之桂枝，加白术，安中而生营血津液，滋润肠间之燥耳。白术润燥，恐误。

《溯源集》云：湿在里，则小便不利，大便反快。大便硬，则湿不在里。小便利，则湿气已去，不须汗泄，故去桂枝。想风湿之后，寒湿之余气未尽，身体尚疼，转侧未便，故仍用去桂枝之白术附子汤也。

桂枝附子汤方

桂枝四两，去皮　　**生姜**三两，切　　**附子**三枚，炮，去皮破八片
甘草二两，炙　　**大枣**十二枚，擘

上五味，以水六升，煮取二升，去滓，分温三服。

《溯源集》云：风邪非桂枝不能汗解，寒邪非附子不足以温经，非生姜亦不能宣发。甘草、大枣缓姜附之性，助桂枝而行津液也。此方乃太阳上篇误下之后，脉促胸满，微恶寒之桂枝去芍药汤，而加附子，非汗后遂漏不止之桂枝加附子汤也。桂枝附子汤，乃去芍药者，故另立一名，而无加字。桂枝加附子汤，乃不去芍药者，即于桂枝全汤中加入，故多一加字。观仲景立法处方，无不各有深意。

《三因》术附汤，治冒雨湿着于肌肤，与胃气相并，或腠开汗出，因浴得之。即于本方，加白术、茯苓。

白术附子汤方

白术二两　附子一枚半，炮，去皮　甘草一两炙　生姜一两半，切
大枣六枚

上五味，以水三升，煮取一升，去滓，分温三服。一服觉身痹，半日许再服。三服都尽，其人如冒状，勿怪，即是术附并走皮中，逐水气未得除故耳。太阳下篇：白术四两，附子三枚，甘草二两，生姜三两，大枣十二枚，擘。《外台》同。魏云如冒，《法律》改为如蜎，不敢从。

《溯源集》云：即术附汤也。因承上文桂枝附子汤加减，故云去桂枝加白术故也。古方术上无白字，故称术附汤。成本《伤寒论》误附桂枝加附子汤后。方中用附子二枚。古之附子，乃山野所生，或小于今之种莳者，亦未可为定法，恐是后人传写之误。以愚意度之，当以应用之分两为度。桂枝四两，即宋之一两八分。元则较重于宋，今更重矣。生姜三两，即宋之八钱。栀子若用一枚，约重一两二三钱，炮过可得干者三钱半。若分三次服，可不为过。前人有古方不可治今病之说，皆不知古今斤两不同故。

《三因》：生附白术汤治中风湿，昏闷恍惚，胀满身重，手足缓纵，漐漐自汗，失音不语，便利不禁。于本方，干姜代生姜，去大枣。

曾氏《活幼口议》云：术附汤，治小儿脏腑虚寒，泄泻洞利，手足厥冷。即本方，干姜代生姜，去大枣。

风湿相搏，骨筋疼烦，掣痛不得屈伸，近之则痛剧，汗出短气，小便不利，恶风不欲去衣，或身微肿者，甘草附子汤主之。疼烦，成本《伤寒论》作烦疼。

【沈】此阳虚邪盛之证也。风湿伤于营卫，流于关节经络之间，邪正相搏，骨节疼烦掣痛，阴血凝滞，阳虚不能轻跻，故不得屈伸，近之则剧痛也。卫阳虚而汗出，里气不足，则短气而小

便不利。表阳虚而恶风不欲去衣，阳伤气滞，故身微肿。然表里阴阳，正虚邪实，故用甘术附子，助阳健脾除湿，而防汗脱。桂枝宣行营卫，兼去其风，乃补中有发，不驱邪而风湿自除。盖风湿证，须识无热自汗，便是阳气大虚，当先固阳为主。

喻氏《尚论篇》云：此条复互上条之意，而辨其症之较重者。痛不可近，汗出短气，恶风不欲去衣，小便不利，或身微肿，正相搏之最剧处。方氏《条辨》云：或未定之词。身微肿，湿外薄也。不外薄则不肿，故曰或也。

甘草附子汤方

甘草二两，炙 附子二钱，去衣 白术二两 桂枝四两，去皮

上四味，以水六升，煮取三升，去滓，温服一升，日三服。初服得微汗则解。能食，汗出复烦者，服五合。恐一升多者，服六、七合为妙。妙，宋板《伤寒论》作始，徐、沈作佳。

徐氏《方论》云：此与桂枝附子汤证，同是风湿相搏，然后彼以病浅寒多，故肢体为风湿所困，而患止躯壳之中。此则风湿两胜，挟身中之阳气，而奔逸为灾，故骨节间，风入增劲，不能屈伸，大伤其卫，而汗出短气恶风。水亦乘风作势，而身微肿，其病势方欲扰乱于肌表，与静而困者不侔矣。此方附子除湿温经，桂枝祛风和营，术去湿实卫，甘草辅诸药，而成敛散之功。

《溯源集》云：虽名之曰甘草附子汤，实用桂枝去芍药汤，以汗解风邪，增入附子、白术，以驱寒燥湿也。

《千金·脚气门》：四物附子汤即是。方后云：体肿者，加防己四两，悸气小便不利，加茯苓三两，既有附子，今加生姜三两。《三因方》名之六物附子汤。《外台》载《古今录验》附子汤，即本方。

《三因》桂枝附子汤 主疗同本条。即本方。

50

太阳中暍，发热恶寒，身重而疼痛，其脉弦细芤迟，小便已洒洒然毛耸，手足逆冷，小有劳，身即热，口前开板齿燥。若发其汗，则其恶寒甚，加温针则发热甚，数下之则淋甚。《伤寒论》作口开，前板齿燥。诸家注本亦同，宜改。《伤寒论》"恶寒甚"上无"其"字。《玉函》《脉经》作发热益甚。《脉经》"淋"上有"复"字。

【程】《内经》曰：先夏至为病温，后夏至为病暑。又曰热病者，皆伤寒之类也。以其太阳受病，与伤寒相似，亦令发热恶寒，身重而疼痛也。《内经》曰：寒伤形，热伤气，气伤则气消，而脉虚弱，所以弦细芤迟也。小便已毛耸者，阳气内陷，不能卫外，手足亦逆冷也。劳动则扰乎阳，故小劳身即热也。《内经》曰：因于暑汗，烦则喘渴，故热盛则口开，口开则前板齿燥也。发汗虚其阳，则恶寒甚。温针动火邪，则发热甚。下之亡津液，则淋甚也。案此注本于成氏。

《溯源集》云：太阳中暍，而发热恶寒，不云汗出，而又不渴，是以知其非阳邪独盛之暍也。脉弦则阴邪劲急，细则元气已虚，芤则脉空，迟则为寒。小便已洒洒然毛耸者，小便虽通，其茎中艰涩可知。卫阳已虚，恶寒之状可见，乃下焦无火，气化不快于流行也。四肢为诸阳之本，手足逆冷者，是阳虚而气不达于四肢也。凡此皆阴寒无火之脉证也。小有劳身即热者，起居动静之间，小有劳动即扰动其阳气，而虚邪伏暑，即因之而发热也。口开前板齿燥者，脉虽弦细芤迟，症虽手足逆冷，以小劳而鼓动其阳邪，身热而枯燥其津液，虽不渴，而板齿燥矣。若发其汗，则卫阳愈虚，阳虚则生外寒，故恶寒甚。若加温针，则火力内攻，必反助其暑热之阳邪，故发热甚。邪不在里，而数下之，适足以败坏真阳，使下焦愈冷，气化不行，小便艰涩而淋甚也。

喻氏《医门法律》云：夏月人身之阳，以汗而外泄，人身之阴以热而内耗，阴阳两俱不足，仲景于中暍，禁汗下温针。汗则伤其阳，下则伤其阴，温针则引火热内攻，故禁之也。而其用药，但取甘寒生津保肺，固阳益阴为治，此等关系最钜。《伤寒选录》云：徐氏曰，此条无治法，东垣以清暑益气汤主之，所谓发千古之秘也。案《医垒元戎》：黄芪汤，治中暍，脉弦细芤迟，人参、白术、黄芪、甘草、茯苓、芍药、生姜各等分，正为此条证设。东垣方有黄柏，专治长夏湿热之证，与本条之证自别。

太阳中热者，暍是也。汗出恶寒，身热而渴，白虎加人参汤主之。《伤寒论》"渴"下有"也"字，无"白虎加人参汤主之"八字，以此条揭中暍之首。沈本、《金鉴》亦举之首条。《玉函》《脉经》无"加人参"。

【沈】此言正暑疾也。邪之伤人，无有不从皮毛而入，故曰太阳中热。【鉴】汗出恶寒，身热而渴，颇似太阳温热之病，但温热无恶寒，以热从里生，故虽汗出而不恶寒也。中暍，暑邪由表而入，故汗出恶寒也。究之于渴，温热之渴，初病不过欲饮，中暍之渴，初病即大引饮也。用白虎加人参汤主之者，盖以益气为主，清暑热次之也。李彣曰：热伤气，气泄则汗出，气虚则恶寒，热蒸肌腠则身热，热伤液津则作渴。此恶寒身热，与伤寒相类，然所异者，伤寒初起，无汗不渴，中暍初起，即汗出而渴也。

《溯源集》云：暍者，盛夏暑热中之邪气也。此条先言本证之情形如此，而以"中热"二字，通解暍字之义，即《内经·热论》所谓病暑也。王肯堂云：中暍、中暑、中热名虽不同，实一病也。谓之暍者，暑热当令之时，其气因暑为邪耳，非即夏月暑热当令之正气也。即《热论》所谓：后夏至日者，为病暑是也。暍乃暑热之邪，其气本热，不待入里，故中人即渴也。暍为夏至已后之病，阳极阴生之后，阴气已长，当暑汗大出之时，腠理开张，卫阳空疏，表气已虚，不能胜受外气，故汗出恶寒也。是热邪乘腠理之虚，而为暍证也。故以白虎加人参汤主之，即用石膏，以治时令暑热之邪，又加人参，以补汗出之表虚，添津液而治燥渴也。案钱氏辨洁古、东垣中暑中热之误，甚详，然非本条之所干，且文词繁冗，故不载此。

案《淮南·人间训》①云：夫病温而强之食，病暍而饮之寒，此众人之所以为养也。可见古温暍对言也。而《说文》：暍，伤暑也。《玉篇》：中热也。以此推之，中暍之中字似赘，然而先贤立命，必有令人不可思议者，宜置而不论焉。

白虎加人参汤方

知母六两　　**石膏**一斤，碎。《太阳上篇》有"绵裹"二字，诸本同 **甘草**二两。《太阳上篇》有"炙"字，诸本同　　**粳米**六合　　**人参**三两

上五味，以水一斗，煮米熟汤成，去滓温服一升，日三服。

【程】白虎，西方神名也。其令为秋，其政清肃，凉风至白露降，则溽暑潜消，以此汤有彻暑热之功，行清肃之政，故以白虎名之。表有热者，散以石膏之辛寒；里有热者，降以知母之甘苦；热则气伤，人参用以生津而益气；石膏过于凉，甘草、粳米之甘，用以和胃补中，共除中热，而解表里。

案《直指方》：竹叶石膏汤，治伏暑内外热炽，烦躁大渴，正是与本条用白虎之证同。

太阳中暍，身热疼重，而脉微弱，此以夏月伤冷水，水行皮中所致也。一物瓜蒂汤主之。《伤寒论》《玉函》《脉经》无"一物瓜蒂汤主之"七字。

【程】脉虚身热，得之伤暑，此证先中于热，再伤冷水，水气留于腠理皮肤之中，则身热疼重也。与瓜蒂汤，以散水气。
【鉴】李彣曰：中暍邪在表，故身热；伤冷水，故身疼重；暑伤气，气虚故脉微弱也。

《溯源集》云：暍症三条，有本证、变证之不同，此条言其变证，身热太阳之证也。不言汗出恶寒者，邪气较轻于前也。疼

---

① 《淮南·人间训》：即《淮南子·人间训》。

重者,身体重而疼痛也。伤寒则有身疼腰痛,骨节疼痛之证,而湿家亦有筋骨烦疼,一身尽疼,关节疼痛之证。此以中暑之阳邪,而亦有此寒湿之证,是或饮冷水,或以冷水盥濯,水寒留着,渗入皮中所致也。中暑之脉本虚,又以水寒所伤,故尤见微弱也。论中不立治法,而《金匮要略》有"一物瓜蒂汤主之"。王肯堂云:瓜蒂一物散,或曰五苓散。愚窃以理推之,若暑邪盛,而表证甚者,当以瓜蒂之苦寒,上涌下泄,使水去而表邪亦去,以因吐得汗,有发散之义故也。若身热微而表证少,但脉微弱,而疼重,水行皮中者,则水寒较胜,自当用五苓散,使从水道气化而出可也。

一物瓜蒂汤方

瓜蒂二七个,赵本七作十

上剉,以水一升,煎取五合,去滓顿服。

【程】《本草》云:瓜蒂味苦寒,主大水,身面四肢浮肿,用之以散皮肤水气,苦寒又可胜热也。

案此方与证不对,恐是错出。《伤寒论》《玉函》《脉经》并不载,可以为左证矣。

百合狐惑阴阳毒病脉证治第三

论一首 证三条 方十二首案当十一首

论曰:百合病者,百脉一宗,悉致其病也。意欲食复不能食,常默然,欲卧不能卧,欲行不能行,饮食或有美时,或有不用闻食臭时,如寒无寒,如热无热,口苦,小便赤,诸药不能治,得药则剧吐利,如有神灵者,身形如和,其脉微数,每溺时头痛者,六十日乃愈。若溺时头不痛淅然者,四十日愈。若溺快

然，但头眩者，二十日愈。其证或未病而预见，或病四五日而出，或病二十日，或一月微见者，各随证治之。"默然"，赵本作"默默"。"不用闻食臭"之"用"字，徐沈作"欲"。"微见"，《巢源》作"复见"，《千金》作"后见"。魏"快"，作"快"，非。

【尤】百脉一宗者，分之则为百脉，合之则为一宗。悉致其病，则无之非病矣。然详其证，意欲食矣，而复不能食；常默然静矣，而又躁不得卧；饮食或有时美矣，而复有不用闻食臭时；如有寒，如有热矣，而又不见为寒，不见为热；诸药不能治，得药则剧吐利矣；而又身形如和，全是恍惚去来，不可为凭之象。惟口苦，小便赤，脉微数，则其常也。所以者何？热邪散漫，未统于经，其气游走无定，故其病亦去来无定。而病之所以为热者，则征于脉，见于口与便，有不可掩然者矣。夫膀胱者，太阳之府，其脉上至巅顶，而外行皮肤，溺时头痛者，太阳乍虚，而热气乘之也。淅然快然，则递减矣。夫乍虚之气，溺已即复，而热淫之气，得阴乃解。故其甚者，必六十日之久。诸阴尽集，而后邪退而愈。其次四十日，又其次二十日热差减者，愈瘥速也。此病多于伤寒热病前后见之，其未病而预见者，热气先动也。其病后四五日，或二十日，或一月见者，遗热不去也。各随其证以治，具如下文。

案魏氏以此证，断为气病，而今验之于病者，气病多类此者。然下条百合诸方，并似与气病不相干，故其说虽甚巧，竟难信据。《千金》云：伤寒虚劳，大病已后，不平复，变成斯疾。其状恶寒而呕者，病在上焦也，二十三日当愈。其状腹满微喘，大便坚，三四日一大便，时复小溏者，病在中焦也，六十三日当愈。其状小便淋沥难者，病在下焦也，三十三日当愈，各随其证治之。思邈所论如此，参之于本条，明是百合病，别是一种病，尤注颇详，故今从之。《张氏医通》有治百合病医案一则，当参。

百合病，发汗后者，百合知母汤主之。《千金》作百合病，已经发汗之后，更发者，下文例并同。

【尤】人之有百脉，犹地之有众水也。众水朝宗于海，百脉朝宗于肺，故百脉不可治，而可治其肺。百合味甘平，微苦，色白入肺，治邪气，补虚清热，故诸方悉以之为主，而随证加药治之。用知母者，以发汗伤津液故也。【魏】百合病，用百合，盖古有百合病之名，即因百合一味，而瘳此疾，因得名也。如《伤寒论》条内云：太阳病桂枝证，亦病因药而得名之义也。

案本草苏颂云：仲景治百合病，凡四方，病名百合，而用百合治之，不识其义。今得魏注，而义自明。后世有病名河白者，以河白草治之，出《证治大还》，即与此同义。

百合知母汤方

百合七枚，擘　知母三两，切

上先以水洗百合渍一宿，当白沫出，去其水，更以泉水二升，煎取一升，去滓，别以泉水二升，煎知母，取一升，去滓，后合和，重煎取一升五合，分温再服。《外台》，"滓别"之间有"置之一处"四字。

百合病，下之后者，滑石代赭汤主之。《外台》，"滑石"上有"百合"二字，尤本仍之。

【魏】至下之后，不用知母，而以滑石代赭汤主之者，以重坠之品，随下药之势使邪自下泄也。用代赭石之涩，涩大便也。用滑石之滑，利小便也。　【徐】加以泉水，以泻阳而阴气自调也。

滑石代赭汤方

百合七枚，擘　滑石三两碎，绵裹　代赭石如弹丸大一枚，碎，绵裹

上先以水洗百合，渍一宿，当白沫出，去其水。更以泉水二

升，煎取一升，去滓。别以泉水二升，煎滑石、代赭。取一升，去滓，后合和，重煎取一升五合，分温服。《外台》，"滓别"间有"置一厢"三字。"别"作"又"。

百合病吐之后者，用后方主之。

【鉴】百合病，不应吐而吐之不解者，则虚中，以百合鸡子汤，清而补之也。【尤】《本草》：鸡子，安五脏，治热疾，吐后脏气伤而病不去。用之不特安内，亦且攘外也。

百合鸡子汤方

百合七枚，擘　鸡子黄一枚

上先以水，洗百合，渍一宿，当白沫出，去其水。更以泉水二升，煎取一升，去滓，内鸡子黄，搅匀，煎五分温服。

百合病，不经吐下发汗，病形如初者，百合地黄汤主之。

【鉴】百合一病，不经吐下发汗，病形如初者，是谓其病迁延日久，而不增减，形证如首章之初也。以百合地黄汤，通其百脉，凉其百脉。【尤】此则百合病正治之法也。盖肺主行身之阳，肾主行身之阴，百合色白入肺，而清气中之热，地黄色黑入肾，而除血中之热。气血既治，百脉俱清，虽有邪气，亦必自下。服后大便如漆，则热除之验也。《外台》云：大便当出黑沫。

百合地黄汤方

百合七枚，擘　生地黄汁一升

上以水洗百合，渍一宿，当白沫出，去其水。更以泉水二升，煎取一升，去滓，内地黄汁，煎取一升五合，分温再服。中病勿更服，大便常如漆。"常"，赵本作"当"，是。徐、沈、尤并同。

【程】如漆，地黄汁也。

案程注亲验之说，今从之。地黄汁，服之必泄利，故云中病勿更服。

百合病，一月不解，变成渴者，百合洗方主之。

【尤】病久不解，而变成渴，邪热留聚在肺也。单用百合，渍水外洗者，以皮毛为肺之合，其气相通故也。洗已，食煮饼。按《外台》云：洗身讫，食白汤饼。今博饦也。《本草》：粳米、小麦，并除热止渴。勿以咸豉者，恐咸味耗水而增渴也。

百合洗方

上以百合一升，以水一斗，渍之一宿，以洗身。洗已食煮饼，勿以盐豉也。

《总病论》云：煮饼，是切面条。汤煮水淘过，热汤渍食之。《活人书》注云：煮饼，即淡熟面条也。张师正《倦游录》云：凡以面为食煮之，皆谓汤饼。

百合病，渴不差者，瓜蒌牡蛎散主之。

【尤】病变成渴，与百合洗方，而不差者，热盛而津伤也。瓜蒌根，苦寒，生津止渴。牡蛎咸寒，引热下行，不使上燥也。

瓜蒌牡蛎散方

瓜蒌根　牡蛎熬，等分

上为细末，饮服方寸匕，日三服。

百合病，变发热者【原注】一作发寒热，**百合滑石散主之。**

【鉴】百合病，如寒无寒，如热无热，本不发热，今变发热者，其内热可知也，故以百合滑石散主之，热从小便而除矣。

百合滑石散方

百合一两，炙　**滑石**三两

上为散，饮服方寸匕，日三服，当微利者止服，热则除。

《千金》：一本云，治百合病，小便赤涩，脐下坚急，《外台》同。

郭白云云：仲景以药之百合，治百合病，与《神农经》主治不相当，千古难晓其义。是以孙真人言：伤寒杂病，自古有之，前古名贤，多所防御，至于仲景，时有神功。寻思旨趣，莫测其致，所以医人不能钻仰万一也。然百合之为物，岂因治百合之病，而后得名哉？或者病须百合可治，因名曰百合乎。少时见先生言，以百合汤，治一仆病得愈。余是时未甚留意，不解仔细详看。虽见其似寒似热，似饥似饱，欲行欲卧，如百合之证，又自呼其姓名，有终夕不绝声，至醒问之，皆云不知，岂所谓如有神灵者耶？

百合病，见于阴者，以阳法救之。见于阳者，以阴法救之。见阳攻阴，复发其汗，此为逆。见阴攻阳，乃复下之，此亦为逆。《脉经》，"阳法"作"阴法"，"阴法"作"阳法"。

【沈】此治百合病之要法也。微邪伏于营卫，流行而病表里，当分阴阳，以施救治可也。【鉴】百合一病，难分阴阳表里，故以百合等汤主之。若病见于阴者，以温养阳之法救之。见于阳者，以凉养阴之法救之。即下文见阳攻阴，或攻阴之后，表仍不解，复发其汗者，此为逆。见阴攻阳，或攻阳之后，里仍不解，乃复下之者，此亦为逆也。【徐】《内经》所谓用阴和阳，用阳和阴，即是此义。故诸治法皆以百合为主，至病见于阳，加一二味，以和其阴。病见于阴，加一二味，以和其阳。

案《千金》云：百合病，见在于阴，而攻其阳，则阴不得解也。复以其汗，为逆也。见在于阳，而攻其阴，则阳不能解也。复下之，其病不愈，文异意同。

狐惑之为病，状如伤寒，默默欲眠，目不得闭，卧起不安，蚀于喉为惑，蚀于阴为狐，不欲饮食，恶闻食臭，其面乍赤乍黑乍白，蚀于上部，则声喝，【原注】一作嗄，**甘草泻心汤主之。**《巢源》作"目寧不得闭"，《外台》作"目瞑不得眠"。"为狐"之下，《巢源》《外台》有"狐惑之病并"五字。"其面目",《外台》无"目"字。《脉经》《千金》《外台》并无"甘草"二字,然方则载甘草泻心汤。《巢源》《外台》,"嗄"作"嘎"。案《字书》:喝,于遏切,音竭,嘶声。嘎,先齐切,音西,声破曰嘎。

【程】此证因伤寒而变斯疾,故初得犹状伤寒,病后犹肠胃空虚,而有热则虫上下作。虫上作,则蚀咽喉为惑。虫下作,则蚀二阴为狐。《灵枢经》曰:虫动则令人悗心,是以起卧不安,虽默默欲眠,而目不得闭。虫闻食臭,则求食,故恶闻食臭,而不欲饮食也。虫动胃虚,则面目之色无定,是以乍赤乍黑乍白也。【徐】毒盛在上,蚀于喉为惑。谓热淫如惑乱之气,感而生惑也。毒偏在下,侵蚀于阴为狐。谓柔害而幽隐,如狐性之阴也。蚀者,若有食之,而不见其形,如日月之蚀也。【尤】狐惑虫病,即巢氏所谓䘌病也。盖虽虫病,而能使人惑乱而狐疑,故曰狐惑。至生虫之由,则赵氏所谓湿热停久,蒸腐气血,而成瘀浊,于是风化所腐,而成虫者当矣。甘草泻心,不特使中气运,而湿热自化,抑亦苦辛杂用,足胜杀虫之任。【鉴】狐惑,牙疳、下疳等疮之古名也。近时惟以疳呼之。下疳,即狐也,蚀烂肛阴。牙疳,即惑也,蚀咽,腐龈脱牙,穿腮破唇,每因伤寒病后余毒,与湿䘌之为害也。或生斑疹之后,或生癖疾下利之后,其为患亦同。甘草泻心汤,必传写之误也,姑存之。

《医说》云:古之论疾,多取像取类,使人易晓。以时气声嗄咽干,欲睡复不安眠,为狐惑,从狐多疑惑也。

郭白云云:狐惑,䘌病。多因医者汗吐下太过,又利小便,重亡津液,热毒内攻,脏腑焦枯,虫不得安,故上下求食。亦有不发汗,内热焦枯而成者。凡人之喉及阴肛,比他肌肉津润,故虫缘津润而食之。䘌病又不只因伤寒而成,多自下感,或居湿地,或下利久而得,当于䘌中求之。案此说极是,但至言虫不得安,上下求食,岂有此理。蚀是蚀烂之义,虚热郁蒸所致,非虫实食喉及肛之谓也。

甘草泻心汤方

甘草四两，案据《伤寒论》，当有炙字　**黄芩　人参　干姜**各三两
黄连一两　**大枣**十二枚，案《伤寒论》当有擘字　**半夏**半升，案赵本作
半斤，非

上七味，水一斗，煮取六升，去滓再煎，温服一升，日三
服。案据《伤寒论》，"味"下脱"以"字。"三服"下，《外台》有"兼
疗下利不止，心中愠愠，紧而呕，肠中鸣者方"十八字。

案窦氏《疮疡全书》、李氏《医学入门》，并用三黄泻心汤。
盖因《脉经》单作泻心汤耶。三黄泻心汤，《吐衄篇》称泻
心汤。

蚀于下部，则咽干，苦参汤洗之。《巢源》，"干"下有"此皆由
湿毒气所为也"九字。

蚀于肛者，雄黄薰之。《千金》《外台》"肛"下有"外"字，程
本"黄"下有"散"字。

雄黄

上一味，为末，筒瓦二枚，合之烧，向肛薰之。

【原注】《脉经》云：病人或从呼吸，上蚀其咽，或从下焦，蚀其肛阴。
蚀上为惑，蚀下为狐。狐惑病者，猪苓散主之。徐程删此注。

【徐】下部毒盛，所伤在血，而咽干。喉属阳，咽属阴也。
药用苦参薰洗，以去风清热而杀虫也。蚀于肛，则不独随经而上
侵咽，湿热甚，而糜烂于下矣，故以雄黄薰之。雄黄之杀虫，去
风解毒，更力也。

苦参汤方原本缺，徐、沈、尤本及《金鉴》所载如下。

苦参一升　**以水一斗，煎取七升，去滓薰洗，日三服。**案尤
本、《金鉴》并无服字，是。

苦参汤方徐镕《附遗》云：以庞安时《伤寒总病论》补之，程同。

61

苦参半斤　**槐白皮**　**狼牙根**各四两

上锉，以水五升，煎三升半，洗之。

案二方未知何是，然以理推之，用苦参一味为佳。用苦参一味，治龋齿，见于《史记·仓公传》，亦取乎清热杀虫。《脉经》所载猪苓散，楼氏《纲目》云：未考。案《证类》猪苓条，《图经》云：黄疸病，及狐惑病，并猪苓散主之。猪苓、茯苓，等分，杵末，每服方寸匕，水调下，盖此方也。

病者脉数，无热微烦，默默但欲卧，汗出，初得之三四日，目赤如鸠眼，七八日，目四眦【原注】一本此有黄字黑，**若能食者，脓已成也，赤小豆当归散主之**。《玉函》《脉经》作"目四眦皆黄"。《总病论》，"眦"作"周"。

【鉴】数主疮，主热，今外无身热，而内有疮热，疮之热在于阴，故默默但欲卧也。热在于阳，故微烦汗出也。然其病初得之三四日，目赤如鸠眼者，是热蕴于血，故眦络赤也。七八日，四眦皆黑者，是热瘀血腐，故眦络黑也。若不能食，其毒尚伏诸里。若已能食，其毒已化成脓也。【程】能食者，邪气散漫，不在脏腑，而在阴肛，烂肉腐肌，而成脓矣。【尤】按此一条，注家有目为狐惑病者，有目为阴阳毒者，要之亦是湿热蕴毒之病。其不腐而为虫者，积而为痈。不发于身面者，则发于肠脏，亦病机自然之势也。仲景意谓与狐惑阴阳毒，同源而异流者，故特论列于此欤。

赤小豆当归散方

赤小豆三升，浸令芽出曝干　**当归**十两，案原本缺两数，今依宋本及俞本补之。《千金》作三两，徐镕《附遗》引庞安时，当归一两

上二味，杵为散，浆水服方寸匕，日三服。

【程】当归主恶疮疡，赤小豆主排痈肿，浆水能调理脏腑，三味为治痈脓已成之剂。此方蚀于肛门者，当用之。按后先血后

便，此近血也，亦用此汤。以大肠肛门，本是一源，病虽不同，其解脏毒则一也。浆，酢也。炊粟米熟，投冷水中，浸五六日，生白花。色类浆者，案浆水者，出《本草蒙筌》。

《张氏医通》云：此方治肠痈便毒，及下部恶血诸疾。

阳毒之为病，面赤斑斑如锦纹，咽喉痛，唾脓血，五日可治，七日不可治，升麻鳖甲汤主之。《脉经》无"鳖甲"二字。

阴毒之为病，面目青，身痛如被杖，咽喉痛，五日可治，七日不可治，升麻鳖甲汤，去雄黄、蜀椒主之。《肘后》，"七日不可治"作"过此死"三字。《脉经》《千金》，"升麻"以下十字，作"甘草汤"三字。

【尤】毒者，邪气蕴蓄不解之谓。阳毒非必极热，阴毒非必极寒。邪在阳者，为阳毒；邪在阴者，为阴毒也。而此所谓阴阳者，亦非脏腑气血之谓，但以面赤斑斑如锦纹，咽喉痛唾脓血，其邪着而在表者，谓之阳。面目青，身痛如被杖，咽喉痛，不唾脓血，其邪隐而在表之里者，谓之阴耳。故皆得辛温升散之品，以发其蕴蓄不解之邪，而亦并用甘润咸寒之味，以安其邪气，经扰之阴。五日邪气尚浅，发之犹易，故可治。七日邪气已深，发之则难，故不可治。其蜀椒、雄黄二物，阳毒用之者，以阳从阳，欲其速散也。阴毒去之者，恐阴邪不可劫，而阴气反受损也。【沈】阴毒者，非阴寒之阴，即阴血受寒为阴，而血凝不散，故成阴毒。后人不解其义，视为阴寒直中，变为阴毒，拟用霹雳散、正阳丹，案徐、程意，并如是，皆是未入仲景藩篱耳。惟元时王安道，辨非阴寒直中案出《溯洄集》，可谓言直理正。惜其又云天地恶毒异气，混淆未明，使后人无所措手。案《金鉴》本于王氏之言，遂云阴毒、阳毒，即今世俗所称痧证。阴毒反去雄黄、蜀椒，必传写之讹。故治是证者，不必问其阴阳，但刺其尺泽、委中，手中十指脉络暴出之处出血，轻则用刮痧法，随即服紫金锭，此说亦巨从。

升麻鳖甲汤方

升麻二两　　当归一两　　蜀椒炒，去汗，一两　　甘草二两　　鳖甲手
指大一片，炙　　雄黄半两，研

上六味，以水四升，煎取一升，顿服之，老小再服汗。【原
注】《肘后》《千金方》，阳毒用升麻汤，无鳖甲，有桂。阴毒用甘草汤，无
雄黄。案"四升"，《肘后》作"五升"。"一升"，《玉函》《肘后》作"二
升"，似是。

《兰台轨范》云：蜀椒辛热之品，阳毒用，而阴毒反去之，
疑误。《活人书》，加犀角等四味，颇切当。

董氏《医级》云：此汤兼治阳毒、阴毒二症。阳毒用此方
治疗，阴毒亦以此方，去雄黄，倍川椒为治；以阴毒不吐脓血，
故去雄黄；阴盛则阳衰，故倍川椒也。大抵亢阳之岁多阳毒，流
衍之纪多阴毒也。但每遇此症，按法施治，曾无一验。凡遇此
证，多以不治之证视之。百岁老人袁云龙曰：细详此二证，俱有
咽喉痛三字，窃论疡科书，有锁喉风、缠喉风、铁蛾缠三证，其
状相似。有面色赤如斑者，有面色凄惨而青黑者，有吐脓血者，
有身痛如杖，有气喘息促，谵语烦躁者，总以咽喉痹痛为苦。一
发之间，三五日不减，即无生理，岂非阳毒阴毒之类乎？再详其
脉，缓大者生，细促者死。予见此二症，先用咽喉科利痰方治
之，全活甚众。

案《巢源》云：夫欲辨阴阳毒病者，始得病时，可看手足
指，冷者是阴，不冷者是阳。又云，阳毒者，面目赤，或便脓
血。阴毒者，面目青而体冷。若发赤斑，十生一死，若发黑斑，
十死一生。《千金》亦云：阳毒狂言，或走，或见鬼，或吐血下
利。其脉浮大数。阴毒，短气不得息，呕逆，唇青面黑，四肢厥
冷，其脉沉细紧数。由此观之，阴毒乃不得不用《活人》阳毒
升麻汤，及化斑汤之属，即后世所谓阳斑也。阴毒乃不得不用庞

氏附子饮、霹雳散、正阳丹之类，即后世所谓阴斑也。而以升麻
鳖甲汤一方主之者，可疑。董氏无一验之说，觉不诬矣。

疟病脉证并治第四

证二条　方六首

师曰：疟脉自弦。弦数者多热，弦迟者多寒，弦小紧者下之差，弦迟者可温之，弦紧者可发汗针灸也。浮大者可吐之，弦数者风发也，以饮食消息止之。"弦紧"下，《脉经》有"数"字。"风发"，《外台》作"风疾"。

【程】《内经》曰：痎疟皆生于风，其蓄作有时者，何也？岐伯曰：疟之始发也，先起于毫毛，伸欠乃作，寒栗鼓颔，腰脊俱痛。寒去，则内外皆热，渴欲饮水。方其寒，汤火不能温。及其热，冰水不能寒。此阴阳交争，虚实并作，邪舍于营卫之间，风寒之气不常，故休作有时，而作往来寒热也。木郁则发热，热则脉数，此邪气微者，故以饮食消息止之。《经》曰：五脏病各有得者愈，五脏病各有所恶，各随其不喜者为病，遂其喜恶而消息之，则疟自止。上说如此，后并无汗吐下温针灸之法。去古既远，文多简略，不可考矣。【徐】疟者，半表里病，而非骤发之外病也。故《内经》曰：夏伤于暑，秋必疟。又曰：在皮肤之内，肠胃之外。唯其半表里，则脉必出于弦。弦者，东方甲木之气，经属少阳，故曰疟脉自弦。自者谓感有风寒，而脉唯自弦也。于是脉既有一定之象，而兼数为热，兼迟为寒，此其大纲也。【尤】疟者，少阳之邪。弦者，少阳之脉。有是邪，则有是脉也。然疟之舍，固在半表半里之间，而疟之气，则有偏多偏少之异。故其病有热多者，有寒多者，有里多而可下者，有表多而可汗可吐者，有风从热出而不可以药散者，当各随其脉而施治

也。徐氏曰：脉大者为阳，小者为阴。紧虽寒脉，小紧则内入而为阴矣。阴不可从表散，故曰下之愈。迟既为寒，温之无疑。弦紧不沉，为寒脉，而非阴脉，非阴故可发汗、针灸也。疟脉概弦，而忽浮大，知邪在高分。高者引而越之，故可吐。既云弦数者多热矣，而复申一义云。弦数者风发，见多热不已，必至于极热。热极则生风，风生则肝木侮土，而传其热于胃，坐耗津液。此非徒求之药，须以饮食消息，止其炽热。即梨汁蔗浆，生津止渴之属，正《内经》"风淫于内，治以甘寒"之旨也。

案风发以饮食消息止之，其义未清晰，姑举二氏之说，以备考。《金鉴》云：弦小紧者之"小"字，当是"沉"字，则有可下之理。弦紧者，当是弦浮紧，则有可发汗之理。弦浮大者，当是弦滑大，则有可吐之理，且不遗本文疟脉自弦之意。此说不必矣。徐、尤之注，义自允当。

病疟，以月一日发，当以十五日愈。设不差，当月尽解。如其不差，当云何？师曰：此结为癥瘕，名曰疟母，急治之，宜鳖甲煎圆。《脉经》，自"病疟"止"师曰"，此三十字无。"结"上有"疟疾"二字，无"急治之"三字。赵本"圆"作"九"，下并同。

【程】五日为一候，三候为一气，一气十五日也。夫人受气于天，气节更移，荣卫亦因之以易，故交一节气当愈。不愈者，再易一气，故云月尽解也。【尤】设更不愈，其邪必假血依痰，结为癥瘕，僻处胁下，将成负固不服之势，故宜急治。鳖甲煎丸，行气逐血之药颇多，而不嫌其峻，一日三服，不嫌其急，所谓乘其未集而击之也。【魏】寒热杂合之邪，在少阳，而上下格阻之气结厥阴，聚肝下之血分，而实为疟病之母气，足于生疟而不已。此所阴阳互盛，历月经年，而病不除也。盖有物以作患于里，如草树之有根荄，必须急为拔去，不然旋伐旋生，有母在焉，未有不滋蔓难图者矣。

案《玉篇》：痎，莫厚切，病痎癖也。乃疟母之母。从疒者，

《三因》云：结为癥瘕，在腹胁，名曰老疟，亦名曰母疟。

鳖甲煎圆方《外台》，作大鳖甲煎，引张仲景《伤寒论》，云出第十五卷中

鳖甲十二分，炙。《千金》作成死鳖，注云：《要略》作鳖甲三两　乌扇三分，烧　黄芩三分　柴胡六分　鼠妇三分，熬　干姜三分　大黄三分　芍药五分　桂枝三分　葶苈一分，熬　石韦三分，去毛　厚朴三分　牡丹五分，去心　瞿麦二分　紫葳三分　半夏一分　人参一分　蟅虫五分，熬　阿胶三分，炙　蜂窠四分，炙　赤硝十二分　蜣螂六分，熬　桃仁二分

上二十三味，为末，取锻灶下灰一斗，清酒一斛，五斗浸灰，候酒尽一半，著鳖甲于中。煮令泛烂如胶漆，绞取汁，内诸药，煎为丸，如梧子大，空心服七丸，日三服。【原注】《千金方》，用鳖甲十二片，又有海藻三分，大戟一分，蟅虫五分，无鼠妇、赤硝二味，以鳖甲煎和诸药为丸。案今考《千金》无鼠妇、紫葳、赤硝，有虻虫、紫菀、海藻、大戟。凡二十四味，分两颇异，不繁引于此。"浸灰，候酒尽一半"，作"以酒浸灰，去灰，取酒"，似是。

【程】疟母者，邪气内搏于脏腑，血气霸留而不行，息而成积，故内结癥瘕，而外作往来寒热。《内经》曰：坚者削之，结者行之。以鳖甲，主癥瘕寒热，故以为君。邪结于血分者，用大黄、芍药、蟅虫、桃仁、赤硝、牡丹、鼠妇、紫葳攻逐血结为臣。邪结于气分者，厚朴、半夏、石韦、葶苈、瞿麦、乌扇、蜂房、蜣螂下气利小便，以为佐。调寒热，和阴阳，则有黄芩、干姜。通营卫，则有桂枝、柴胡。和气血，则有阿胶、人参。六味又用之，以为使也。结得温即行，灶灰之温，清酒之热，所以制鳖甲，同诸药而逐癥瘕、疟母。《内经》曰：治有缓急，方有大小，此急治之大方也。

案乌扇，即射干，见《本经》。《千金》作乌羽。赤硝，《活人书》云：硝石生于赤山。考《本草》，射干散结气腹中邪逆；

鼠妇治月闭血瘕寒热；石韦治劳热邪气，利水道；紫葳，治癥瘕血闭寒热；瞿麦，利小便，下闭血；蜂窠，治寒热邪气；蜣螂，治腹胀寒热，利大小便；䗪虫，治血积癥瘕，破坚；锻灶灰，即锻铁灶中灰尔，亦主癥瘕坚积。此方合小柴胡、桂枝、大承气三汤，去甘草、枳实，主以鳖甲，更用以上数品，以攻半表之邪，半里之结，无所不至焉。然《三因》云：古方虽有鳖甲煎等，不特服不见效。抑亦药料难备，此说殆有理焉。

师曰：阴气孤绝，阳气独发，则热而少气烦冤，手足热而欲呕，名曰瘅疟。若但热不寒者，邪气内藏于心，外舍分肉之间，令人消铄肌肉。"肌"，赵本作"脱"。案《素问·疟论》曰：但热而不寒，气内藏于心而外舍于分肉之间，令人消铄肌肉，则赵本为是。

【程】瘅，热也。《内经》曰：瘅疟者，肺素有热，气盛于身，厥逆上冲，中气实而不外泄，因有所用力，腠理开，风寒客于皮肤之内，分肉之间而发。发则阳气盛，阳气盛而不衰，则病矣。其气不及于阴，故但热而不寒。此肺素有热，而成瘅疟也。今所云阴气孤绝者，以热邪亢盛，热盛则气消，故烦冤少气，表里俱病。今手足热而欲呕，心阳脏也，心恶热，邪气内藏于心，外舍于分肉之间，内外燔灼，故令人消铄肌肉。此热藏于心，而为瘅疟也。然则瘅疟之所舍，属心肺两经者欤。

温疟者，其脉如平，身无寒但热，骨节疼烦，时呕，白虎加桂枝汤主之。"呕"下，《千金》有"朝发暮解，暮发朝解，名温疟"十一字。

【程】《内经》曰：温疟得之冬中于风寒，气藏于骨髓之中，至春则阳气大发，邪气不能自出。因遇大暑，脑髓铄肌肉消，腠理发泄，或有所用力，邪气与汗皆出。此病藏之肾，其气先从内出之外也。如是者，阴虚而阳盛，阳盛则热矣。衰则气复反入，入则阳虚，阳虚则寒矣。故先热而后寒，名曰温疟。今但热不寒，则与瘅疟无异。意者《内经》，以先热后寒为温疟，仲景以但热不寒，为温疟也。脉如平，非平也。其气不及于阴，故但热无寒，邪气内藏于心，故时呕，外舍于肌肉，故骨节疼烦。今阳邪偏胜，但热无寒，加桂枝于白虎汤中，引白虎辛寒，而出入营卫，制其阳邪之亢害。【尤】脉如平者，病非乍感，故脉如其平时也。骨节烦疼时呕者，热从肾出，外舍于其合，而上并于阳明也。白虎甘寒除热，桂枝则因其势而达之耳。

白虎加桂枝汤方

知母六两　　**甘草**二两，炙　　**石膏**一斤　　**粳米**二合，案《千金》作六合，据《伤寒论》作六合为是　　**桂**去皮，三两，俞本作桂枝，是

上剉每五钱，水一盏半，煎至八分，去滓温服，汗出愈。俞本"出"下有"即"字。案徐沈作：上五味以水一斗，煮米熟汤成，去滓，温服一升，日三服。一云上剉每五钱，水盏半，煎至八分，去滓温服，汗出愈。尤本依前法。此盖古之煎法，其云钱云盏，系于宋人改定。《千金》云：上四味㕮咀，以水一斗二升，煮米烂，去滓，加桂枝三两，煎取三升，分三服，覆令汗，先寒发热者愈。《外台》引《千金》，方后《伤寒论》云：用秔粳米。不熟稻米是也。

案《圣济总录》：知母汤，治温疟骨节疼痛，时呕，朝发暮解，暮发朝解。即本方。

《活人》白虎加苍术汤，治湿温多汗。于白虎汤中，加苍术三两。此方出《伤寒微旨》，亦仿《金匮》白虎加桂汤。

疟多寒者，名曰牡疟。蜀漆散主之。程作牝疟，《金鉴》同。

【尤】疟多寒者，非真寒也。阳气为痰饮所遏，不得外出肌表，而但内伏心间。心牡脏也，故名牡疟。蜀漆吐疟痰，痰去则阳伸而寒愈。取云母、龙骨者，以蜀漆上越之猛，恐并动心中之神与气也。

案尤注详备，第牡疟之解，本于《喻氏法律》，此恐非也。《外台》引本条云：张仲景《伤寒论》，疟多寒者，名牝疟。吴

氏《医方考》云：牝，阴也。无阳之名，故多寒名牝疟。此说得之。《金鉴》云：此言牝疟，其文脱简，《内经》已详，不复释。今考《内经》，无牝疟证，亦误。《兰台轨范》云：似当作"牝"字，诸本皆作"牡"，存考。

蜀漆散方

蜀漆洗，去腥。案赵本"洗"作"烧"，非　云母烧二日夜　龙骨等分

上三味，杵为散，未发前以浆水服半钱。温疟，加蜀漆半分，临发时，服一钱匕。【原注】一方"云母"作"云实"。"浆水"，《千金》作"酢浆"，《外台》作"清浆水"。尤本删"温疟"以下十四字，《千金》注云：《要略》不用云母，用云实。

【程】蜀漆，常山苗也，得浆水能吐疟之顽痰。三阴者，其道远，故于未发之先服，令药入阴分，以祛其邪。属心肺者，其道近，故于临发之时服，令药力入心肺，以祛其邪。此方乃吐顽痰，和阴阳之剂，故牝疟、温疟俱可服。

《医通》云：方后有云，湿疟，加蜀漆半分，而坊本误作温疟，大谬。此条本以邪伏髓海，谓之牝疟。赵以德不辨亥豕，注为邪在心而为牡，喻嘉言亦仍其误而述之，非智者之一失欤。案危氏《得效方》云：寒热身重，烦疼胀满，名湿疟。《丹溪纂要》云：在三阴，总谓之湿疟。湿疟之称，古经方无所考，仅见于此，则其言不可从。况邪伏髓海之说，未见所据。

《仁斋直指》云：凡疟方来与正发，不可服药。服药在于未发两时之先。否则药病交争，转为深害。

案以未发前服之语观之，即是后世所谓截疟之药也。《外台》载《广济》常山汤：常山三两，以浆水三升，浸经一宿，煎取一升，欲发前顿服之，后微吐瘥止，与本方其意殆同矣。

附《外台秘要》方程本、《金鉴》并不载附方，以下各篇同。

牡蛎汤　治牡疟。

牡蛎四两，熬　麻黄去节，四两　甘草二两　蜀漆三两，《外台》云：若无，用常山代之

上四味，以水八升，先煎蜀漆、麻黄，去上沫，得六升，内诸药，煎取二升，温服一升。若吐，则勿更服。

【尤】案此系宋孙奇等所附。盖亦蜀漆散之意，而外攻之力较猛矣。赵氏云：牡蛎软坚消结，麻黄非独散寒，且可发越阳气，使通于外，结散阳通，其病自愈。

《外台》云：仲景《伤寒论》，牝疟多寒者，名牝疟，牡蛎汤主之。依此，则"牡"即"牝"之讹。

此方《外台》列于蜀漆散前，云并出第十五卷中。

柴胡去半夏加瓜蒌汤　治疟病发渴者，亦治劳疟。

柴胡八两　人参　黄芩　甘草各三两　瓜蒌根四两　生姜二两　大枣十二枚

上七味，以水一斗二升，煮取六升，去滓再煎，取三升，温服一升，日二服。

【徐】《伤寒论》：寒热往来，为少阳邪在半表里故也。疟邪亦在半表里，故入而与阴争则寒，出而与阳争则热。此少阳之象也。是谓少阳而兼他经之证则有之，谓他经而全不涉少阳，则不成其为疟矣。所以小柴胡，亦为治疟主方。渴易半夏加瓜蒌根，亦治少阳成法也。攻补兼施，故亦主劳疟。

《外台》云：张仲景《伤寒论》，疟发渴者，与小柴胡去半夏加瓜蒌汤。《经心录》：疗劳疟，出第十五卷中。

案《巢源·劳疟候》云：凡疟积久不瘥者，则表里俱虚，客邪未散，真气不复，故疾虽暂间，小劳便发。

柴胡桂姜汤 治疟寒多，微有热，或但寒不热。【原注】服一剂如热。俞本"姜"作"薹"，非。

柴胡半斤 **桂枝**三两，去皮 **干姜**二两 **瓜蒌根**四两 **黄芩**三两 **牡蛎**二两，熬 **甘草**二两，炙

上七味，以水一斗二升，煎取六升，去滓再煎，取三升，温服一升，日三服。初服微烦，复服汗出便愈。

【徐】胸中之阳气，散行于分肉之间，今以邪气痹之，则外卫之阳，郁伏于内守之阴。而血之痹者，既寒凝而不散，遇卫气行阳二十五度而病发。其邪之入营者，既无外出之热，而营之素痹者，亦不出而与阳争，所以多寒少热，或但寒不热也。小柴胡本阴阳两停之方，寒多故加桂枝、干姜，则进而从阳，痹着之邪，可以开矣。更加牡蛎，以软其坚垒，则阴阳豁然贯通，而大汗解矣。所以云一剂如神。案瓜蒌根除留热，徐氏不释者何。

案此方，《外台·疟门》无所考，本出于《伤寒·太阳中篇》。

《医通》云：小柴胡汤，本阴阳两停之方，可随疟之进退，加桂枝、干姜，则进而从阳。若加瓜蒌、石膏，则退而从阴，可类推矣。

中风历节病脉证并治第五

论一首　脉证三条　方十二首

夫风之为病，当半身不遂，或但臂不遂者，此为痹。脉微而数，中风使然。

【鉴】风病，《内经》论之详矣，但往往与痹合论，后人惑之。故仲景复言之曰：风之为病，当半身不遂，即《经》所谓偏枯也。或但臂不遂者，非中风也，即痹病也。盖痹为阴病，脉多沉涩，风为阳病，脉多浮缓。今脉微而数，中风使然。其脉微

者，正气虚也，数者，邪气胜也。故病风中之人，因虚而召风者，未有不见微弱之脉者也。因热而生风者，未有不见数急之脉者也。【沈】此分中风与痹也。风之为病，非伤于卫，即侵于荣，故当半身不遂，谓半身之气伤而不用也。若但臂不遂，此为痹。痹者，闭也，谓一节之气闭而不仁也。于是诊之于脉，必微而数。微者，阳之微也。数者，风之数也。此中风使然，谓风乘虚入，而后使半身不遂也。【尤】风彻于上下，故半身不遂。痹闭于一处，故但臂不遂。以此见风重而痹轻，风动而痹著也。风从虚入，故脉微。风发而成热，故脉数。曰中风使然者，谓痹病亦是风病，但以在阳者则为风，而在阴者则为痹耳。

案《字汇》：遂，从志也。不遂，即不从志之谓。

案脉微而数可疑。今验风病，多脉浮大而滑，而或数或不数。

《医通》云：此即《内经·风论》所谓各入其门户，所中者之一证也。《千金》补《金匮》之不逮，立附子散，治中风手臂不仁，口面㖞僻，专以开痹舒筋为务也。附方于下。

《千金》附子散　附子炮　桂心各五两　细辛　防风　人参干姜各六两

上六味，捣下筛，酒服方寸匕，日三，稍增之。

寸口脉浮而紧，紧则为寒，浮则为虚，寒虚相搏，邪在皮肤。浮者血虚，络脉空虚，贼邪不泻，或左或右。邪气反缓，正气即急。正气引邪，㖞僻不遂。邪在于络，肌肤不仁；邪在于经，即重不胜；邪入于腑，即不识人；邪入于脏，舌即难言，口吐涎。《脉经》作淤涎，案以上四字句，此似是。

【尤】寒虚相搏者，正不足而邪乘之，为风寒初感之诊也。浮为血虚者，气行脉外而血行脉中，脉浮者沉不足，为血虚也。血虚则无以充灌皮肤，而络脉空虚，并无以捍御外气，而贼邪不泻，由是或左或右，随其空处而留著矣。邪气反缓，正气即急者，受邪之处，筋脉不用而缓；无邪之处，正气独治而急。缓者为急者所引，则口目为僻，而肢体不遂。是以左㖞者，邪反在右，右㖞者，邪反在左。然或左或右，则有邪正缓急之殊，而为表为里，亦有经络脏腑之别。《经》云经脉为里，支而横者为络，络之小者为孙。是则络浅而经深，络小而经大，故络邪病于肌肤，而经邪病连筋骨。甚而入腑，又甚而入脏，则邪递深矣。盖神藏于脏，而通于腑。腑病则神窒于内，故不识人。诸阴皆连舌本，脏气厥不至舌下，则机息于上，故舌难言，而涎自出也。【沈】㖞僻者，邪犯阳明、少阳经络，口眼歪斜是也。不遂者，半身手足不用也。周身之络，皆在肌肉皮肤之间，风邪痹于络脉，气血不行则为不仁。羁持经气，不能周行通畅，则重不胜。邪入于腑，堵塞胸间，神机不能出入鉴照，则不识人。入于五脏，并凑于心，脏真不能溉灌于舌，舌即难言。【魏】㖞僻不遂，口㖞眼僻，心有所使，而能给，则心遂。今举手，手不应，举足，足不应，故谓之不遂也。【程】不识人者，《经》所谓矇昧暴喑。此邪入腑，则矇昧不识人，入脏则舌难言，而为喑矣。舌难言，则唇吻不收，而涎下也。

案㖞僻不遂，《内经》所谓偏风偏枯，《巢源》有风口㖞候，又有风偏枯，风身体手足不随，风半身不随等候，即《外台》以降所谓瘫痪风也。肌肤不仁，《巢源》有《风不仁候》云，其状搔之皮肤如隔衣，是也。重不胜，《巢源》有《风腲腿候》云，四肢不收，身体疼痛，肌肉虚满，骨节懈怠，腰脚缓弱，不自觉知。又有《风䐴曳候》云，筋肉懈惰，肢体弛缓不收摄，盖此之类也。不识人，《内经》所谓击扑，《巢源》有《风癔候》云，其状奄忽不知人，喉里噫噫然有声，即卒中急风是也。详见于《医说》刘子仪论。舌难言，《内经》所谓瘖俳，《巢源》有《风舌强不得语候》云，脾脉络胃夹咽，连舌本，散舌下，心之别脉，系舌本。今心脾二脏受风邪，故舌强不得语也。由以上数义观之，正知此条，乃是中风诸证之一大纲领也。张璐则以侯氏黑散主之，误甚。

侯氏黑散 **治大风四肢烦重，心中恶寒不足者。**【原注】《外台》治风癫。

菊花四十分 **白术**十分 **细辛**三分 **茯苓**三分 **牡蛎**三分 **桔梗**八分 **防风**十分 **人参**三分 **矾石**三分 **黄芩**五分 **当归**三分 **干姜**三分 **芎䓖**三分 **桂枝**三分

上十四味，杵为散，酒服方寸匕，日一服。初服二十日，温酒调服，禁一切鱼肉大蒜，常宜冷食。六十日止，即药积在腹中不下也，热食即下矣。冷食曰能助药力。"六十日止即药积"七字，赵本作"自能助药力"五字，非。"食"下，"曰"字赵本作"自"，是。

【徐】大风，概指涎潮卒倒之后也。【沈】直侵肌肉脏腑，故为大风。邪困于脾，则四肢烦重。阳气虚而风未化热，则心中恶寒不足。故用参术茯苓健脾安土，同干姜温中补气，以菊花、防风能驱表里之风，芎䓖宣血养血为助，桂枝导引诸药而开痹着，以矾石化痰除湿，牡蛎收阴养正，桔梗开提邪气，而使大气得转，风邪得去。黄芩专清风化之热，细辛祛风，而通心肾之气相交，以酒引群药，至周身经络为使也。

案此方主疗文法，与前后诸条异。先揭方名，而后治云云者，全似后世经方之例，故程氏、尤氏、《金鉴》并云宋人所附。然《巢源·寒食散发候》云：仲景经有侯氏黑散，《外台·风癫门》载本方，引《古今录验》，无桔梗，有钟乳、矾石。方后云：张仲景此方，更有桔梗八分，无钟乳、矾石。乃知此方，隋唐之人以为仲景方，则非宋人所附较然矣。又案依《外台》，方中有矾石、钟乳，而方后云冷食自能助药力，后人因谓仲景始制五石散，信乎？

寸口脉迟而缓，迟则为寒，缓则为虚。荣缓则为亡血，卫缓

则为中风，邪气中经，则身痒而瘾疹，心气不足，邪气入中，则胸满而短气。中经，沈本作入经。

【尤】迟者行之不及，缓者至而无力，不及为寒，而无力为虚也。沉而缓者为营不足，浮而缓者为卫中风，卫在表而营在里也。经不足而风入之，血为风动，则身痒而瘾疹。心不足而风中之，阳用不布，则胸满而短气，经行肌中，而心处胸间也。

【沈】营卫未致大虚，邪气不能内入，持于经络，风血相搏，风邪主病，则发身痒瘾疹，邪机外出之征。若心气不足，正不御邪，进而扰乱于胸，大气不转，津液化为痰涎，则胸满短气。盖贼风内入，最怕入心乘胃，而成死证。

案迟者数之反，缓者急之反。《金鉴》改"迟"作"浮"云。迟缓二脉，不能并见，必是传写之讹，此却非也。《医方集成》云：有中之轻者，在皮肤之间，言语微蹇，眉角牵引，遍身疮癣，状如虫行，目旋耳鸣，亦谓邪气中经也。

风引汤 除热瘫痫。

大黄 干姜 龙骨各四两 **桂枝**三两 **甘草 牡蛎**各三两 **寒水石 滑石 赤石脂 白石脂 紫石英 石膏**各六两

上十二味，杵粗筛，以韦囊盛之，取三指撮，井花水三升，煮三沸，温服一升。【原注】治大人风引，少小惊痫，瘛疭日数十发，医所不疗，除热方。巢氏云：脚经宜风引汤。案《巢源·脚经候》云：脉微而弱，宜服风引汤。

【尤】此下热清热之剂，孙奇以中风多从热起，故特附于此软。中有姜桂石脂龙蛎者，盖以涩驭泄，以热监寒也。然亦猛剂，用者审之。

案此方，亦非宋人所附。《外台·风痫门》引《崔氏》甚详，云：疗大人风引，少小惊痫瘛疭，日数十发，医所不能疗，除热镇心，紫石汤。方，与本方同。上十二味，捣筛，盛以韦囊，置于高凉处。大人欲服，乃取水二升，先煮两沸，便内药方寸匕。又煮取一升二合，滤去滓，顿服之。少小未满百日，服一合，热多者，日二三服，每以意消息之。永嘉二年，大人小儿，频行风痫之病，得发例不能言，或发热，半身掣缩，或五六日，或七八日死。张思惟合此散，所疗皆愈。此本仲景《伤寒论》方，《古今录验》《范汪》同。《千金·风癫门》，紫石散，即本方，主疗、服法并同。由此观之，风引，即风痫掣引之谓，而为仲景之方甚明，程氏、尤氏辈亦何不考也。但"除热瘫痫"四字，义未允。刘氏《幼幼新书》作除热去瘫痫，楼氏《纲目》作除热癫痫王氏《准绳》同，其改瘫作癫，于理为得矣。

汪氏《医方集解》云：侯氏黑散、风引汤，喻氏虽深赞之，亦未知其果当。以此治风而获实验乎？抑亦门外之揣摩云尔也。

防己地黄汤 治病如狂状，妄行，独语不休，无寒热，其脉浮。

防己一分 桂枝三分 防风三分 甘草一分，赵本"分"并作"钱"，非

上四味，以酒一杯，渍之一宿，绞取汁，生地黄二斤，㕮咀蒸之，如斗米饭久。以铜器盛其汁，更绞地黄汁，和分再服。

【尤】赵氏云：狂走谵语，身热脉大者，属阳明也。此无寒热，其脉浮者，乃血虚生热，邪并于阳而然。桂枝、防风、防己、甘草，酒浸取汁，用是轻清，归之于阳，以散其邪。用生地黄之甘寒，熟蒸使归于阴，以养血除热。盖药生则散表，熟则补衰。此煎煮法，亦表里法也。

《兰台轨范》云：此方他药轻，而生地独重，乃治血中之风也。此等法最宜细玩。

案此方程氏、《金鉴》并不载，盖以为宋人所附也。未知果然否。《千金·风眩门》所收，却似古之制，今录于下以备考。

防己地黄汤　治言语狂错，眼目霍霍，或言见鬼，精神昏乱。

防己　甘草各二两　桂心　防风各三两　生地黄五斤，别切，勿合药，渍，疾小轻用二斤

上五味呚咀，以一升，渍一宿，绞汁着一面，取滓着竹箦上，以地黄着药滓上，于五斗米下蒸之，以铜器承取汁，饭熟，以向前药汁，合绞取之，分再服。

头风摩散方《千金》作头风散方

大附子一枚炮，《千金》云中行者炮裂　盐等分，《千金》作如附子大

上二味为散，沐了，以方寸匕，已摩疾上，令药力行。已，徐沈作"以"，尤本无。疾，赵本作疾。《千金》无"已"字，"疾"作"顶"。

案《本草》藏器云：盐去皮肤风。此方《外台》引《千金》，程氏、《金鉴》并为宋人附方，是。

《三因》附子摩头散，治因沐头中风，多汗恶风，当先风一日而病甚，头痛不可以出，至日则少愈，名曰首风即本方。

寸口脉沉而弱，沉即主骨，弱即主筋。沉即为肾，弱即为肝。汗出入水中，如水伤心，历节黄汗出，故曰历节。

【程】《圣济总录》曰：历节风者，由血气衰弱，为风寒所侵，血气凝涩，不得流通，关节诸筋无以滋养，真邪相搏，所历之节，悉皆疼痛，或昼静夜发，痛彻骨髓，谓之历节风也。节之交三百六十五，十二筋皆结于骨节之间，筋骨为肝肾所主，今肝肾并虚，则脉沉弱，风邪乘虚，淫于骨节之间，致腠理疏而汗易出。汗者心之液，汗出而入水浴，则水气伤心，又从流于关节交会之处，风与湿相搏，故令历节黄汗而疼痛也。【鉴】赵良曰：肾主水，骨与之合，故脉沉者病在骨也。肝藏血，筋与之合，血

虚则脉弱，故病在筋也。心主汗，汗出入水，其汗为水所阻，水汗相搏，聚以成湿，久变为热，湿热相蒸，是以历节发出黄汗也。【尤】案后《水气篇》中云：黄汗之病，以汗出入水中浴，水从汗孔入得之。合观二条，知历节黄汗为同源异流之病，其瘀郁上焦者，则为黄汗，其并伤筋骨者，则为历节也。

案"寸口脉沉"以下，止"即为肝"二十二字，《脉经》移于下文"味酸，则伤筋"之首，文脉贯通，旨趣明显，盖古本当如是矣。

趺阳脉浮而滑，滑则谷气实，浮则汗自出。

【沈】此诊趺阳，则知胃家内湿招风为病也。趺阳脉浮，浮为风邪入胃，滑为水谷为病。此显脉浮而滑者，乃素积酒谷湿热招风，为谷气实。然内湿外风相蒸，风热外越，津液随之，故汗自出也。【程】亦历节之脉。

少阴脉浮而弱，弱则血不足，浮则为风，风血相搏，即疼痛如掣。

【程】少阴肾脉也，诊在太溪。若脉浮而弱，弱则血虚，虚则邪从之，故令浮弱；风血相搏，则邪正交争于筋骨之间，则疼痛如掣。【尤】趺阳、少阴二条合看，知阳明谷气盛者，风入必与汗偕出，少阴血不足者，风入遂着而成病也。

盛人脉涩小，短气自汗出，历节疼不可屈伸，此皆饮酒，汗出当风所致。 自，原本作血，今依诸本改之。

【魏】盛人者，肥盛而丰厚之人也。外盛者中必虚，所以肥人多气虚也。气虚必短气，气虚必多汗，汗出而风入筋骨之间，遂历节疼痛之证见矣。【尤】缘酒客湿本内积，而汗出当风，则湿复外郁，内外相召，流入关节，故历节痛不可屈伸也。合三条观之，汗出入水者，热为湿郁也。风血相搏者，血为风动也。饮酒汗出当风者，风湿相合也。历节病因，有是三者不同，其为从虚所得，则一也。

诸肢节疼痛，身体魁羸，脚肿如脱，头眩短气，温温欲吐，桂枝芍药知母汤主之。魁，赵本作尪，沈、尤、《金鉴》同，魏作魁。案此当作尪，《脉经》作瘣瘰，非。

【魏】湿热在体，风邪乘之，而历节成矣。于是掣痛之势如脱，甚不可奈，湿上甚而为热，热上甚而引风，风上甚而耗气冲胸，头眩短气，温温欲吐，皆风邪、热邪、湿邪合为患者也。主之以桂枝芍药知母汤，以桂枝、防风、麻黄、生姜之辛燥，治风治湿，白术、甘草之甘平补中，芍药、知母之酸寒苦寒，生血清热，是风湿热三邪，并除之法也。其间加附子，走湿邪于经队中，助麻桂为驱逐，非以温经也。况此方，乃通治风湿热三邪之法，非尚为瘦人出治也。肥人平日，阳虚于内者多，非扶助其阳气，则邪之入筋骨间者，难于轻使之出，用附子于肥人，尤所宜也。勿嫌其辛温，而云不可治血虚内热之证也。瘦人阴虚，火盛之甚，加芍药，减附子，又可临时善其化裁矣。

案历节，即痹论所谓行痹、痛痹之类，后世呼为痛风。丹溪有痛风论，见于《格致余论》，知是元以降之称。《三因》《直指》称白虎历节风是也。白虎病，见于《外台》引《近效》云，其疾昼静而夜发，发即彻髓酸疼，乍歇，其疾如虎之啮，故曰白虎病。此即历节风也，而别为一证，恐非。盖风寒湿三气杂至，合而所发，痛久则邪盛正弱，身体即尪羸也。痹气下注，脚肿如脱，上行则头眩短气，扰胃则温温欲吐，表里上下皆痹，故其治亦杂揉。桂麻防风，发表行痹，甘草、生姜和胃调中，芍药、知母和阴清热，而附子用知母之半，行阳除寒，白术合于桂麻，则能祛表里之湿，而生姜多用，以其辛温，又能使诸药宣行也。与越婢加术附汤，其意略同。沈氏则谓脾胃肝肾俱虚，非也。温温，《金鉴》改作嗢嗢，不必然。详见于《伤寒论辑义》。

桂枝芍药知母汤方

桂枝四两　芍药三两　甘草二两　麻黄二两　生姜五两　白术五

两　　知母四两　防风四两　　附子二两，炮，"二两"，赵作"一枚"

上九味，以水七升，煮取二升，温服七合，日三服。案《千金》《外台》，防风汤"七升"作"一斗"，"二升"作"三升"。

《外台》《古今录验》，防风汤主身体、四肢节解，疼痛如堕脱肿，案之皮急，头眩短气，温温闷乱如欲吐。

即本方，去麻黄。

《千金》防风汤，主疗与《外台》同。

于本方，无麻黄、附子，有半夏、杏仁、芎䓖。

味酸则伤筋，筋伤则缓，名曰泄。咸则伤骨，骨伤则痿，名曰枯。枯泄相搏，名曰断泄。荣气不通，卫不独行，荣卫俱微，三焦无所御，四属断绝，身体羸瘦，独足肿大，黄汗出，胫冷，假令发热，便为历节也。四属，程作四肢。此条程、魏接下乌头汤为一条，非。

【徐】此论饮食伤阴，致荣卫俱痹，足肿胫冷，有类历节，但当以发热别之也。谓饮食既伤阴，然味各归其所喜，攻酸为肝之味，过酸则伤筋。筋所以束骨，而利机关，伤则缓漫不收，肝气不敛，故名曰泄。咸为肾之味，过咸则伤肾，肾所以华发而充骨，伤则髓竭精虚，肾气痿惫，故名曰枯。肝肾者，人之本也，肾不荣，而肝不敛，根销源断，故曰断泄。饮食伤阴，荣先受之，乃荣气不通。荣卫本相依，荣伤卫不独治，因循既久，荣卫俱微，三焦所以统领内气，而充贯四肢者也，失荣卫之养，而无所恃以为御。御者，摄也。四属之气，不相统摄而断绝。四属者，四肢也。元气既惫，身体羸瘦，足尤在下，阳气不及，肿大胫冷，荣中气郁，则热而黄汗。然此皆阴分病，非历节。历节挟外之湿邪，而重且痛也。唯外邪必发热，故曰假令发热，是表分亦有邪。从肌肉而历关节，便为历节。【尤】虚病不能发热，历节则未有不热者。故曰假令发热，便为历节。后《水气篇》中又云：黄汗之病，两胫自冷，假令发热，此属历节。盖即黄汗历节，而又致其辨也。【鉴】"名曰断泄"之"泄"字，当是"绝"字，始与下文相属，必是传写之讹。

案《平脉法》，林亿注：四属者，谓皮肉脂髓。成注亦同。

病历节，不可屈伸疼痛，乌头汤主之。《脉经》作疼，痛不可屈伸，是。

【沈】此寒湿历节之方也。《经》谓风寒湿三气合而为痹，此风少寒湿居多，痹于筋脉、关节、肌肉之间，以故不可屈伸疼痛。即寒气胜者，为痛痹是也。所以麻黄通阳出汗散邪，而开痹著，乌头驱寒而燥风湿，芍药收阴之正，以蜜润燥，兼制乌头之毒，黄芪、甘草固表培中，使痹著开而病自愈。谓治脚气疼痛者，亦风寒湿邪所致也。

乌头汤方　治脚气疼痛，不可屈节。尤本"治"上有"亦"字，程、《金鉴》删"治"以下九字。案此后人所添，今从之。

麻黄　芍药　黄芪各三两　**甘草**炙　**川乌**五枚，㕮咀，以蜜二升，煎取一升，即出乌头。案甘草，原本及赵、程、魏、《金鉴》并欠两数，俞、徐、沈、尤并云"三两"，未知何据

上五味，㕮咀四味，以水三升，煮取一升，去滓，内蜜煎中，更煎之，服七合。不知，尽服之。

《张氏医通》云：乌头善走入肝，逐风寒，故筋脉之急者，必以乌头治之。然以蜜煎，取缓其性，使之留连筋骨，以利其屈伸。且蜜之润，又可益血养筋，兼制乌头燥热之毒。《千金》大枣汤，治历节疼痛。

于本方，去芍药、附子，加乌头、大枣、生姜。

矾石汤　治脚气冲心。衝，赵作冲，程本、《金鉴》不载此方。至篇末五方并删。

矾石二两，《杂疗方》作半斤

上一味，以浆水一斗五升，煎三五沸，浸脚良。此方《杂疗·救卒死篇》无"浆"字，《千金翼》"浸"下有"洗"字。

【尤】脚气之病，湿伤于下，而气冲于上。矾石味酸涩性燥，能却水收湿解毒，毒解湿收，上冲自止。

案《千金·论脚气》云：魏周之代，盖无此疾，所以姚公《集验》殊不殷勤，徐王撰录，未以为意。《外台》苏长史云：晋宋以前，名为缓风，古来无脚气名。由此观之，此方亦是宋以前人所附，非仲景原方明矣。程云凡仲景方经，证在前而方在后，未有方在前，而证在后者，固然。

附方

《古今录验》续命汤　治中风痱，身体不能自收，口不能言，冒昧不知痛处，或拘急不得转侧。【原注】姚云与大续命同，兼治妇人产后去血者，及老人小儿。案《外台·风痱门》载《古今录验》西州续命汤，即是。"冒昧"下有"不识人"三字。《千金》名大续命汤，而西州续命汤主疗与此同。无人参，有黄芩，分两亦异，主疗与姚同。

麻黄　桂枝　当归　人参　石膏　干姜　甘草各三两　芎䓖

杏仁四十，《千金》用芎䓖三两，《外台》麻黄三两，芎䓖一两，余各二两，杏仁与本方同。俞本芎䓖一两五钱，非

上九味，以水一斗，煮取四升，温服一升，当小汗薄覆脊凭几坐，汗出则愈，不汗更服，无所禁，勿当风。并治但伏不得卧，咳逆上气，面目浮肿。"浮"，《外台》作"洪"。

【沈】《灵枢》云：痱之为病，身无痛者，四肢不收，智乱不甚，其言微，甚则不能言，不可治。故后人仿此而出方也。

【尤】痱者，废也。精神不持，筋骨不用，非特邪气之扰，亦真气之衰也。麻黄、桂枝，所以散邪；人参、当归，所以养正；石膏合杏仁，助散邪之力；甘草合干姜，为复气之需，乃攻补兼行之法也。

案《汉·贾谊传》云：辟者一面病，痱者一方病。师古注：辟，足病。痱，风病也。《圣济总录》云：痱，《字书》病痱而

发。肉非其肉者，以身体无痛，四肢不收，而无所用也。《楼氏纲目》云：痱，废也。痱，即偏枯之邪气深者，以其半身无气营运，故名偏枯。以其手足废而不收，或名痱。或偏废，或全废，皆曰痱也。知是痱，即中风之谓，《脉解篇》：喑俳，即喑痱也。徐则谓痱者，痹之别名。此说本喻氏《法律》，尤误矣。《外台》本方煎法后云：《范汪方》，主病及用水升数，煮取多少，并同。汪云：是仲景方，本欠两味。汪为东晋人，而其言如此，正知此亦仲景旧方，原本失载，宋臣因而附之也。

虞氏《医学正传》云：《金匮要略》本方，有石膏、当归、无附子、防风、防己。愚案本方，石膏、当归固不可无，而附子、防风、防己，尤不可缺。此恐传写者之脱简耳。简案续命汤，《千金》《外台》所载，凡数十方，唯《外台·风身体手足不随门》、《古今录验》小续命汤方中，附子、石膏并用，虞氏之言，不可从。

王氏《古方选注》云：《古今录验》者，其方录于竹简，从古至汉，始刊于《金匮》附方中。续命者，有却病延年之功。案《十六国春秋》，有卢循遗刘裕益智粽，裕乃答以续命汤。又欧阳修有"细为续命丝"之句，可征二字之谓延年矣。

《千金》三黄汤　治中风手足拘急，百节疼痛，烦热心乱，恶寒经日，不欲饮食。《千金·贼风门》云：仲景三黄汤，"拘急"作"拘挛"。《三因》云：兼治贼风，偏风，猥退风，半身不遂，失喑不言。

麻黄五分　**独活**四分　**细辛**二分　**黄芪**二分　**黄芩**三分

上五味，以水六升，煮取二升，分温三服。一服小汗，二服大汗。心热加大黄二分，腹满加枳实一枚，气逆加人参三分，悸加牡蛎三分，渴加瓜蒌根三分，先有寒加附子一枚。"心热"，《千金》作"心中热"。《千金翼》"一枚"下有"此仲景方，神秘不传"八字。

【魏】亦为中风正治，而少为变通者也。以独活代桂枝，为风入之深者设也。以细辛代干姜，为邪入于经者设也。以黄芪补虚，以熄风也。以黄芩代石膏，清热，为湿郁于下，热甚于上者设也。心热加大黄，以泄热也。腹满加枳实，以开郁行气也。气逆加人参，以补中益胃也。悸加牡蛎，防水邪也。渴加瓜蒌根，以肃肺生津除热也。大约为虚而有热者言治也。先有寒，即素有寒也。素有寒则无热可知，纵有热，亦内真寒、外假热而已。云加附子，则方中之黄芩，亦应斟酌矣。此又为虚而有寒者言治也。

《近效方》术附汤　治风虚头重眩苦极，不知食味，暖肌补中，益精气。《外台》此下载"甘草附子汤，主疗风湿相搏，骨节疼痛"云云，三十余字。

白术二两　**附子**一枚半，炮，去皮　**甘草**一两，炙

上三味，剉，每五钱匕，姜五片，枣一枚，水盏半。煎七分，去滓温服。

【徐】肾气空虚，风邪乘之，漫无出路，风挟肾中浊阴之气，厥逆上攻，致头中眩苦至极，兼以胃气亦虚，不知食味。此非轻扬风剂可愈，故用附子暖其水脏，白术、甘草暖其土脏。水土一暖，犹之冬月井中，水土既暖，阳和之气，可以立复，而浊阴之气，不驱自下矣。

案《外台·风头眩门》所载《近效》白术附子汤，有桂枝而无生姜、大枣。上四味，切，以水六升，煮取三升。分为三服，日三。初服得微汗，即解。能食复烦者，将服五合以上愈。此本仲景《伤寒论》方，即是甘草附子汤也。而此所载，去桂加术附子汤，且煎法及分两，宋人所改，不知何以差谬如此，盖孙奇等失之不检也。

崔氏八味丸　治脚气上入，少腹不仁。

干地黄八两　**山茱萸　薯蓣**各四两　**泽泻　茯苓　牡丹皮**各三两　**桂枝　附子**炮，各一两

上八味末之，炼蜜和丸梧子大，酒下十五丸，日再服。

【尤】肾之脉起于足，而入于腹，肾气不治，湿寒之气，随经上入，聚于少腹，为之不仁。是非驱湿散寒之剂，所可治者。须以肾气丸，补肾中之气，以为生阳化湿之用也。

案《外台·脚气不随门》载《崔氏方》，凡五条，第四条云：若脚气上入少腹，少腹不仁，即服张仲景八味丸。方用泽泻四两，附子二两，桂枝三两，山茱萸五两，余并同于本书。《旧唐·经籍志》：崔氏《纂要方》十卷，崔知悌撰《新唐·艺文志》崔行功撰，所谓崔氏其人也，不知者或以为仲景收录崔氏之方，故详及之。

《千金方》越婢加术汤　治肉极，热则身体津脱，腠理开，汗大泄，厉风气，下焦脚弱。

麻黄六两　石膏半斤　生姜二两　甘草二两　白术四两　大枣十五枚

上六味，以水六升，先煮麻黄，去上沫，内诸药，煮取三升，分温三服。恶风，加附子一枚炮。

案徐沈以厉风为癞，甚误矣。《外台》引《删繁·肉极论》曰：凡肉极者，主脾也。脾应肉，肉与脾合。若脾病则肉变色云云。脾风之状，多汗，阴动伤寒，寒则虚，虚则体重怠惰，四肢不欲举，不欲饮食，食则咳，咳则右胁下痛，阴阴引肩背，不可以动转，名曰厉风，是也。又案《千金·肉极门》不见方，云方见七卷中，而今考之七卷中，《脚气门》所载越婢汤，有附子。故《外台·肉极门》引《千金》，亦有附子，煎法后云：一名起脾汤。而《脚气门》越婢汤方后注云，此仲景方。本云，越婢加术汤，又无附子。胡洽云：若恶风者，加附子一枚，多冷痰者，加白术。盖孙奇等，彼是凑合所录，故与《外台》有少异焉。

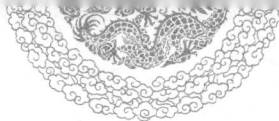

金匮玉函要略方论辑义卷二

血痹虚劳病脉证并治第六

论一首　脉证九条　方九首

问曰：血痹病从何得之。师曰：夫尊荣人，骨弱肌肤盛，重因疲劳，汗出，卧不时动摇，加被微风，遂得之。但以脉自微涩，在寸口关上小紧，宜针引阳气，令脉和，紧去则愈。"因"，赵本作"困"。"卧"上，《脉经》有"起"字。"加"作"如"。"关上"下，沈本有"尺中"二字。《千金》"但"上有"形如风状"四字。"紧"上无"小"字，《脉经》并同。

【鉴】历节，属伤气也。气伤痛，故疼痛也。血痹，属伤血也。血伤肿，故麻木也。前以明邪气聚于气分，此以明邪气凝于血分，故以血痹名之也。尊荣人，谓膏粱之人，素食甘肥，故骨弱肌肤盛重，是以不任疲劳，则汗出。汗出则腠理开，亦不胜久卧，卧则不时动摇。动摇即加被微风，亦遂得以干之。此言膏粱之人，外盛内虚，虽微风小邪，易为病也。然何以知病血痹也？但以身体不仁，脉自微涩，则知邪凝于血，故也。寸口关上小紧，亦风寒微邪，应得之脉也。针能导引经络，取诸痹，故宜针引气血，以泻其邪，令脉不涩而和，紧去邪散，血痹自通也。

《医通》云：血痹者，寒湿之邪痹着于血分也。辛苦劳勤之人，皮腠致密，筋骨坚强，虽有风寒湿邪，莫之能客。惟尊荣奉养之人，肌肉丰满，筋骨柔脆，素常不胜疲劳，行卧动摇，或遇微风，则能痹著为患，不必风寒湿之气杂至，而为病也。夫血痹者，即《内经》所谓在脉则血凝不流，仲景直发其所以不流之故，言血既痹，脉自微涩，然或寸或关或尺，其脉见小急之处，即风入之处也，故其针药所施，皆引风外出之法也。

案《五脏生成篇》曰：卧出而风吹之，血凝于肤者为痹。王注：痹，谓痛痹也。《广韵》，痹音顽，《巢源》《千金》间有顽痹之文，知顽痹之顽，原是痹字。此即血痹也。而《易通卦验》曰：太阳脉虚，多病血痹。郑玄注：痹者气不遂，未当至为病。盖血痹之称，昉见于此。《千金》云：风痹游走无定处，名曰血痹。后世呼麻木者，即是。《活人书》云：痹者，闭也。闭而不仁，故曰痹也。本出于《中藏经》。

血痹，阴阳俱微，寸口关上微，尺中小紧，外证身体不仁，如风痹状，黄芪桂枝五物汤主之。《千金》作如风状，《脉经》作如风落状，并非。

【鉴】此承上条，互详脉证，以明其治也。上条言六脉微涩，寸口关上小紧，此条言阴阳，寸口关上俱微，尺中亦小紧。合而观之，可知血痹之脉浮沉，寸口关上尺中，俱微俱涩俱小紧也。微者，虚也。涩者，滞也。小紧者，邪也。故血痹应有如是之诊也。血痹外证，亦身体顽麻，不知痛痒，故曰如风痹状。【沈】血痹，乃阴阳营卫俱微，邪入血分而成血痹。中上二焦阳微，所以寸口关上脉亦见微。微邪下连营血主病，故尺中小紧，是因气虚受邪而成血痹也，用桂芍姜枣，调和营卫，而宣阳气。虽然，邪痹于血，因表阳失护而受邪，故以黄芪补其卫外之阳，阴阳平补，俾微邪去，而痹自开矣。【尤】不仁者，肌体顽痹，痛痒不觉，如风痹状，而实非风也。以脉阴阳俱微，故不可针，而可药，《经》所谓阴阳形气俱不足者，勿刺以针，而调以甘药也。

案《血气形志篇》王注：不仁，谓不应用则痛痹矣。《巢源·血痹候》云：血痹者，由体虚邪入于阴经故也。血为阴，邪入于血而痹，故为血痹也。其状形体如被微风所吹，此形容顽痹之状也。风痹诸家不注，唯《金鉴》云：不似风痹历关节流走疼痛也。此以风痹为历节，恐误也。《巢源·风痹候》云：痹者，风寒湿三气杂至，合而成痹。其状肌肉顽厚，或疼痛，由人体虚，腠理开，故受风邪也。据此则风痹，乃顽麻疼痛兼有，而血痹则唯顽麻而无疼痛，历节则唯疼痛，而不顽麻。三病各异，岂可混同乎？

黄芪桂枝五物汤方

黄芪三两　芍药三两　桂枝三两　生姜六两　大枣十二枚，赵本作十一枚，非

上五味，以水六升，煮取二升，温服七合，日三服。【原注】一方，有人参。案《千金》用人参三两，凡六味，故名黄芪汤，无"五物"二字。

案据桂枝汤法，生姜当用三两，而多至六两者何？生姜味辛，专行痹之津液，而和营卫药中服之，不独专于发散也。成氏尝论之，其意盖亦在于此耶。

夫男子平人，脉大为劳，极虚亦为劳。尤本"极"上有"脉"字。

【魏】虚劳者，因劳而虚，因虚而病也。人之气通于呼吸，根于脏腑，静则生阴，动则生阳。阴阳本气之动静所生，而动静能生气之阴阳，此二神两化之道也。故一静一动，互为其根，在天在人，俱贵和平，而无取于偏胜。偏则在天之阳慝阴伏，而化育乖，在人则阳亢阴独，而疾病作。然则虚劳者过于动而阳烦，失于静而阴扰，阴日益耗，而阳日益盛也。是为因劳而虚，因虚而病之由然也。虚劳必起于内热，终于骨蒸有热者十有七八。其一二虚寒者，必邪热先见，而其后日久随正气俱衰也。夫脉大者，邪气盛也；极虚者，精气夺也。以二句揭虚劳之总，而未尝言其大在何脉，

虚则何经，是在主治者，随五劳七伤之故而谛审之，岂数言可尽者乎？【鉴】李彣曰：平人者，形如无病之人。《经》云，脉病人不病者是也。劳则体疲于外，气耗于中。脉大非气盛也，重按必空濡，乃外有余而内不足之象。脉极虚则精气耗矣。盖大者，劳脉之外暴者也；极虚者，劳脉之内衰者也。

男子面色薄者，主渴及亡血。卒喘悸，脉汗者，重虚也。

【魏】仲景再为验辨之于色于证于脉，以决之。男子面色薄，即不泽也。此五脏之精夺，而面色失其光润也。然光必在面皮内蕴，润必在面皮内敷，方为至厚。若夫见呈耀，则亦非正厚色矣。今言薄，则就无光润者言也。其人必患消渴，及诸失亡其血之疾。因而喘于胸，而悸于心。卒者，忽见忽已之谓。【沈】阴血虚，而阳气则盛，虚火上潜，津液不充则渴。气伤而不摄血，则亡血。虚阳上逆，冲肺卒喘，心营虚而真气不敛，则悸。【尤】脉浮为里虚，以劳则真阴失守，孤阳无根，气散于外，而精夺于内也。

男子脉虚沉弦，无寒热，短气里急，小便不利，面色白，时目瞑兼衄，少腹满，此为劳使之然。《脉经》作时时目瞑。

【鉴】此复申虚极为劳，以详其证之义也。脉虚沉弦，阴阳俱不足也。无寒热，是阴阳虽不足，而不相乘也。短气面白，时瞑兼衄，乃上焦虚，而血不荣也。里急小便不利，少腹满，乃下焦虚而气不行也。凡此脉证，皆因劳而病也。故曰，此为劳使之然。【程】白为肺色，鼻为肺窍，气既不能下化，则上逆于头，故目为之瞑，迫于血而鼻为之衄也。《内经》曰，劳则气耗，其是类欤。

案本篇，标"男子"二字者，凡五条，未详其意，诸家亦置而无说。盖妇人有带下诸病，产乳众疾，其证似虚劳而否者，不能与男子无异，故殊以"男子"二字别之欤。

劳之为病，其脉浮大，手足烦，春夏剧，秋冬瘥，阴寒精自

出，酸削不能行。《脉经》，"酸"上有"足"字，"行"下有"少阴虚满"四字。"酸削"，《巢源》作酸瘠，《外台》作酸削。

【徐】脉大既为劳矣，而更加浮，其证则手足烦，盖阴既不足，而阳必盛也。【魏】邪本阴亏阳亢，内生之焰也，然亦随天时为衰旺。春夏者阳时也，阴虚之病必剧；秋冬者阴时也，阴虚之病稍瘥。火盛于上，则必阳衰于下。邪火炽于上焦，邪寒凝于下焦，阴寒即内迫，阳精自外出，为白浊，为遗精，为鬼交，皆上盛下虚之必致也。精既出夺，必益虚寒，腿脚酸软，肌肉瘦削，遂不可行立，而骨痿不能起于床矣。

案阴寒，程云寒字作虚字看，《金鉴》直以为传写之讹，误甚矣。阴寒者，阴冷也，乃七伤之一。《巢源》云：肾主精，髓开窍于阴。今阴虚阳弱，血气不能相荣，故使阴冷也。久不已，则阴萎弱，是也。魏为阴寒之气，亦非。酸削，《巢源》作酸瘠，《周礼》：瘠，首疾。注云：瘠，酸削也。【疏】云：人患头痛，则有酸嘶而痛。《千金·妇人门》：酸惭恍惚，不能起居。刘熙《释名》云：酸，逊也，逊遁在后也。言脚疼力少，行遁在后，以逊遁者也。消，弱也，如见割消，筋力弱也，即酸削。酸惭，酸嘶，酸惭与酸消同。

朱氏《格致余论》云：《内经》"冬不藏精者，春必病温"，若于此时，纵嗜欲，至春升之际，必有温热病。今人多有春末夏初患头痛脚软，食少体热，仲景谓春夏剧，秋冬瘥，正俗所谓疰夏病也。案本条所说，与疰夏病不相干，此恐非也。

男子，脉浮弱而涩，为无子，精气清冷。【原注】一作冷，浮，《脉经》《巢源》作微。案泠，水名，作冷为是。

【沈】此以脉断无子也。男精女血，盛而成胎。然精盛脉亦当盛，若浮弱而涩者，浮乃阴虚，弱为真阳不足，涩为精衰，阴阳精气皆为不足，故为精气清冷，则知不能成胎，谓无子也。盖有生而不育者，亦是精气清冷所致，乏嗣者可不知之而守养精气者乎？【尤】精气交亏，而清冷不温，此得之天禀薄弱，故当无子。

《巢源·虚劳无子候》云：丈夫无子者，其精清如水，冷如冰铁，皆为无子之候。

夫失精家，少腹弦急，阴头寒，目眩，【原注】一作目眶痛，发落，脉极虚芤迟，清谷，亡血，失精。目眩，《脉经》作目眶痛。案此条原本连下桂枝龙蛎汤，今依程本，分作二条。

【魏】失精家，肾阳大泄，阴寒凝闭，小腹必急。小腹中之筋，必如弦之紧，而不能和缓，阴头必寒。下真寒如是，上假热可征矣。火浮则目眩，血枯则发落，诊其脉必极虚，或浮大，或弱涩，不待言矣。更兼芤迟，芤则中虚，胃阳不治，迟则里寒，肾阳无根。或便清谷，中焦无阳也；若吐衄亡血，上焦浮热也；或梦交遗精，下焦无阳也。此虚劳之所以成而精失血亡，阴阳俱尽也。

《巢源·虚劳失精候》云：肾气虚损，不能藏精，故精漏失。其病小腹弦急，阴头寒，目眶痛，发落，令其脉数而散者，失精脉也。凡脉芤动微紧，男子失精也。

脉得诸芤动微紧，男子失精，女子梦交，桂枝龙骨牡蛎汤主之。《脉经》，桂枝下有"加"字。

【尤】脉得诸芤动微紧者，阴阳并乖，而伤及其神与精也。故男子失精，女子梦交。沈氏所谓劳伤心气，火浮不敛，则为心肾不交。阳泛于上，精孤于下，火不摄水，不交自泄，故病失精。或精虚心相内浮，扰精而出，则成梦交者是也。徐氏曰：桂枝汤，外证得之，能解肌去邪气，内证得之，能补虚调阴阳。加龙骨牡蛎者，以失精梦交，为神情间病，非此不足以收敛其浮越也。

桂枝加龙骨牡蛎汤方【原注】《小品》云：虚弱浮热汗出者，

除桂,加白薇、附子各三分,故曰二加龙骨汤。

桂枝 芍药 生姜各三两 **甘草**二两 **大枣**十二枚 **龙骨 牡蛎**各三两

上七味,以水七升,煮取三升,分温三服。

案《小品》之文,出于《外台·虚劳梦泄精门》,云:《小品》龙骨汤,疗梦失精,诸脉浮动,心悸少急,隐处寒,目眶疼,头发脱者,常七日许一剂,至良。方同。煮法后云:虚羸浮热汗出云云。又《深师》桂心汤疗虚,喜梦与女邪交接,精为自出方。一名喜汤,亦与本方同。《本草》,白薇益阴清热。

天雄散方程氏、《金鉴》,并删此方

天雄三两,炮 **白术**八两 **桂枝**六两 **龙骨**三两

上四味杵为散,酒服半钱匕,日三服。不知,稍增之。

【徐】恐失精家,有中焦阳虚,变上方,而加天雄、白术。

【尤】案此疑亦后人所附,为补阳摄阴之用也。

案《外台》载《范汪》疗男子虚失精,三物天雄散,即本方,无龙骨。云:张仲景方有龙骨,文仲同。知是非宋人所附也。

案天雄,本草《大明》云:助阳道,暖水脏,补腰膝,益精。

男子平人,脉虚弱细微者,喜盗汗也。"喜",赵本作"善汗下",《脉经》有"出"字。

【魏】男子平人,为形若无病者言也。其形虽不病,而其脉之虚而弱,则阳已损也。细而微,则阳已消也。阳损必驯至于失精,阴耗必驯至于亡血也。验其外证,必喜盗汗。阳损斯表不固,阴损而热自发,皆盗汗之由,而即虚劳之由也。

《巢源·虚劳盗汗候》云:盗汗者,因眠睡而身体流汗也。此由阳虚所致,久不已,令人羸瘠枯瘦,心气不足,亡津液故

也。诊其脉，男子平人，脉虚弱微细，皆为盗汗脉也。

案《金鉴》云：此节脉证不合，必有脱简，未知其意如何。盖虚劳盗汗，脉多虚数，故有此说乎。

人年五六十，其病脉大者，痹侠背行。若肠鸣，马刀侠瘿者，皆为劳得之。"脉"下，程有"浮"字。若，赵作"苦"。

【尤】人年五六十，精气衰矣，而病脉反大者，是其人当有风气也。痹侠背行，痹之侠背者，由阳气不足，而邪气从之也。若肠鸣，马刀侠瘿者，阳气以劳而外张，火热以劳而上逆。阳外张，则寒动于中，而为肠鸣。火上逆，则与痰相搏，而为马刀侠瘿。李氏曰：瘿生乳腋下，曰马刀。又夹生颈之两旁者为侠瘿。侠者，挟也。马刀，蛎蛤之属，疮形似之，故名马刀。瘿一作缨，发于结缨之处。二疮一在颈，二在腋下，常相联络，故俗名病串。

案《金鉴》云："若肠鸣"三字，与上下文不属，必是错简。"侠瘿"之"瘿"字，当是"瘰"字。每经此证，先劳后瘰，先瘰后劳者有之，从未见劳瘿先后病也，必是传写之讹。此一偏之见，不可凭也。《灵·经脉篇》少阳所生病云：腋下肿，马刀侠瘿。而《痈疽篇》云：其痈坚而不溃者，为马刀侠瘿。潘氏《医灯续焰》释之云：马刀，蛤蛎之属，痈形似之。挟缨者，发于结缨之处，大迎之下颈侧也。二痈一在腋，一在颈，常相连络，故俗名历串，义尤明显，知是瘿当依《痈疽篇》而作缨。马刀挟瘿，即《灵·寒热篇》所谓寒热瘰疬，及鼠瘘寒热之证。张氏注云：结核连续者为瘰疬，形长如蚬蛤者为马刀。又张氏《六藏》云：马刀，小蚬也。圆者为瘰疬，长者为马刀，皆少阳经郁结所致，久成疬劳是也。盖瘰疬者，未溃之称。已溃漏而不愈者为鼠瘘，其所由出于虚劳。瘿者，考《巢源》等，瘤之生于颈下，而皮宽不急，垂捶捶然者。故《说文》云：瘿，颈瘤也，与瘰疬迥别。瘿乃缨之讹，无疑矣。又案痹侠背行，若肠鸣，马刀侠瘿，各是一证，非必三证悉见也，故以皆字而断之。

脉沉小迟，名脱气。其人疾行则喘喝，手足逆寒，腹满甚则溏泄，食不消化也。案沈云：喝当作急，非也。《灵枢·经脉篇》：喝喝而喘。

【鉴】脉沉细迟，则阳大虚，故名脱气。脱气者，谓胸中大气虚少，不充气息所用，故疾行喘喝也。阳虚则寒，寒盛于外，四末不温，故手足逆冷也。寒盛于中，故腹满溏泄，食不消化也。【魏】泄①小兼数，则为阴虚血亡。沉小兼迟，则必阳虚气耗也。故名之曰脱气。

案《抱朴子》曰：奔驰而喘逆，或咳或瀵，用力后②体，汲汲短乏者，气损之候也。面无光色，皮肤枯腊，唇焦脉白，腠理萎瘁者，血减之证也。所谓气损，乃脱气也。

脉弦而大，弦则为减，大则为芤，减则为寒，芤则为虚，虚寒相搏，此名为革。妇人则半产漏下，男子则亡血失精。此条亦见于辨脉及妇人杂病。

【程】人之所以有身者，精与血也。内填骨髓，外溉肌肤，充溢于百骸，流行于脏腑，乃天一所生之水，四大藉此以成形。是先天之神气，必恃后天之精血，以为运用。有无相成，阴阳相生，毋令戕害。若其人房室过伤，劳倦过度，七情暗损，六淫互侵，后天之真阴已亏，先天之神气并竭，在妇人则半产胞胎，或漏下赤白，在男子则吐衄亡血，或梦交泄精。诊其脉，必弦而大。弦为寒，而大为虚。既寒且虚，则脉成革矣。革者如按鼓皮，中空之象，即芤大之脉。《内经》曰：浑浑革至如涌泉，病近而危弊。故仲景一集中，前后三致意焉。

虚劳里急，悸衄腹中痛，梦失精，四肢酸疼，手足烦热，咽干口燥，小建中汤主之。《外台》无"悸衄"二字，"口燥"下有"并

---

① 泄：当为沉。

② 后：应为役。

妇人少腹痛"六字，引《古今录验》，名芍药汤。

【程】里急，腹中痛，四肢酸疼，手足烦热，脾虚也。悸，心虚也。衄，肝虚也。失精，肾虚也。咽干口燥，肺虚也。此五脏皆虚，而土为万物之母，故先建其脾土。【尤】此和阴阳，调营卫之法也。夫人生之道，曰阴曰阳。阴阳和平，百疾不生。若阳病不能与阴和，则阴以其寒独行，为里急，为腹中痛，而实非阴之盛也。阴病不能与阳和，则阳以其热独行，为手足烦热，为咽干口燥，而实非阳之炽也。昧者以寒攻热，以热攻寒，寒热内贼，其病益甚。惟以甘酸辛药，和合成剂，调之令和，则阳就于阴，而寒以温，就阴于阳，而热以和。医之所以贵识其大要也，岂徒云寒可治热，热可治寒而已哉。或问和阴阳，调营卫是矣，而必以建中者何也？曰：中者，脾胃也。营卫生成于水谷，而水谷转输于脾胃，故中气立，则营卫流行，而不失其和。又中者四运之轴，而阴阳之机也。故中气立，则阴阳相循，如环无端，而不极于偏。是方甘与辛合而生阳，酸得甘助而生阴，阴阳相生，中气自立。是故求阴阳之和者，必于中气。求中气之立者，必以建中也。

案里急，诸家无明解，《巢源·虚劳里急候》云：劳伤内损，故腹里拘急也。《二十九难》云：卫[①]脉之为病，逆气里急。丁注：逆气，腹逆也。里急，腹痛也。此云腹中痛，则《巢源》为是。

小建中汤方

桂枝三两，去皮　甘草三两，炙　大枣十二枚　芍药六两　生姜三两　胶饴一升

上六味，以水七升，煮取三升，去滓，内胶饴，更上微火消

---

① 卫：应为冲。

解，温服一升，日三服。呕家不可用建中汤，以甜故也。

【原注】《千金》：疗男女因积冷滞，或大病后，不复常，苦四肢沉重，骨肉酸疼，吸吸少气，行动喘乏，胸满气急，腰背强痛，心中虚悸，咽干唇燥，面体少色，或饮食无味，胁肋腹胀，头重不举，多卧少起，甚者积年，轻者百日，渐致瘦弱，五脏气竭，则难可复常，六脉俱不足，虚寒乏气，少腹拘急，羸瘠百病，名曰黄芪建中汤。又有人参二两。案此《千金》肾脏文，本于《肘后》，积冷气滞，作积劳虚损；胸满气急，作小腹拘急；胁肋腹胀，头重不举，作阴阳废弱，悲忧惨戚；六脉俱不足以下，则肺脏门小建中汤主疗，六脉俱不足，作肺大肠俱不足。方后注云：《肘后》用黄芪、人参各二两，名黄芪建中汤。此所引颇舛。

【程】《内经》曰：脾为中央土，以灌四旁，故能生万物，而法天地。失其职，则不能为胃行其津液。五脏失所养，亦从而病也。建中者，必以甘。甘草、大枣、胶饴之甘，所以建中，而缓诸急；通行卫气者，必以辛，姜桂之辛，用以走表，而通卫；收敛荣血者，必以酸，芍药之酸，用以走里，而收营。营卫流行，则五脏不失权衡，而中气斯建矣。

《外台》《集验》黄芪汤，即黄芪建中汤。方后云：呕者，倍生姜。又《古今录验》黄芪汤，亦即黄芪建中汤。方后云：呕即除饴糖。《总病论》云：旧有微溏，或呕者不用饴糖也。

虚劳里急，诸不足，黄芪建中汤主之。

【尤】里急者，里虚脉急，腹当引痛也。诸不足者，阴阳诸脉，并俱不足。而眩悸喘喝，失精亡血等证，相因而至也。急者缓之必以甘，不足者补之必以温，而充虚塞空，则黄芪尤有专长也。

黄芪建中汤方　于小建中汤内，加黄芪一两半，余依上法。

气短胸满者，加生姜。腹满者，去枣，加茯苓一两半。及疗肺虚损不足，补气加半夏三两。《千金》及《外台》引《集验》，用黄芪三两。"气短胸满"四字，作"呕者"二字。茯苓作四两。"及疗"以下十四字无。方后云，此本仲景方。

【程】生姜泄逆气，故短气胸满者，加生姜。甘令中满，故去大枣。淡能渗泄，故加茯苓。茯苓能止咳逆，故疗肺虚不足。补加半夏，未详。

案小建中汤，黄芪建中汤，考《千金》诸书，主疗及分两异同，药剂增减颇多，兹见其一二，以示运用之法。

《千金》建中汤，治五劳七伤，小腹急痛，膀胱虚满，手足逆冷，食饮苦，吐酸，痰呕泄下，少气目眩，耳聋口焦，小便自利方。

于黄芪建中汤内，加干姜、当归、人参、半夏、橘皮、附子。

又大建中汤治五劳七伤，小腹急，脐下彭亨，两胁胀满，腰脊相引，鼻口干燥，目暗䀮䀮，愦愦不乐，胸中气急，逆不下食饮，茎中策策痛，小便黄赤，尿有余沥，梦与鬼神交通去精，惊恐虚乏方。

于黄芪建中汤，加远志、当归、泽泻、人参、龙骨。《千金翼》无当归。

又前胡建中汤，治大劳虚劣，寒热呕逆，下焦虚热，小便赤痛，客热上熏头目，及骨肉疼痛，口干方。

于黄芪建中汤，加前胡、当归、茯苓、人参、半夏。

又芍药汤，治产后苦腹少痛方。

即小建中汤。

又云：凡身重不得食，食无味，心下虚满，时时欲下，喜卧者，皆针胃脘、大仓，服建中汤，及服平胃圆。

又坚中汤，治虚劳内伤，寒热呕逆吐血方。

于小建中汤方内，加半夏三两。《千金翼》，无甘草，桂心，有生地黄。

《外台》《删繁》建中汤，疗肺虚损不足，补气方。

于黄芪建中汤内，加半夏。案原文所载即是。盖系于后人所附。

程云未详，失考耳。

又《古今录验》黄芪汤，主虚劳里急，引少腹绞痛极挛，卵肿缩疼痛。

即黄芪建中汤。方后云：呕即除饴。

又芍药汤，主疗及方，并与本文小建中汤同。

又黄芪汤，疗虚劳里急，少腹痛，气引胸胁痛，或心痛短气。

于黄芪建中汤内，加干姜、当归。

又建中黄芪汤，疗虚劳短气，少腹急痛，五脏不足。

于黄芪建中汤，去芍药。

又《深师》黄芪建中汤，疗虚劳腹满，食少，小便多。

于黄芪建中汤内，加人参、半夏，去饴。

又《必效》黄芪建中汤，疗虚劳，下焦虚冷，不甚渴，小便数。

于黄芪建中汤内，加人参、当归。若失精，加龙骨、白敛。

又《深师》黄芪汤，疗大虚不足，少腹里急，劳寒拘引脐，气上冲胸，短气言语谬误，不能食，吸吸气乏闷乱者。

于黄芪建中汤内，加半夏、人参，去饴。若手足冷，加附子。

又大建中汤，疗内虚绝里急，少气，手足厥逆，少腹挛急，或腹满弦急。不能食，起即微汗出，阴缩，或腹中寒痛，不堪劳苦，唇口舌干，精自出，或手足乍寒乍热，而烦苦酸疼，不能久立，多梦寤，补中益气方。

于黄芪建中汤内，加人参、当归、半夏、附子，去饴。

又《小品》黄芪汤，疗虚劳胸中客热，冷癖痞满，宿食不消，吐噫，胁间水气，或流饮肠鸣，不生肌肉，头痛，上重下轻，目视䀮䀮，恍惚志损，常燥热，卧不得安，少腹急，小便赤余沥，临事不起，阴下湿，或小便白浊伤多方。

于黄芪建中汤内，加人参、当归，去饴。有寒，加厚朴。

《苏沈良方》云：小建中汤，治腹痛如神，然腹痛按之便痛，重按却不甚痛，此只是气痛。重按愈痛而坚者，当自有积也。气痛不可下，下之愈甚，此虚寒证也。此药偏治腹中虚寒，补血尤主腹痛。《三因方》：治此证，加味小建中汤，于本方内加远志。

王氏《易简方》云：或吐或泻，状如霍乱，及冒涉湿寒，贼风入腹，拘急切痛，加附子三分，名附子建中汤。疝气发作，当于附子建中汤，煎时加蜜一箸头许，名蜜附子汤。《易简》小建中汤，无饴。

《张氏医说》云：《养生必用方》，论虚劳不得用凉药，如柴胡、龟甲、青蒿、麦门冬之类，皆不用服，唯服黄芪建中汤。有十余岁女子，因发热咳嗽喘急，小便少，后来成肿疾，用利水药得愈。然虚羸之甚，遂用黄芪建中汤，日一服，三十余日遂愈。盖人禀受不同，虚劳小便白浊，阴脏人，服橘皮煎黄芪建中汤，获愈者甚众。至于阳脏人，不可用暖药。虽建中汤不甚热，然有肉桂，服之稍多，亦反为害。要之用药亦量其所禀，审其冷热，而不可一概以建中汤，治虚劳也。出《医余》。

《圣济总录·结阴门》：芍药汤，治非时便血。

小建中汤，去大枣。

《直指方》：黄芪建中汤，治伤湿鼻塞身痛。

即本方，不用胶饴。

又加味建中汤，治诸虚自汗。

于本方，加炒浮小麦。

又黄芪建中汤，加川芎、当归，治血刺身痛。

《危氏得效方》：黄芪建中汤，治汗出污衣，甚如坏染，皆由大喜伤心，喜则气散，血随气行，兼服妙香散，金银器、麦子、麦门冬煎汤下。病名红汗。

王氏《准绳》云：小建中汤，治痢不分赤白久新，但腹中大痛者神效。其脉弦急，或涩浮大，按之空虚，或举按皆无力者是也。

《示儿仙方》建脾散，治脾痞胁痛。

即小建中汤加缩砂。

徐氏《医法指南》：小建中汤，治失血虚者。

本方，阿胶，代胶饴。

虚劳腰痛，少腹拘急，小便不利者，八味肾气圆主之。方见妇人杂病中。

【程】腰者，肾之外候，肾虚则腰痛。肾与膀胱为表里，不得三焦之阳气以决渎，则小便不利，而少腹拘急，州都之官，亦失其气化之职。此水中真阳已亏，肾间动气已损。与是方以益肾间之气，气强则便溺行，而小腹拘急亦愈矣。

案《抱朴子》云：今医家通明肾气之丸，内补五络之散，骨填枸杞之煎，黄芪建中汤，将服之者，皆致肥。肾气丸、黄芪建中汤，出于晋以前，可以知矣。

《肘后》云：干地黄四两，茯苓、薯蓣、桂、牡丹、山茱萸各二两，附子、泽泻一两。捣蜜丸如梧子，服七丸，日三，加至十丸。此是张仲景八味肾气丸方，疗虚劳不足，大伤饮水，腰痛小腹急，小便不利。又云：长服即去附子，加五味子，治大风冷。《千金·补肾门》同。用干地黄八两，山茱萸、薯蓣各四两，泽泻、牡丹皮、茯苓各三两，桂心、附子各二两。注：仲景云常服去附子，加五味子。姚公云：加五味子二两，苁蓉四两。张文仲云：五味子、苁蓉各四两。

《和剂局方》：八味圆，治肾气虚乏，下元冷惫，脐腹疼痛，夜多漩溺，脚膝缓弱，肢体倦怠，面色黧黑，不思饮食。又治脚气上冲，少腹不仁，及虚劳不足，渴欲饮水，腰重疼痛，少腹拘急，小便不利，或男子消渴，小便反多，妇人转胞，小便不通。即本方，用茯苓、牡丹皮、泽泻各三两，熟干地黄八两，山茱萸、山药各四两，附子、肉桂各二两。方后云：久服，壮元阳，益精髓，活血驻颜，强志轻身。

《薛氏医案》云：八味丸，治命门火衰，不能生土，以致脾胃虚寒，而患流注、鹤膝等症，不能消溃收敛。或饮食少思，或食而不化，或脐腹疼痛，夜多漩溺。《经》云：益火之源，以消阴翳，即此方也。又治肾水不足，虚火上炎，发热作渴，口舌生疮，或牙龈溃烂，咽喉作痛，形体憔悴，寝汗等证，加五味子四两。

《吴氏方考》云：今人入房盛，而阳事愈举者，阴虚火动也。阳事先萎者，命门火衰也。是方于六味中，加桂附以益命门之火，使作强之官得其职矣。

王氏《小青囊》云：又治下元冷惫，心火炎上，肾水不能摄养，多唾痰涎。又治肾虚齿痛，又治肾虚淋沥。

王氏《药性纂要》云：治一少年哮喘者，其性善怒，病发寒天。每用桂附八味地黄汤，及黑锡丹而平。一次用之未效，加生铁落于八味汤中，一剂而愈。

《千金》肾气圆，治虚劳肾气不足，腰痛阴寒，小便数，囊冷湿，尿有余沥，精自出，阴痿不起，忽忽悲喜。

于本方，去牡丹皮，加玄参、芍药。《千金翼》：有牡丹皮，名十味肾气丸。

《千金》又方，治肾气不足，羸瘦日剧，吸吸少气，体重耳聋，眼暗百病。

于本方，去附子、山茱萸，加半夏。《千金》肾气圆，凡五方，今录其二。

《严氏》加味肾气丸，治肾虚腰重脚肿，小便不利。

于本方中，加加车前子、川牛膝。薛氏云：治脾肾虚，腰重脚肿，小便不利，或肚腹肿胀，四肢浮肿，或喘急痰盛，已成蛊症，其效如神。

又十补圆，治肾脏虚弱，面色黧黑，足冷足肿，耳鸣耳聋，肢体羸瘦，足膝软弱，小便不利，腰脊疼痛，但是肾虚之证。

于本方中，加鹿茸、五味子。

《医垒元戎》都气丸，补左右二肾，水火兼益。

于本方中，加五味子。

钱氏《小儿方诀》地黄丸，治肾虚解颅，或行迟语迟等症。

于本方中去桂枝、附子。薛氏云：治肾经虚热作渴，小便淋秘，痰气上壅。或肝经血虚燥热，风客淫气，而患瘰疬结核；或四肢发搐，眼目眴动；或肺经虚火，咳嗽吐血，头目眩晕；或咽喉燥痛，口舌疮裂；或心经血虚有火，自汗盗汗，便血诸血；或脾虚湿热，下刑于肾，腰膝不利；或疠癣疮毒等症。并用此为主，而佐以各脏之药。此药为天一生水之剂，若禀赋不足，肢体瘦弱，解颅失音，或畏明下窜，五迟五软，肾疳肝疳，或早近女色，精气亏耗，五脏齐损，凡诸虚不足之症，皆用此以滋化源，其功不能尽述。案此增味颇多，今省之。

虚劳诸不足，风气百疾，薯蓣圆主之。

薯蓣圆方

薯蓣三十分　**当归　桂枝　曲**《千金》作神曲，《局方》《三因》等并同　**干地黄　豆黄卷**各十分，《千金》作大豆黄卷　**甘草**二十八分　**芎䓖　麦门冬　芍药　白术　杏仁**各六分　**人参**七分　**柴胡　桔梗　茯苓**各五分　**阿胶**七分　**干姜**三分　**白蔹**二分　**防风**六分　**大枣**百枚，为膏

上二十一味，末之，炼蜜和丸如弹子大，空腹酒服一丸，一百丸为剂。

【魏】盖人之元气在肺，元阳在肾，既剥削则难于遽复矣，全赖后天之谷气，资益其生。是荣卫非脾胃，不能通宣，而气血非饮食，无由平复也。仲景故为虚劳诸不足，而带风气百疾，立此方。以薯蓣为主，崇理脾胃，上损下损，至此可以撑持。以人参、白术、茯苓、干姜、豆黄卷、大枣、神曲、甘草助之，除湿益气，而中土之令得行矣。以当归、芎䓖、芍药、地黄、麦冬、阿胶养血滋阴，以柴胡、桂枝、防风升邪散热，以杏仁、桔梗、

白蔹下气开郁，惟恐虚而有热之人，资补之药，上拒不受，故为散其邪热，开其逆郁，而气血平顺，补益得纳，勿以其迂缓而舍之。

案风气，盖是两疾。《唐书》张文仲曰：风状百二十四，气状八十，治不以时，则死及之，是也。此方《千金》载风眩门，有黄芩，云：治头目眩冒，心中烦郁，惊悸狂癫。《外台》引《古今录验》：大薯蓣丸，疗男子五劳七伤，晨夜气喘急，内冷身重，骨节烦疼，腰背强痛，引腹内，羸瘦不得饮食，妇人绝孕，疝瘕诸病。服此药，令人肥白，补虚益气，凡二十四味云。张仲景方，有大豆黄卷、曲、柴胡、白蔹、芎䓖，无附子、黄芩、石膏、黄芪、前胡，为二十一味。《外台》更有大黄、五味子、泽泻、干漆，合廿四味。《和剂局方》，大山预圆，与本书同。

虚劳虚烦，不得眠，酸枣汤主之。

【尤】人寤则魂寓于目，寐则魂藏于肝。虚劳之人，肝气不荣，则魂不得藏。魂不藏，故不得眠。酸枣仁补肝敛气，宜以为君。而魂既不归容，必有浊痰燥火，乘间而袭其舍者，烦由之所由作也，故以知母、甘草清热滋燥，茯苓、川芎行气除痰，皆所以求肝之治，而宅其魂也。

《三因》云：外热曰燥，内热曰烦。虚烦之证，内烦，身不觉热，头目昏疼，口干咽燥不渴，清清不寐，皆虚烦也。

叶氏《统旨》云：虚烦者，心中扰乱，郁郁而不宁也。良由津液去多，五内枯燥，或荣血不足，阳胜阴微。

《张氏医通》云：虚烦者，肝虚而火气乘之也。故特取枣仁以安肝胆为主，略加芎䓖，调血以养肝，茯苓、甘草，培土以荣木，知母降火以除烦，此平调土木之剂也。

案虚烦，空烦也，无热而烦之谓。《千金》，恶阻半夏茯苓汤，主疗空烦吐逆。《妇人良方》作虚烦，可证。

酸枣汤方

酸枣仁二升　甘草一两　知母二两　茯苓二两　芎䓖二两。【原注】《深师》有生姜二两，《深师》名小酸枣汤，疗虚劳不得眠，烦不宁者，出于《外台》。煮法后云：一方加桂二两。

上五味，以水八升，煮酸枣仁，得六升。内诸药，煮取三升，分温三服。

《千金翼》大酸枣汤　主虚劳烦悸，奔气在胸中，不得眠方。于本方去知母，加人参、生姜、桂心。《千金》去芎䓖，用知母，更加石膏，名酸枣汤，主疗同。

又酸枣汤　主伤寒及吐下后，心烦乏气不得眠方。

于本方，加麦门冬、干姜。

五劳虚极，羸瘦腹满，不能食饮，食伤，忧伤，饮伤，房室伤，饥伤，劳伤，经络荣卫气伤，内有干血，肌肤甲错，两目黯黑，缓中补虚，大黄䗪虫圆主之。

【程】此条单指内有干血而言。夫人或因七情，或因饮食，或因房劳，皆令正气内伤，血脉凝积，致有干血积于中，而尪羸见于外也。血积则不能以濡肌肤，故肌肤甲错，不能以营于目，则两目黯黑。与大黄䗪虫丸，以下干血，干血去则邪除正王，是以谓之缓中补虚。非大黄䗪虫丸，能缓中补虚也。

案《金鉴》云："缓中补虚"四字，当在"不能饮食"之下，必是传写之讹。然内有干血，故腹满。若虚劳证，而无腹满，则大黄䗪虫丸不中与也。《巢源》云：五劳，志劳、思劳、忧劳、瘦劳。《方言》郭注：极，疲也。《喻氏法律》云：甲错者，皮间枯涩，如鳞甲错出也。楼氏《纲目》云：索泽，即仲景所谓皮肤甲错。《山海经》：绒羊可以已腊。郭璞注：腊，体皱甲错。谓皮皱如鳞甲也。

《张氏医通》云：举世皆以参、芪、归、地等为补虚，仲景独以大黄、䗪虫等补虚，苟非神圣，不能行是法也。夫五劳七伤，多缘劳动不节，气血凝滞，郁积生热，致伤其阴，世俗所称干血劳是也。所以仲景乘其元气未漓，先用大黄、䗪虫、水蛭、虻虫、蛴螬等蠕动唼血之物，佐以干漆、生地、桃杏仁行去其血，略兼甘草、芍药以缓中补虚；黄芩以开通热瘀，酒服以行药势。待干血行尽，然后纯行缓中补虚收功。其授陈大夫百劳丸一方，亦以大黄、䗪虫、水蛭、虻虫为主，于中除去干漆、蛴螬、桃杏仁，而加当归、乳香、没药，以散血结，即用人参以缓中补虚，兼助药力，以攻干血，栀子以开通热郁。服用劳水者，取其行而不滞也。仲景按证用药，不虑其峻，授人方术，已略为降等，犹恐误施，故方下注云：治一切劳瘵积滞，疾不经药坏者宜服。可见慎重之至也。此系于抄节《喻氏法律》之文。百劳丸，非仲景之方，出于《医学纲目》，而《吴氏方考》亦云：百劳丸，齐大夫传张仲景方也，未见所据。

大黄䗪虫丸

大黄十分，蒸　黄芩一两　甘草三两　桃仁一升　杏仁一升　芍药四两　干地黄十两　　干漆一两　虻虫一升　水蛭百枚　蛴螬一升　䗪虫半升

上十二味，末之，炼蜜和丸小豆大，酒饮服五丸，日三服。

倪氏《本草汇言》云：仲景方，治五劳虚极羸瘦，腹满不能饮食，内有干血，肌肤甲错者，用干漆一两，炒烟尽，䗪虫十个，去足，焙燥，共为细末，大黄一两，酒煮半日，捣膏为丸，如黍米大。每服十丸，白汤送下。案此盖后人以意减味者，李氏《纲目》䗪虫条所收大黄䗪虫丸，乃本书《妇人产后病篇》下瘀血汤也。虽是似误，然二方并单捷，亦不可废焉。

附方

《千金翼》炙甘草汤【原注】一云复脉汤，案《翼方》，标以复脉

汤，注仲景名炙甘草汤，**治虚劳不足，汗出而闷，脉结悸，行动如常，不出百日，危急者十一日死。**《翼》，"悸"上有"心"字。十二，作二十二。

甘草四两，炙　桂枝　生姜各三两　麦门冬半升　麻仁半升
人参　阿胶各二两　大枣三十枚　生地黄一斤

上九味，以酒七升，水八升，先煮八味，取三升，去滓，内胶消尽，温服一升，日三服。《翼》云：越公杨素患失脉七日，服五剂而复。

【尤】脉结，是荣气不行，悸则血亏而心无所养，荣滞血亏，而更出汗，岂不立槁乎。故虽行动如常，断云不出百日，知其阴亡而阳绝也。人参、桂枝、甘草、生姜行身之阳，胶、麦、麻、地行身之阴。盖欲使阳得复行阴中，而脉自复也。后人只喜用胶地等，而畏姜桂，岂知阴凝燥气，非阳不能化耶。

案本草，甘草，《别录》云通经脉利血气，《大明》云通九窍，利百脉，寇宗奭云生则微凉，炙则温。盖四逆汤之治逆冷，复脉汤之复失脉，功尚在乎甘草。《伤寒类要》：伤寒心悸脉结代者，甘草二两，水三升，煮一半，服七合，日一服。此单甘草汤，其义可知耳。

《肘后》獭肝散，治冷劳，又主鬼疰一门相染。

獭肝一具，炙干，末之，水服方寸匕，日三服。炙，《肘后》作阴。

案《本草》，獭肝，甘温有毒。《别录》：治鬼疰，而《肘后》无治冷劳之文，云：尸疰鬼疰者，即是五尸之中。尸疰，又挟诸鬼邪为害也。其病变动，乃有三十六种，至九十九种。大略令人寒热沉沉嘿嘿，不的知其所苦，而无处不恶，累年积月，渐沉顿滞，以至于死。后复注易傍人，乃至灭门。觉如此候者，宜急疗之。《千金》《外台》引《崔氏》，并同。

《巢源·鬼注候》云：注之言住也，言其连滞停住也。人有

先无他病，忽被鬼排击，当时或心腹刺痛，或闷绝倒地，如中恶之类，其得瘥之后，余气不歇，停住积久，有时发动，连滞停住，乃至于死，死后注易傍人，故谓之鬼注。刘熙《释名》云：注，注也，相灌注也。疰，即注之从广者。

肺痿肺痈咳嗽上气病脉证治第七《脉经》合下饮病咳嗽为一篇

论三首　脉证四条　方十五首

问曰：**热在上焦者，因咳为肺痿。肺痿之病，从何得之？师曰：或从汗出，或从呕吐，或从消渴小便利数，或从便难，又被快药下利，重亡津液，故得之。曰：寸口脉数，其人咳，口中反有浊唾涎沫者何？师曰：为肺痿之病，若口中辟辟燥，咳即胸中隐隐痛，脉反滑数，此为肺痈。咳唾脓血，脉数虚者为肺痿，数实者为肺痈。**《脉经》"曰"上有"问"字，分为二条。快药作駃药。咳唾脓血，《脉经》《千金》分为另条。程本、《金鉴》接上肺痈，为是。

【尤】此设为问答，以辨肺痿、肺痈之异。热在上焦二句，见《五脏风寒积聚篇》，盖师有是语而因之以为问也。汗出，呕吐，消渴，二便下多，皆足以亡津液，而生燥热。肺虚且热，则为痿矣。口中反有浊唾涎沫者，肺中津液，为热所迫，而上行也。或云：肺既痿而不用，则饮食游溢之精气，不能分布诸经，而但上溢口，亦通。案此徐注。口中辟辟燥者，魏氏以为肺痈之痰涎脓血，俱蕴蓄结聚于肺脏之内，故口中反干燥，而但辟辟作空响燥咳而已。然按下肺痈条，亦云其人咳，咽燥不渴，多唾浊沫，则肺痿、肺痈二证多同，惟胸中痛，脉滑数，唾脓血，则肺痈所独也。比而论之，痿者，萎也。案《巢源》作肺萎。如草木之萎而不荣，为津烁而肺焦也。痈者，壅也。如土之壅而不通，为热聚而肺溃也。案《急就篇》，颜注：痈之言壅也，气壅否结，重肿而溃也，是。故其脉有虚实不同，而其数则一也。【徐】实者，即上滑字，义自见。

案肺痿非此别一病，即是后世所谓劳嗽耳。《外台·苏游传尸论》云：其初得半卧半起，号为殗殜微病也，殗音咽，于叶切，叶清。殜音叶，与涉切，叶浊，气急咳者，名曰肺痿。许仁则论云：肺气嗽者，不限老少，宿多上热。后因饮食将息伤热，则常嗽不断，积年累岁，肺气衰，便成气嗽。此嗽不早疗，遂成肺痿。若此将成，多不救矣。又云：肺气嗽，经久将成肺痿，其状不限四时冷热，昼夜嗽常不断，唾白如雪，细沫稠黏，喘息气上，乍寒乍热，发作有时，唇口喉舌干焦。亦有时唾血者，渐觉瘦悴，小便赤，颜色青白毛耸，此亦成蒸。又云：肺气嗽，经久有成肺痈者，其状与前肺痿不多异，但唾悉成脓出。陈氏《妇人良方·劫劳散证治》云：劳嗽寒热盗汗，唾中有红线，名曰肺痿。注家俱为别病，而诠释之者何。快与夬同。《梁书》姚僧垣曰：大黄，快药是也。魏云：辟辟唾声，恐非。盖辟辟，干燥貌。《张氏医通》云：言咳者，口中不干燥也。若咳而口中辟辟燥，则是肺已结痈。火热之毒，出见于口。此说近是。

程氏《医经句测》云：气虚不能化血，故血干不流，只随火势沸上。火亢乘金，不生气血，而生痰。可知无血无液，而枯金被火，肺叶安得不焦。故欲退彼之火，须是补我之金。金得补而生液，则水从液滋，火从液化也。盖肺处脏之最高，叶间布有细窍，此窍名泉眼。凡五脏之蒸溽，从肺筦吸入之，只是气从泉眼呼出之，便成液。息息不穷，以灌溉周身者，皆从此出。此即人身之星宿海也。一受火炎，呼处成吸，有血即从此眼渗入，碍去窍道，便令人咳。咳则见血，愈咳愈渗，愈渗愈嗽，久则泉眼俱闭。吸时徒引火升喉间，或痒或呛，呼时并无液出，六叶遂枯遂焦，此肺痿之由也。

问曰：病咳逆，脉之何以知此为肺痈，当有脓血，吐之则

死，其脉何类？师曰：寸口脉微而数，微则为风，数则为热，微则汗出，数则恶寒。风则中于卫，呼气不入，热过于荣，吸而不出。风伤皮毛，热伤血脉，风舍于肺，其人则咳，口干喘满，咽燥不渴，多唾浊沫，时时振寒。热之所过，血为之凝滞，蓄结痈脓，吐如米粥，始萌可救，脓成则死。"多唾浊沫"之"多"字，赵本作"时"，《脉经》无"血为之凝滞"之"之"字。

【尤】此原肺痈之由，为风热蓄结不解也。凡言风脉多浮或缓，此云微者，风入营而增热，故脉不浮而反微，且与数俱见也。微则汗出者，气伤于热也。数则恶寒者，阴反在外也。呼气不入者，气得风而浮，利出而艰入也。吸而不出者，血得热而壅，气亦为之不伸也。肺热而壅，故口干而喘满。热在血中，故咽燥而不渴。且肺被热迫，而反从热化，为多唾浊沫。热盛于里，而外反无气，为时时振寒。由是热蓄不解，血凝不通，而痈脓成矣。吐如米粥，未必便是死证。至浸淫不已，肺叶腐败，则不可治矣。故曰始萌可救，脓成则死。

案《金鉴》云："肺痈"之上，当有"肺痿"二字，不然，本文论肺痿之义，则无着落，必是脱简。盖多唾浊沫，肺痿、肺痈俱有之，而《金鉴》以为独肺痿有之，而肺痈所无，因为脱文、误文。又云：脉微之三"微"字，当是三"浮"字。"微"字文气不属，必是传写之讹。虽未知原文果然否，此可以备一说也。

危氏《得效方》云：始萌易治，脓成难治。诊其脉数而实已成，微而涩渐愈，面色白，呕脓而止者自愈。有脓而呕食，面色赤，吐脓如糯米粥者不治。男子以气为主，得之十救二三。妇女以血为主，得之十全七八。历试屡验。

李氏《入门》云：肺痈脉数而虚，口燥咽干，胸胁隐痛，二便赤涩，咳唾脓血腥臭，置之水中则沉。

潘氏《续焰》云：试肺痈法，凡人觉胸中隐隐痛，咳嗽有臭痰，吐在水内，沉者是痈脓，浮者是痰。案今验果如其言。又以双箸断之，其断为两段者是脓，其黏着不断者是痰，亦一试法也。

《兰台轨范》云：肺痈之疾，脓成亦有愈者，全在用药变化，汉时治法，或未全耳。

上气面浮肿肩息，其脉浮大不治，又加利尤甚。

【魏】面浮肿，阳衰于中，而气散于上也。肩息者，至人之息，息以踵。今息以肩，气元已铲其根，而浮游之气，呼吸于胸膈之上也。诊之脉浮大，必浮大而沉微，且欲绝也。俱为上盛下绝，加以下利，阴又下泄，阳必上越，其死尤速也。此上气之阳虚气脱之重者。

案上气，诸家不释，考《周礼·天官·疾医职》云，嗽上气，郑玄注，上气，逆喘也。此一节，即是肺胀不治之证。

上气喘而躁者，属肺胀。欲作风水，发汗则愈。

【沈】此见肺痈，当有肺胀之辨也。邪伤于卫，后入于营，而为肺痈。此风伤于卫，内挟痰涎，壅逆肺气，上逆奔迫，故喘而躁，是为肺胀。然有肺气壅逆，不得通调水道，水即泛滥皮肤，故曰欲作风水。治宜发汗驱风，从表而出，水即下渗，即下条小青龙之证也。

案肺胀一证，诸家未有云后世某证者，考下文云，肺胀咳而上气。又云，咳而上气，此为肺胀。由此观之，即后世所谓呷嗽、哮嗽之属。《巢源》云：痰气相击，随嗽动息，呼呷有声，谓之呷嗽。《本事续方》云：哮嗽如拽锯，是也。

肺痿吐涎沫而不咳者，其人不渴，必遗尿，小便数。所以然者，以上虚不能制下故也。此为肺中冷，必眩，多涎唾，甘草干姜汤以温之。若服汤已渴者，属消渴。"若"以下九字，《脉经》无，《千金》作"若渴者属消渴法"六字，为细注。

肺痿为虚热之证矣。然又有肺痿而属之虚寒者，则不可不辨也。乃吐涎沫而不咳，其人既不渴，又遗尿，小便数者，以上虚不能制水故也。肺气既虚，而无收摄之力，但趋脱泄之势。膀胱之阳气下脱，而肺金益清冷，干燥以成痿也。肺叶如草木之花叶，有热之痿，如日炙之则枯。有冷之痿，如霜谷之则干矣。此肺冷之所以成痿也。【尤】头眩多涎唾者，《经》云：上虚则眩。又云上焦有寒，其口多涎也。甘草干姜，甘辛合用，为温肺复气之剂。服后病不去，而加渴者，则属消渴。盖小便数而渴者，为消。不渴者，非下虚，即肺冷也。

甘草干姜汤方

甘草四两，炙　干姜二两，炮

上㕮咀，以水三升，煮取一升五合，去滓，分温再服。《千金》注云：《集验》《肘后》有大枣十二枚。

案此即用伤寒得之便厥者，以复其阳之甘草干姜汤，取理中之半，而回其阳者。此证虽云肺中冷，其源未曾不由胃阳虚乏，故主以此方，盖与大病瘥后喜唾者，主以理中汤意略同。

咳而上气，喉中水鸡声，射干麻黄汤主之。《外台》引《小品》，"水"上有"如"字，云此本仲景《伤寒论》方。

【鉴】咳逆上气，谓咳则气上冲逆也。水鸡声者，谓水与气相触之声，在喉中连连不绝也。【徐】凡咳之上气者，皆为有邪也。其喉中水鸡声，乃痰为火所吸不能下。然火乃风所生，水从风战，而作声耳。故以麻黄细辛，驱其外邪为主，以射干开结热气，行水湿毒，尤善清肺气者为臣。而余皆降逆消痰，宣散药，唯五味一品，以收其既耗之气，令正气自敛，邪气自去，恐肺气久虚，不堪劫散也。

《巢源》云：肺病令人上气，兼胸膈痰满，气行壅滞，喘息不调，致咽喉有声，如水鸡之鸣也。案水鸡二种，《本草》苏颂云：蛙，即今水鸡是也。又《司马相如传》颜注：庸渠，一名水鸡，即《本草》所谓鹥也。此云水鸡，盖指蛙而言，取其鸣声连连不绝耳。

射干麻黄汤方

射干十三枚，一法三两　麻黄四两　生姜四两　细辛　紫菀
款冬花各三两　五味子半升　大枣七枚　半夏大者洗八枚，一法半升

上九味，以水一斗二升，先煮麻黄两沸，去上沫，内诸药，
煮取三升，分温三服。《千金》，用射干三两，半夏半升。《外台》，
"水"上有"东流"二字。

案此治肺胀之方。凡本篇诸条，肺痿肺痈之外，悉属肺胀。
读者宜自知耳。

《千金》麻黄汤，治上气脉浮，咳逆，喉中水鸡声，喘急不
通，呼吸欲死。《外台》引《深师》，同。

于本方内，去生姜、细辛、紫菀、款冬花、五味、半夏。

《圣惠》射干散，治小儿咳嗽，心胸痰壅，攻咽喉作呀
呷声。

于本方，去大枣、细辛、款冬、五味，加桂心，临用入蜜。

咳逆上气，时时唾浊，但坐不得眠，皂荚圆主之。唾，赵本
作吐。

【徐】此比水鸡声，乃咳而上气中之逆甚者也。【尤】浊，
浊痰也。时时吐浊者，肺中之痰，随上气而时出也。然痰虽出，
而满不减，则其本有固而不拔之势，不迅而扫之不去也。皂荚味
辛入肺，除痰之力最猛。饮以枣膏，安其正也。【魏】皂荚驱风
理痹，正为其有除瘀涤垢之能也。如今用皂荚澡浴，以除垢腻，
即此理也。【沈】皂荚能开诸窍，而驱风痰最疾，服三丸者，是
取峻药缓散之意也。

皂荚丸方

皂痰八两，刮去皮，用酥炙，《外台》引《深师》作长大皂荚一挺，
去皮子，炙，不用酥炙

上一味，末之，蜜丸梧子大，以枣膏和汤，服三丸，日三夜一服。《外台》，三丸作一丸云。《千金》《经心录》《延年》同。此本仲景《伤寒论》方，一名枣膏丸。案酥，《本草》，除胸中客热。

《兰台轨范》云：稠痰黏肺，不能清涤，非此不可。

《外台》《必效》，疗病喘息气急，喉中如水鸡声者，无问年月远近方。

肥皂荚两挺　　**好酥**一两

上二味，于火上炙，去火高一尺许，以酥细细涂之，数翻覆令得所，酥尽止。以刀轻刮去黑皮，然后破之，去子皮筋脉，捣筛蜜和为丸，每日食后服一丸，如熟豆，日一服讫。取一行微利，如不利，时细细量，加以微利为度，日止一服。

咳而脉浮者，厚朴麻黄汤主之。脉沉者，泽漆汤主之。"脉沉"上，尤补"咳而"二字。原本"脉沉"以下，别列于厚朴麻黄汤方后，今依徐、程诸家注本，移于此。

【尤】此不详见证，而但以脉之浮沉为辨，而异其治。按厚朴麻黄汤，与小青龙加石膏汤大同，则散邪蠲饮之力居多。而厚朴辛温，亦能助表，小麦甘平，则同五味敛安正气者也。泽漆汤，以泽漆为主，而以白前、黄芩、半夏佐之，则下趋之力较猛。虽生姜、桂枝之辛，亦只为下气降逆之用而已，不能发表也。仲景之意，盖以咳皆肺邪，而脉浮者气多居表，故驱之，使从外出为易。脉沉者气多居里，故驱之使从下出为易。亦因势利导之法也。【鉴】李彣曰：咳者，水寒射肺也。脉浮者停水，而又挟风以鼓之也。麻黄，去风散肺逆，与半夏、细辛、干姜、五味子、石膏同用。即前小青龙加石膏，为解表行水之剂也。然土能制水，而地道壅塞，则水亦不行，故用厚朴疏敦阜之土，使脾气健运，而水自下泄矣。杏仁，下气去逆，小麦，入心经，能通火气，以火能生脾，助脾而去成决水之功也。又云：脉沉为水，泽漆为君者，因其功专于消痰行水也。水性阴寒，桂枝行阳气以导之，然所以停水者，以脾土衰不能制水，肺气逆，不能通调水道，故用人参、紫参、白前、甘草，补脾顺肺，同为制水利水之方也。黄芩，苦以泄之，半夏、生姜，辛以散之也。

厚朴麻黄汤方

厚朴五两　麻黄四两　杏仁半升　石膏如鸡子大，《千金》作三两半夏半升　干姜二两　细辛二两　小麦一升　五味子半升

上九味，以水一斗二升，先煮小麦熟，去滓，内诸药，煮取三升，温服一升，日三服。

千金厚朴麻黄汤，治咳而大逆上气，胸满喉中不利，如水鸡声，其脉浮者，方与本篇同。案本篇唯云咳而脉浮，恐是脱遗。《千金》所载，却是旧文。

《外台》《深师》，投杯汤，疗久逆上气，胸满，喉中如水鸡鸣。

于本方，去半夏、干姜、细辛、小麦、五味子。方后云：咳嗽甚者，加五味子、半夏，洗，各半升。干姜三累，经用甚良。《千金》名麻黄石膏汤，主疗加味并同。

泽漆汤方

半夏半升　生姜五两　白前五两　紫参五两，一作紫菀。案《千金》作紫菀　甘草　黄芩　人参　桂枝各三两　泽漆三斤，以东流水五斗煮取一斗五升

上九味，㕮咀，内泽漆汁中，煮取五升，温服五合，至夜尽。

案《千金》泽漆汤，治上气脉沉者。本篇亦似脱"上气"二字，且考《本草》，紫参不载治嗽之能，其作紫菀者，似是。白前，《本草别录》云甘，微温无毒，治胸胁逆气，咳嗽上气，呼吸欲绝。

大逆上气，咽喉不利，止逆下气者，麦门冬汤主之。徐以下诸注大逆，改作火逆，唯程仍原文。案大作火，原见于楼氏《纲目》。

【程】大逆上气，则为喘为咳，咽喉为之不利。麦门冬半夏，以下气，粳米大枣，以补脾，甘草人参，以补肺，脾肺相生，则气得归原，而大逆上气自止。【沈】余窃拟为肺痿之主方也。

《巢源·上气鸣息候》云：肺主于气，邪乘于肺，则肺胀，胀则肺管不利，不利则气道涩，故上气喘逆，鸣息不通。

麦门冬七升，《千金》《外台》作三升　**半夏**一升　**人参**二两
甘草二两　**粳米**三合　**大枣**十二枚，《外台》半夏下有洗字，甘草下有炙字

上六味，以水一斗二升，煮取六升，温服一升，日三夜一服。

案《外台》引《千金》，方同。云：此本仲景《伤寒论》方。

《玉函经·伤寒差后病篇》云：病后劳复发热者，麦门冬汤主之，方同。

《肘后方》：麦门冬汤，治肺痿，咳唾涎沫不止，咽燥而渴，方同。

《圣济总录》：麦门冬汤，治肺胃气壅，风客传咽喉妨闷，方同。

《喻氏法律》云：此胃中津液干枯，虚火上炎之证，治本之良法也。于麦门、人参、甘草、粳米、大枣大补中气、大生津液队中，增入半夏之辛温一味，其利咽下气，非半夏之功，实善用半夏之功，擅古今未有之奇矣。

《张氏医通》云：此胃中津液干枯，虚火上炎之证。凡肺病，有胃气则生，无胃气则死。胃气者，肺气之母气也。故于竹叶石膏汤中，偏除方名二味，而用麦冬数倍为君，兼参草粳米，以滋肺母，使水谷之清微，皆得上注于肺，自然沃泽无虞。当知火逆上气，皆是胃中痰气不清，上溢肺隧，占据津液流行之道而

然。是以倍用半夏，更加大枣，通津涤饮为先，奥义全在乎此。若浊饮不除，津液不致，虽日用润肺生津之剂，乌能建止逆下气之勋哉。俗以半夏性燥不用，殊失仲景立方之旨。

《外台》麦门冬汤，治伤寒下后，除热止渴。

于本方，去半夏、大枣、粳米，加石膏、五味子。

《活人》麦门冬汤，治劳气欲绝。

于本方，无半夏、人参，加竹叶。

肺痈，喘不得卧，葶苈大枣泻肺汤主之。

【尤】肺痈，喘不得卧，肺气被迫，亦已甚矣。故须峻药顿服，以逐其邪，葶苈苦寒，入肺泄气闭，加大枣甘温，以和药力，亦犹皂荚丸之饮以枣膏也。【鉴】赵良曰：此治肺痈吃紧之方也。肺中生痈，不泻何待。恐日久痈脓已成，泻之无益。日久肺气已索，泻之转伤，乘其血结，而脓未成，当急以泻之之法夺之。况喘不得卧，不亦甚乎。

葶苈大枣泻肺汤方《千金》，作泻肺汤

葶苈熬，令黄色，捣丸如弹子大。案《本纲》附方，捣下有"末蜜"二字，义始通 **大枣**十二枚

上先以水三升，煮枣取二升。去枣，内葶苈，煮取一升，顿服。

《千金》云：葶苈三两为末，大枣二十枚。上二味，先以水三升，煮枣取二升。去枣，内药一枣大，煎取七合，顿服令尽，三日服一剂，可至三四剂。《外台》引《千金》云：葶苈三两，熬令色紫。上一味，捣令可丸，以水三升，煮擘大枣二十枚，得汁二升，内药如弹丸一枚，煎取一升顿服。《古今录验》《删繁》《仲景伤寒论》《范汪》同。

楼氏《纲目》云：孙兆视雷道矩病吐痰，顷间已及一升，喘咳不已，面色郁黯，精神不快。兆与服仲景葶苈大枣汤，一服

讫，已觉胸中快利，略无痰唾矣。

咳而胸满，振寒脉数，咽干不渴，时出浊唾腥臭，久久吐脓，如米粥者，为肺痈，桔梗汤主之。《千金》作粳米粥，《外台》引《集验》同。

【鉴】咳而胸满，振寒脉数，咽干不渴，时出浊唾腥臭，久久吐脓，如米粥者，此为肺痈证也。肺痈尚未成脓，实邪也，故以葶苈之剂泻之。今已溃后，虚邪也，故以桔梗之苦，甘草之甘，解肺毒，排痈脓也。此治已成肺痈，轻而不死者之法也。【魏】或其痈虽成，而脓未大成，肺叶完全，尚未腐败，亦可回生也。

桔梗汤方【原注】亦治血痹。案《千金》《外台》并无此四字，程、尤《金鉴》亦删之，为是

桔梗一两，《千金》作三两，注云《集验》用二两，《古今录验》用一两，《外台》引《集验》用二两　**甘草**二两，《外台》引《集验》有"炙"字

上二味，以水三升，煮取一升，分温再服，则吐脓血也。"则"，《千金》作"必"，《千金翼》作"不"字，《外台》作"朝暮吐脓血则差"云。张文仲、《千金备急》《古今录验》《范汪》同。此本仲景《伤寒论》方。《千金》云：一方有款冬花一两半。《和剂》名如圣汤，《元戎》名甘桔二生汤，详见《伤寒辑义》。

《医垒元戎》：如圣丸，治风热毒气上攻，咽喉痛痹，肿塞妨闷，及肺痈、喘嗽、唾脓血，胸满振寒，咽干不渴，时出浊沫，气臭腥，久久咯脓，状如米粥。

龙脑另研　**牛黄**另研　**桔梗**　**甘草**生用，各一钱

上为细末，炼蜜丸，每两作二十丸，每用一丸，噙化。

咳而上气，此为肺胀。其人喘，目如脱状，脉浮大者，越婢加半夏汤主之。《外台》引仲景《伤寒论》作"肺胀者，病人喘，目如脱状，脉浮大也。肺胀而咳者。此方主之"。

【尤】外邪内饮，填塞肺中，为胀为喘为咳，而上气。越婢汤散邪之力多，而蠲饮之力少，故以半夏，辅其未逮。不用小青龙者，以脉浮且大，病属阳热，故利辛寒，不利辛热也。目如脱状者，目睛胀突，如欲脱落之状，壅气使然也。

《巢源》云：肺虚感微寒而成咳，咳而气还聚于肺，肺则胀，是为咳逆也。邪气与正气相搏，正气不得宣通，但逆上喉咽之间，邪状则气静，邪动则气奔上，烦闷欲绝，故谓之咳逆上气也。

越婢加半夏汤

麻黄六两，《外台》有"去节"二字　石膏半斤　生姜三两　大枣十五枚　甘草二两，《外台》有"炙"字　半夏半升，《外台》有"枚"字

上六味，以水六升，先煮麻黄，去上沫，内诸药，煮取三升，分温三服。

肺胀咳而上气，烦躁而喘，脉浮者，心下有水，小青龙加石膏汤主之。【原注】《千金》证治同，外更加胁下痛引缺盆。案今《千金》缺盆下，更有"若有实者必躁，其人常倚伏"十一字。《外台》引仲景《伤寒论》与本文同。

【尤】此亦外邪内饮相搏之证，而兼烦躁，则挟有热邪。麻桂药中，必用石膏，如大青龙之例也。又此条见证，与上条颇同，而心下寒饮，则非温药不能开而去之，故不用越婢加半夏，而用小青龙加石膏，温寒并进，水热俱捐，于法尤为密矣。

小青龙加石膏汤

麻黄　芍药　桂枝　细辛　甘草　干姜各三两　五味子　半夏各半升　石膏二两

上九味，以水一斗，先煮麻黄，去上沫，内诸药，煮取三

升，强人服一升，赢者减之。日三服，小儿服四合。《外台》引仲景《伤寒论》云：强人一升，瘦人及老小以意减之，日三夜一。《千金》与本文同。

《千金》麻黄汤，治肺胀咳嗽上气，咽燥脉浮，心下有水气。

于本方内，去甘草、干姜，用生姜。

《外台》《古今录验》沃雪汤，疗上气不得息卧，喉中如水鸡声，气欲绝方。

于小青龙方内，去芍药、甘草，投杯则卧，一名投杯麻黄汤。

附方

《外台》炙甘草汤，治肺痿涎唾多，心中温温液液者。【原注】方见虚劳中。案《外台》引仲景《伤寒论》，列于甘草干姜汤之后，云并出第八卷中。

【沈】温温液液，即泛泛恶心之意也。【徐】肺痿证，概属津枯热燥。此方乃桂枝汤，去芍药，加参、地、阿胶、麻仁、麦冬也。不急于去热，而以生津润燥为主，盖虚回而津生，津生而热自化也。至桂枝乃热剂，而不嫌峻者，桂枝得甘草，正所以行其热也。

《千金》甘草汤案此本出于《肘后》，而《千金》主疗与《外台》炙甘草汤同，但"唾多"下有"出血"二字。《千金翼》名温液汤

甘草案《肘后》《千金》用二两，《外台》同《千金翼》，用三两

上一味，以水三升，煮减半，分温三服。

【徐】肺痿之热，由于虚，则不可直攻，故以生甘草之甘寒，频频呷之，热自渐化也。余姜曾病此，初时涎沫成碗，服过半月，痰少而愈。但最难吃，三四日内，猝无捷效耳。

《外台》引《集验》：疗肺痿时时寒热，两颊赤气方。童子小便，每日晚取之，去初末少许，小便可有五合，取上好甘草，

量病人中指节，男左女右，长短截之，炙令熟，破作四片，内小便中，置于闲净处，露一宿，器上横一小刀，明日平旦，去甘草，顿服之。每日一剂，其童子勿令吃五辛。

《千金》生姜甘草汤，治肺痿咳唾，涎沫不止，咽燥而渴。《外台》一云不渴。

生姜五两　人参三两　甘草四两　大枣十五枚

上四味，以水七升，煮取三升，分温三服。《外台》引《集验》云：仲景《伤寒论》《备急》《范汪》《千金》《经心录》同。

【沈】即炙甘草汤之变方也。甘草、人参、大枣，扶脾胃而生津液。以生姜辛润，宣行滞气。俾胃中津液，溉灌于肺，则泽槁回枯，不致肺热叶焦，为治肺痿之良法也。【徐】亦非一二剂，可以期效。

《千金》桂枝去芍药加皂荚汤，治肺痿吐涎沫。

桂枝　生姜各三两　甘草二两　大枣十枚，《千金》十五枚　皂荚一枚，去皮子，炙焦，《千金》作二两，《外台》引《千金》作一挺，去皮子，炙

上五味，以水七升，微微火煮，取三升，分温三服。《千金》无"微微火"三字。

【沈】用桂枝汤，嫌芍药酸收，故去之。加皂荚，利涎通窍，不令涎沫壅遏肺气，而致喘痿。桂枝和调营卫，俾营卫宣行，则肺气振而涎沫止矣。【徐】此治肺痿中之有壅闭者，故加皂荚，以行桂甘姜枣之势。此方必略兼上气不得眠者宜之。

《外台》桔梗白散，治咳而胸满，振寒脉数，咽干不渴，时出浊唾腥臭，久久吐脓，如米粥者为肺痈。《外台》引仲景《伤寒论》作粳米粥，云出第十八卷中。

桔梗　贝母各三分　巴豆一分，去皮，熬研如脂

上三味，为散，强人饮服半钱匕，羸者减之。病在膈上者，吐脓血，膈下者泻出。若下多不止，饮冷水一杯则定。

【徐】此即前桔梗汤证也，然此以贝母、巴豆，易去甘草，则迅利极矣。盖此等证，危在呼吸，以悠忽遗祸，不可胜数。故确见人强或证危，正当以此急救之，不得嫌其峻，坐以待毙也。【沈】以桔梗开提肺气，贝母清热而化痰涩，巴霜峻猛热剂，急破其脓，驱脓下出。【尤】似亦以毒攻毒之意，然非病盛气实，非峻药不能为功者，不可侥幸一试也。是在审其形之肥瘠，与病之缓急，而善其用焉。

《千金》苇茎汤，治咳有微热，烦满，胸中甲错，是为肺痈。《千金》作胸心甲错。《千金》无方名。《外台》引《古今录验》名苇茎汤，用苇茎一升云。仲景《伤寒论》云：苇茎切二升。《千金》《范汪》同。

苇茎二升　薏苡仁半升　桃仁五十枚　瓜瓣半升

上四味，以水一斗，先煮苇茎，得五升，去滓，内诸药，煮取二升，服一升，再服当吐如脓。《千金》作服一升，当有所见吐脓血。

【魏】肺痈欲成未成之际，图治当早者也。苇小芦大，一物也。苇茎，与芦根同性，清热利水，解渴除烦，佐以薏苡仁，下气宽中，桃仁润肺滑肠，瓜瓣亦润燥清热之品。再服当吐如脓，可见为痈虽结，而脓未成，所以可治也。较之葶苈大枣汤、皂荚丸，皆得预治之治，仲景所谓始萌可救。【尤】此方具下热散结通瘀之力，而重不伤峻，缓不伤懈，可以补桔梗汤、桔梗白散二方之偏，亦良法也。

案楼氏《纲目》云：苇茎，即汀洲间芦荻之粗种也。苇，即芦，详见于沈括《补笔谈》，魏注为是。《圣惠方》作青苇。《三因》用苇叶，恐非是。瓜瓣，《圣惠方》作甜瓜子。《太平御览》引《吴普本草》：瓜瓣，瓜子也。张氏《本经逢原》云：甜瓜子，即甜瓜瓣，为肠胃内痈要药。《千金》治肺痈，有苇茎汤，肠痈有大黄牡丹汤。予尝用之，然必黄熟味甜者，方不伤胃是也。而《本草》马志云：诸方惟用冬瓜子，不见用甘瓜子者。潘氏《续焰》改用丝瓜瓣，并不可凭也。

《外台》苏游，疗骨蒸肺痿，烦躁不能食，芦根饮子方。

芦根切讫，秤　麦门冬　地骨白皮各十两　生姜十两，合皮切

橘皮　茯苓各五两

上六味，切，以水二斗，煮取八升，绞去滓，分温五服。服别相去八九里，昼三服，夜二服，覆取汗，忌酢物，未好瘥更作。若兼服，其人或胸中寒，或直恶寒，及虚胀并痛者，加吴茱萸八两。案此亦用芦根而治肺痿，可见痈痿虽虚实不同，然至热郁津枯，则一也。故附此以备考。

肺痈，胸满胀，一身面目浮肿，鼻塞清涕出，不闻香臭酸辛，咳逆上气，喘鸣迫塞，葶苈大枣泻肺汤主之。【原注】方见上，三日一剂，可至三四剂。此先服小青龙汤一剂乃进。小青龙方，见咳嗽门中。《千金》"胸"下有"胁"字，无"酸辛"二字，《外台》与本文同，唯"胸"下有"胁"字。《千金》《外台》此条接于前泻肺汤条。案"方见上"三字衍。自"三日一剂"至"乃进"二十字，《千金》之文。《外台》引《千金》无此二十字。方后云仲景《伤寒论》《范汪》同。《脉经》亦载此条。明是仲景旧文，今列于附方之后者，必后人编次之误也。程氏、《金鉴》揭为原文，删注之三十二字，为是，沈、魏、尤诸家以为附方，盖不考耳。

【程】痈在肺则胸胀满。肺朝百脉，而主皮毛，肺病则一身面目浮肿也。肺开窍于鼻，肺气壅滞，则蓄门不开，但清涕渗出，而浊脓犹塞于鼻肺之间，故不闻香臭酸辛也。以其气逆于上焦，则有喘鸣迫塞之证。与葶苈大枣汤以泻肺。【鉴】是邪外塞皮毛，内壅肺气，比之喘不得卧，殆尤甚焉。亦以葶苈大枣泻肺汤者，因其脓未成故也。

奔豚气病脉证治第八

论二首　方三首

师曰：病有奔豚，有吐脓，有惊怖，有火邪，此四部病，皆从惊发得之。师曰：奔豚病，从少腹起，上冲咽喉，发作欲死复还止，皆从惊恐得之。

【程】篇目只有奔豚一证，而吐脓、惊怕、火邪，皆简脱，必有缺文。《经》曰：太阳伤寒者，加温针必惊也。若针处被寒，核起而赤者，必作奔豚。发汗后，脐下悸者，欲作奔豚，故奔豚病从惊发而得。【尤】吐脓有咳与呕之别，其从惊得之，旨未详。惊怖即惊恐，盖病从惊得，而惊气即为病气也。火邪，见后惊悸部，及《伤寒·太阳篇》云：太阳病，以火熏之，不得汗，其人必躁，到经不解，必圊血，名为火邪。然未尝云从惊发也。《惊悸篇》云：火邪者，桂枝去芍药加蜀漆牡蛎龙骨救逆汤主之。此亦是因火邪而发惊，非因惊而发火邪也。即后奔豚证治三条，亦不必从惊恐而得。盖是证有杂病伤寒之异，从惊恐得者，杂病也，从发汗及烧针被寒者，伤寒也。其吐脓、火邪二病，仲景必别有谓，姑阙之以俟知者。前云惊发，后兼言恐者，肾伤于恐，而奔豚为肾病也。豚，水畜也。肾，水脏也。肾气内动，上冲咽喉，如豕之突，故名奔豚。亦有从肝病得者，以肾肝同处下焦，而其气并善上逆也。【鉴】张从政曰：惊者为自不知故也，恐者为自知也。

《巢源》云：夫奔豚气者，肾之积气，起于惊恐忧思所生。若惊恐，则伤神，心藏神也。忧思则伤志，肾藏志也。神志伤动，气积于肾，而气下上游走，如豚之奔，故曰奔豚。其气乘心，若心中踊踊，如车所惊，如人所恐，五脏不定，食饮辄呕，气满胸中，狂痴不定，妄言妄见，此惊恐奔豚之状。若气满支心，心下闷乱，不欲闻人声，休作有时，乍瘥乍极，吸吸短气，手足厥逆，内烦结痛，温温欲呕，此忧思奔豚之状。诊其脉，来触祝。触祝者，《外台》无两触字，病奔豚也。

案《灵·邪气脏腑病形篇》云：沉厥奔豚，足不收不得前后，盖本篇所论即是也。而《难经》名肾积为奔豚，然与此自别。故杨玄操注《难经》云：又有奔豚之气，非此积病也，名同而病异，可以见耳。后世有奔豚、疝气之称，见于《和剂指南》《直指方》等，即《内经》所谓冲疝。出于《骨空论》。疝病解为奔豚气者，《张氏医说》云：以肾气奔冲为奔豚，谓豚能奔逸，而不能远也。此解得之。沈注云：状如江豚，此说本于《丹溪心法》，决不可从。

奔豚气上冲胸，腹痛，往来寒热，奔豚汤主之。

【徐】此乃奔豚之气，与在表之外邪相当者也，故状如奔豚，而气上冲胸，虽未至咽喉，亦如惊发之奔豚矣。但兼腹痛，是客邪有在腹也。且往来寒热，是客邪有在半表里也。【沈】是以芎、归、姜、芍疏养厥阴、少阳气血之正，而驱邪外出。以生葛、李根专解表里风热，而清奔豚逆上之邪。黄芩能清风化之热，半夏以和脾胃而化客痰。【尤】桂苓为奔豚主药，而不用者，病由肾发也。

奔豚汤方《外台》引《集验》，主疗药味并同

甘草　芎劳　当归各二两　半夏四两　黄芩二两　生葛五两　芍药二两　生姜四两　甘李根白皮一升

上九味，以水二斗，煮取五升，温服一升，日三夜一服。

案《本草别录》云：李根皮，大寒无毒，治消渴，止心烦逆奔豚气。知是李根皮，乃本方之主药。

《外台》《小品》奔豚汤，疗虚劳五脏气乏损，游气归上。

上走时，若群豚相逐憧憧，时气来便自如，坐惊梦精，光竭不泽。阴痿上引少腹急痛，面乍热赤色，喜怒无常，耳聋目视无精光。

于本方内，去芎䓖、黄芩，加桂心、人参。

又《广济》：奔豚气在心，吸吸短气，不欲闻人语声，心下烦乱不安，发作有时，四肢烦疼，手足逆冷。

于本方内，去芎䓖、当归、黄芩、生葛、芍药、生姜，加干姜、茯苓、人参、附子、桂心。案本方奔豚汤证，而属虚寒者，宜用此方。

又《集验》：奔豚茯苓汤，疗短气，五脏不足，寒气厥逆，腹胀满，气奔走冲胸膈，发作气欲绝，不识人，气力羸瘦，少腹起腾踊，如豚子走上走下，驰往驰来，寒热，拘引阴器，手足逆冷，或烦热者。

于本方内，去黄芩、芍药，加茯苓、人参。

又疗奔豚气，从下上者汤方。

于本方内，去甘草、芎䓖、当归，加人参、桂心。

又《小品》奔豚汤，疗手足逆冷，胸满气促，从脐左右起郁冒者。

于本方内，去当归、芍药、半夏、生姜，加桂心、瓜蒌、人参。

又牡蛎奔豚汤，疗奔豚气，从少腹起冲胸，手足逆冷。

牡蛎三两，熬　**桂心**八两　**李根白皮**一斤，切　**甘草**三两，炙

上四味，切，以水一斗。煮取李根皮，得七升，去滓，内余药，煮取三升，分服五合，日三夜再。

《活人》李根汤，治气上冲，正在心端。

于本方内，去芎䓖、生葛，加茯苓、桂枝。

发汗后，烧针令其汗，针处被寒，核起而赤者，必发奔豚，气从少腹上至心。灸其核上各一壮，与桂枝加桂汤主之。《太阳中篇》"无发汗"后三字，"心"下有"者"字。

【鉴】烧针，即温针也。烧针取汗，亦汗法也。针处宜当避寒，若不知谨，外被寒袭，火郁脉中，血不流行，所以有结核肿赤之患也。夫温针取汗，其法亦为迅烈矣，既针而营不奉行作解，必其人素寒阴盛也。故虽有温针之火，但发核赤，又被寒侵，故不但不解，反召阴邪。而加针之时，心既惊虚，所以肾水阴邪，得上凌心阳，而发奔豚也。发奔豚者，肾水阴邪之气，从少腹上冲于心，若豚之奔也。先灸核上各一壮者，外祛其寒邪，继与桂枝加桂汤者，内伐其肾邪也。【魏】灸后与桂枝加桂汤主之，意取升阳散邪，固卫补中，所以为汗后感寒，阳衰阴乘之奔豚立法也。与前条心动气驰，气结热聚之奔豚，源流大别也。

桂枝加桂汤方

桂枝五两　**芍药**三两　**甘草**二两，炙　**生姜**三两　**大枣**十二枚
上五味，以水七升，微火煮取三升，去滓，温服一升。

柯氏《方论》云：更加桂者，益火之阳，而阴自平也。桂枝更加桂，治阴邪上攻，只在一味中加分两，不于本方外求他味，不即不离之妙如此。茯苓桂枝甘草大枣汤证已在里，而奔豚未发，此证尚在表，而奔豚已发，故有不同。

发汗后脐下悸者，欲作奔豚，茯苓甘草大枣汤主之。《太阳中篇》"后"下有"其人"二字。

【鉴】周扬俊曰：汗本心之液，发汗而脐下病悸者，心气虚而肾气动也。【程】汗后脐下悸者，阳气虚，而肾邪上逆也。脐下为肾气发源之地，茯苓泄水以伐肾邪，桂枝行阳以散逆气，甘草、大枣甘温助脾土以制肾水，煎用甘澜水者，扬之无力，全无水性，取其不助肾邪也。【鉴】欲作奔豚者，有似奔豚之状，而将作未作也。

茯苓桂枝甘草大枣汤方

茯苓半斤　甘草二两，炙　大枣十二枚　桂枝四两

上四味，以甘烂水一斗，先煮茯苓，减二升，内诸药，煮取三升，去滓，温服一升，日三服。甘烂水法，取水二斗，置大盆内，以杓扬之。水上有珠子五六千颗相逐，取用之。甘烂水法，原文为细注，今据《伤寒论》大书。"烂"，徐、沈、《金鉴》作"澜"，盖本于《玉函》。甘烂之义详见于《伤寒论辑义》。

【徐】仲景论证，每合数条，以尽其变。言奔豚由于惊，又言其从少腹冲至咽喉，又言其兼腹痛，而往来寒热，又言其兼核起，而无他病，又言汗后脐下悸，欲作奔豚，而未成者，其浅深了然。用和解用伐肾，用桂不用桂，酌治微妙。奔豚一证，病因证治，无复剩义。苟不会仲景立方之意，则峻药畏用，平剂寡效，岂古方不宜于今哉。

《肘后》治卒厥逆上气，气支两胁，心下痛满，淹淹欲绝。此谓奔豚病，从卒惊怖忧迫得之，气从下上，上冲心胸，脐间筑筑发动，有时不疗，杀人方。

甘草二两，炙　人参二两　吴茱萸一升　生姜一斤　半夏一升
桂心三两

上六味，切，以水一斗，煮取三升，分三服。《千金》名奔气汤，治大气上奔胸膈中，诸病发时，迫满短气不得卧，剧者便悁欲死，腹中冷湿气，肠鸣相逐成结气，用桂五两，甘草三两。《外台》《广济》，疗奔豚气在胸心迫满支胁方，用半夏四两，吴茱萸一两。

《圣惠方》，治奔豚气上下冲走，闷乱面青，宜服此方。

甘李根皮三两　生姜二两，炒干　吴茱萸一两

上捣细罗为散，每服一钱，水一中盏，煎至六分，去滓热服。案以上二方，盖奔豚之要药，品味亦单捷，验之颇效，故附之备考。

又方　槟榔三枚，捣罗为末　生姜汁半合

上以童子小便一大盏微过，入前药二味。搅令匀。分为三服。如人行五六里，进一服。须臾下利为效。案此《外台》《广济》疗脚气冲心闷欲死方，今移以治奔豚气，正见运用之妙，故亦附之。

胸痹心痛短气病脉证治第九

论一首　证一首　方十首

师曰：夫脉当取大过不及，阳微阴弦，即胸痹而痛。所以然者，责其极虚也。今阳虚知在上焦，所以胸痹心痛者，以其阴弦故也。过不间，《脉经》有"与"字。

【鉴】脉太过则病，不及亦病，故脉当取太过不及，而候病也。阳微，寸口脉微也。阳得阴脉，为阳不及，上焦阳虚也。阴弦，尺中脉弦也。阴得阴脉，为阴太过，下焦阴实也。凡阴实之邪，皆得以上乘阳虚之胸，所以病胸痹心痛。胸痹之病，轻者，即今之胸满，重者今之胸痛可也。李彣曰：《内经》云：胃脉平者，不见太过不及，则病见矣。寸脉为阳，以候上焦，正应胸中部分。若阳脉不及而微，则为阳虚，主病上焦，故受病胸痹。尺脉太过，而弦则为阴盛，知在下焦，故上逆为痛也，【尤】阳主开，阴主闭，阳虚而阴干之，即胸痹而痛。痹者，闭也。

案《灵·本脏篇》云：肺大则多饮，善病胸痹、喉痹、逆气。《巢源》云：胸痹之候，胸中愊愊如满，噎塞不利，习习如痒，喉里涩唾燥，甚者心里强否急痛，肌肉苦痹，绞急如刺，不得俯仰，胸前皮皆痛，手不能犯，胸满短气，咳唾引痛，烦闷白汗出，或彻背膂，其脉浮而微者是也。不治数日杀人。《三因》作胸痞。

平人无寒热，短气不足以息者，实也。平，赵本作凡。

【尤】平人，素无疾之人也。无寒热，无新邪也。而仍短气不足以息，当是里气暴实，或痰或食或饮，碍其升降之气而然。盖短气有从素虚宿疾而来者，有从新邪暴遏而得者，二端并否，其为里实无疑，此审因察病之法也。【鉴】平人，无病之人也。无寒热，无表邪也。平人无故而有短气不足以息之证，不可责其虚也。此必邪在胸中，痹而不通，阻碍呼吸，当责其实也。李彣曰：上节云责其极虚，此又云实，何也？《经》云：邪之所凑，其气必虚。留而不去，其病为实是也。

《明理论》云：短气者，呼吸虽数，而不能相续，似喘不摇肩，似呻吟，而无痛者是也。

胸痹之病，喘息咳唾，胸背痛短气，寸口脉沉而迟，关上小紧数，瓜蒌薤白白酒汤主之。

【程】《内经》曰：肺痹者，烦满喘而呕。心痹者，脉不通，烦则心下鼓，暴上气而喘。胸中者，心肺之分，故作喘息咳唾也。诸阳受气于胸，而转行于背。气痹不行，则胸背为痛，而气为短也。寸脉沉迟，关脉小紧，皆寒客上焦之脉。数，字误。

案沈云："迟"字下当有一"若"字。盖此论当以寸口脉沉而迟，为虚寒之证。关上小紧数，瓜蒌薤白白酒汤，为寒实之证，另作一节解，否则岂有迟数二脉同见之理哉。此说似有理，然不如程之为误文之义长矣。

《张氏医通》云：寸口脉沉迟者，阳气衰微也。关上小紧者，胃以上有阴寒结聚，所以胸中喘息咳唾，胸背痛而短气。瓜蒌性润，专以涤垢腻之痰。薤白臭秽，用以通秽浊之气，同气相求也。白酒熟谷之液，色白上通于胸中，使佐药力，上行极而下耳。案张不注及数脉，其意盖与程同。

瓜蒌薤白白酒汤方

瓜蒌实一枚，捣　薤白半斤　白酒七升
上三味，同煮取二升，分温再服。

案薤白，《本草》：辛苦温。《别录》云：温中，散结气。杜甫《薤诗》云："衰年关膈冷，味暖并无忧。"可见其以辛温，而散胸膈中之结气也。白酒注家无解，似指为酒之白者。然《灵枢·经筋篇》以白酒和桂云云，且饮美酒。由此观之，白酒非常酒。《千金方》用白蔹浆一斗，《外台》引仲景《伤寒论》载本条云：瓜蒌薤白白酒汤主之，而方中则用白蔹酒。程敬通云：蔹音再，酢浆也。知白酒即是浆酢，今用米醋极验。

《千金》瓜蒌汤，主疗与本文同。

瓜蒌实一枚　半夏半升　薤白一斤　枳实二两　生姜四两

上五味㕮咀，以白蔹浆一斗，煮取四升，服一升，日二。仲景、《肘后》不用生姜、枳实、半夏。《外台》引《千金》同。

胸痹不得卧，心痛彻背者，瓜蒌薤白半夏汤主之。《外台》引仲景《伤寒论》，半夏下有"白蔹浆"三字。

【尤】胸痹不得卧，是肺气上而不下也。心痛彻背，是心气塞而不和也。其痹为尤甚矣。所以然者，有痰饮以为之援也。故于胸痹药中，加半夏，以逐痰饮。

《张氏医通》云：心痛彻背者，胸中痰垢积满，循脉而溢于背。背者胸之府，故于前药，但加半夏，以祛痰积之痹逆也。

瓜蒌薤白半夏汤方

瓜蒌实一枚，捣　薤白三两　半夏半升　白酒一斗，《外台》作白蔹浆云，《古今录验》《范汪》同

上四味煮，取四升，温服一升，日三服。

《圣惠方》治胸痹不得卧，心痛彻背方

瓜蒌一枚　桂心三分　半夏一两，汤洗七遍，去滑

上件药，捣筛为散，每服三钱，以浆水一中盏，入薤白七茎，生姜半分，煎至六分，去滓，稍热频服。

胸痹心中痞气，气结在胸，胸满胁下逆抢心，枳实薤白桂枝

汤主之，人参汤亦主之。赵本作心中痞留，气结在胸，徐、沈同。《外台》作心中痞坚留，气结于胸。逆下有"气"字。

【魏】胸痹自是阳微阴盛矣。心中痞气，气结在胸，正胸痹之病状也。再连胁下之气，俱逆而抢心，则痰饮水气，俱乘阴寒之邪，动而上逆，胸胃之阳气，全难支拒矣。故用枳实薤白桂枝汤，行阳开郁，温中降气，犹必先后煮治，以融和其气味，俾缓缓荡除其结聚之邪也。再或虚寒已甚，无敢恣为开破者，故人参汤亦主之，以温补其阳，使正气旺，而邪气自消，又治胸痹从本治之一法也。

《张氏医通》云：二汤，一以治胸中实痰外溢，用薤白桂枝以解散之，一治胸中虚痰内结，即用人参理中以清理之。一病二治，因人素禀而施，两不移易之法也。

案《千金》治中汤、胸痹方，别标为一条，《外台》亦引仲景《伤寒论》，疗胸痹理中汤，即并人参汤。方后注云：张仲景曰，胸痹心中痞坚，留气结于胸，胸满，胁下逆气抢心，理中汤亦主之。而引《范汪》出枳实薤白桂枝汤方，名枳实汤，方后云：此本仲景《伤寒论》方。

枳实薤白桂枝汤方

枳实四枚　**厚朴**四两　**薤白**半斤　**桂枝**一两　**瓜蒌实**一枚，捣

上五味，以水五升，先煮枳实厚朴，取二升，去滓，内诸药，煮数沸，分温三服。《千金》，用厚朴三两，薤白一斤。

人参汤方

人参　甘草　干姜　白术各三两

上四味，以水八升，煮取三升，温服一升，日三服。

【程】此即理中汤也。中气强则痞气能散，胸满能消，胁气能下。人参白术所以益脾，甘草干姜所以温胃，脾胃得其和，则上焦之气开发，而胸痹亦愈。

132

胸痹，胸中气塞，短气，茯苓杏仁甘草汤主之，橘枳姜汤亦主之。《千金》《外台》无"橘枳姜汤主之"七字。

【鉴】胸痹，胸中急痛，胸痹之重者也。胸中气塞，胸痹之轻者也。【程】膻中为气之海，痹在胸中，则气塞短气也。《神农经》曰：茯苓主胸胁逆气，杏仁主下气，甘草主寒热邪气，为治胸痹之轻剂。

茯苓杏仁甘草汤方《千金》名茯苓汤，《外台》引《千金》，方后云仲景《伤寒论》同

茯苓三两 杏仁五十枚 甘草一两

上三味，以水一斗，煮取五升。温服一升，日三服，不差更服。

《外台》《古今录验》疗气忽发满胸急方。

于本方中，去甘草加橘皮。

橘皮枳实生姜汤方《千金》无方名，《外台》作橘皮枳实汤

橘皮一斤，《外台》作半斤 枳实三两，《外台》作四枚 生姜半斤

上三味，以水五升，煮取二升。分温再服。【原注】《肘后》《千金》云治胸痹，胸中愊愊如满噎塞，习习如痒，喉中涩唾沫。《外台》引仲景《伤寒论》，主疗与《肘后》《千金》同，方后云《肘后》《小品》《文仲》《深师》《范汪》《古今录验》《经心录》《千金》同。

【程】气塞气短，非辛温之药，不足以行之。橘皮、枳实、生姜辛温，同为下气药也。《内经》曰：病有缓急，方有大小，此胸痹之缓者，故用君一臣二之小方也。

胸痹缓急者，薏苡仁附子散主之。《外台》引《古今录验》，"痹"下有"偏"字。

【程】寒邪客于上焦则痛急，痛急则神归之，神归之则气聚，气聚则寒邪散，寒邪散则痛缓。此胸痹之所以有缓急者，亦

心痛去来之义也。薏苡仁除痹下气，大附子以温中散寒。【鉴】李彣曰：缓急者，或缓而痛暂止，或急而痛复作也。薏苡仁入肺利气，附子温中行阳，为散服，则其效更速矣。

案缓急之缓，或谓绞字之讹，此说似是而却非。《外台》载胸痹心下坚痞缓急方四首，《圣惠》亦同，故知程李之解是也。

薏苡仁附子散方

薏苡仁十五两　　**大附子**十枚，炮

上二味，杵为散，服方寸匕，日三服。

案《外台》引《古今录验》，载薏苡仁散二方。初一方，用薏苡仁五百枚，甘草三两。后一方与本方同，唯用薏苡仁一千五百枚。云此方出《僧深》，《范汪》同。仲景方，用薏苡仁十五两。

《圣惠方》薏苡仁散，治胸痹心下坚痞缓急。

薏苡仁二两　　**附子**二两，炮　　**甘草**一两，炙

上捣筛为散，每服三钱，以水一中盏，入生姜半分，煎至六分，去滓稍热频服之。

心中痞，诸逆心悬痛，桂枝生姜枳实汤主之。《肘后》痛下有"心下牵急懊恼痛"六字。

【程】心中痞，即胸痹也。诸逆，如胁下逆抢心之类，邪气独留于上，则心悬痛。枳实以泄痞，桂枝以下逆，生姜以散气。【尤】诸逆，该痰饮客气而言。心悬痛，谓如悬物动摇而痛，逆气使然也。【鉴】心悬而空痛，如空中悬物，动摇而痛也。用桂枝生姜枳实汤，通阳气，破逆气，痛止痞开矣。

潘氏《续焰》云：悬者，悬阁之义，不在胃，而悬留于腹胁间也。

桂枝生姜枳实汤方《外台》载仲景《伤寒论》：心下悬痛，诸

逆大虚者，桂心生姜枳实汤。方同。

桂枝　生姜各三两　枳实五枚，徐、沈、尤枚作两。《外台》有"炙"字

上三味，以水六升，煮取三升，分温三服。

《千金》桂心三物汤　治心下痞，诸逆悬痛。

桂心二两　胶饴半斤　生姜二两

上药切，以水四升，煮二味，取三升，去滓，内饴，分三服。

心痛彻背，背痛彻心，乌头赤石脂圆主之。

【鉴】心痛彻背，尚有休止之时，故以瓜蒌薤白白酒加半夏汤平剂治之。此条心痛彻背，背痛彻心，是连连痛而不休，则为阴寒邪甚，浸浸乎阳光欲熄，非薤白、白酒之所能治也，故以乌头赤石脂丸主之。方中乌附椒姜一派，大辛大热，别无他顾，峻逐阴邪而已。李彣曰：心痛在内而彻背，则内而达于外矣。背痛在外而彻心，则外而入于内矣。故既有附子之温，而复用乌头之迅，佐干姜行阳，大散其寒，佐蜀椒下气，大开其郁，恐过于大散大开，故复佐赤石脂入心以固涩，而收阳气也。

赤石脂丸方《外台》引仲景《伤寒论》云。《千金》《必效》《文仲》《范汪》《经心录》等同。

蜀椒一两，一法二分，《外台》作二分　乌头一分，炮　附子半两，炮，一法一分，《外台》作一分　干姜一两，一法一分，《外台》作二分

赤石脂一两，一法二分，《外台》作二分

上五味末之，蜜丸，如梧子大，先饮服一丸，日三服，不知，稍加服。《千金》名乌头圆，用乌头六铢，附子、蜀椒各半两，注云《范汪》不用附子，《崔氏》用桂半两为六味。

《外台》云：此方丹阳有隐士，出山云，得华佗法。若久心痛，每旦服三丸，稍加至十丸，尽一剂，遂终身不发。

九痛丸 **治九种心痛**。《外台》引《千金》名附子丸，徐本标"附方"二字，沈同。程云，非仲景方，并是。

附子三两，《千金》用三两 生狼牙一两，炙香，《千金》用生狼毒四两，《外台》同 巴豆一两，去皮心，熬研如脂 人参 干姜 吴茱萸各一两，《千金》用干姜二两

上六味末之，炼蜜丸如梧子大，酒下，强人初服三丸，日三服，弱者二丸。兼治卒中恶，腹胀痛，口不能言。又治连年积冷，流注心胸痛，并冷冲上气，落马坠车，血疾等皆主之。忌口如常法。冲，赵本作肿，非。

【程】九痛者，一虫心痛，二注心痛，三风心痛，四悸心痛，五食心痛，六饮心痛，七冷心痛，八热心痛，九去来心痛。案以上见《千金》本方主疗。虽分九种，不外积聚、痰饮、结血、虫注、寒冷而成。附子、巴豆散寒冷而破坚积，狼牙、茱萸杀虫注而除痰饮，干姜、人参理中气而和胃脘，相将治九种之心痛。巴豆除邪杀鬼，故治中恶，腹胀痛，口不能言，连年积冷，流注心胸痛，冷气上冲，皆宜于辛热。辛热能行血破血，落马坠车，血凝血积者，故并宜之。

腹满寒疝宿食病脉证治第十

论一首　脉证十六条　方十三首

跌阳脉微弦，法当腹满。不满者必便难，两胠疼痛。此虚寒从下上也，当以温药服之。《脉经》"必"下有"下部闭塞大"五字，《千金》同。《千金》作"此虚气从下向上"，赵脱"当"字。

【尤】跌阳①，胃脉也。微弦，阴象也。以阴加阳，脾胃受

①　跌阳：原作"跌阴"，据上文及仲景《金匮要略》原文改。

之，则为腹满。设不满，则阳邪必旁攻胠胁，而下闭谷道，为便难，为两胠疼痛。然其寒不从外入，而从下上，则病自内生，所谓肾虚则寒动于中也。故不当散而当温。【程】若寒实，则用后条温药下之也。

病者腹满，按之不痛为虚，痛者为实，可下之。舌黄未下者，下之黄自去。《玉函》"病者"作"伤寒"，"去"下有"宜大承气汤"五字。

【沈】此以手按，辨腹满虚实也。按之不痛，内无痰食燥屎壅滞，即知虚寒而满，当以温药。若按之痛，乃以外手，而就内结食痰燥屎，则知内实，是可下之。而又以舌黄验定虚实。若舌有黄胎，即是湿热内蒸，为未经下过，必须下之，则黄自去，而胀满自除。舌无黄胎，是近虚寒，又非下法矣。【魏】无形之虚气作痞塞，则按之无物，何痛之有？倘挟有形之实物为患，如宿食在胃，疝气在少腹等是也。按之有物，阻碍于脏腑之侧，焉有不痛者乎。是于按之痛否，以决虚实之法也。

张氏《伤寒集注》云：中胃按之而痛，世医便谓有食。夫胃为水谷之海，又为仓廪之宫，胃果有食，按必不痛。试将饱食之人按之，痛否？惟邪气内结，正气不能从膈出入，按之筋痛。又胃无谷神，脏气虚而外浮，按之亦痛。若不审邪正虚实，概谓有食，伤人必多。又按者轻虚平按，若不得法，加以手力，未有不痛者。

腹满时减，复如故，此为寒。当与温药。《脉经》减下更有"减"字。

【徐】腹满有增减，则非脏真黏着之病。所以得阳即减，得阴加满，故曰此为寒。当温药。【程】腹满不减，故用承气下之。此腹满时减，则寒气或聚或散，当与温药以散其寒。

案《金鉴》云：此篇无治虚寒腹满之方，当与温药之下，当有"宜厚朴生姜甘草半夏人参汤主之"十四字，必是脱简，阅《伤寒论·太阴篇》自知。此说觉未允焉。

病者痿黄，躁而不渴，胸中寒实，而利不止者死。徐、沈、尤、《金鉴》，躁作燥，今从之。

【徐】痿者，黄之黯淡者也。【尤】痿黄，脾虚而色败也。气不至故燥，中无阳故不渴。气竭阳衰，中土已败，而复寒结于上，脏脱于下，何恃而可以通之止之乎？故死。

案程、魏以躁为阴躁，不可从。本条不言腹满，而徐注以为虚寒腹满，未详然否。《脉经》以此条列于《呕吐下利篇》，似是。

寸口脉弦者，即胁下拘急而痛，其人啬啬恶寒也。

【尤】寸口脉弦，亦阴邪加阳之象。故胁下拘急而痛，而寒从外得，与趺阳脉弦之两肱疼痛有别。故彼兼便难，而此有恶寒也。

夫中寒家善欠，其人清涕出，发热色和者喜嚏。

【程】云寒则面惨而不和。今发热色和，则寒郁于肺经，而为热也。【鉴】中寒家，谓素有中寒病之人也。【尤】阳欲上而阴引之则欠，阴欲入而阳拒之则嚏。中寒者，阳气被抑，故喜欠清涕出。发热色和，则邪不能留，故善嚏。【魏】此诸证俱为外感寒邪者言也。外感寒邪，于胀满病何与。以胀满病，其中亦有内外合邪者。故必明辨乎外中寒之证，所以为内中寒之应也。

案《千金》，此一条云：凡觇病者，未脉望之，口燥清涕出，喜嚏欠，此人中寒，乃接下条，连此条而为一条，知此条为下条欲嚏不能者发耳。

中寒其人下利，以里虚也。欲嚏不能，此人肚中寒。【原注】一云痛。《千金》作腹中痛。

【尤】中寒而下利者，里气素虚，无为捍蔽，邪得直侵中脏也。欲嚏不能者，正为邪逼，既不能却，又不甘受，于是阳欲动而复止，邪欲去而仍留也。【沈】阳和则嚏，而欲嚏不能，乃阴寒凝滞于里，所以肚中痛也。

夫瘦人绕脐痛，必有风冷。谷气不行，而反下之，其气必冲。不冲者，心下则痞。

【程】瘦人，虚弱人也。若绕脐作痛，必有风冷，有谷气着而不行。瘦人未可剧下，而反下之，则风冷之气必上冲。如不上冲，必乘风而结于心下为痞也。【尤】此有似里实，而实为虚冷，是宜温药以助脾之行者也。乃反下之，谷出而风冷不俱出，正乃益虚，邪乃无制，势必上冲。若不冲者，心下则痞。

病腹满，发热十日，脉浮而数，饮食如故，厚朴七物汤主之。《脉经》《千金》以此条为厚朴三物汤主疗，而本方主疗云治腹满气胀，恐是互误。

【徐】此有表复有里，但里挟燥邪，故小承气为主，而合桂甘姜枣，以和其表。盖腹之满，初虽因微寒，乃胃素强，故表寒不入，而饮食如故，但腹满发热，且脉浮数，相持十日，此表里两病，故两解之耳。此即大柴胡之法也。但脉浮数，邪尚在太阳，故用桂枝去芍药，合小承气耳。

厚朴七物汤方《外台》引《千金》名厚朴七味汤，主腹满气胀方

厚朴半斤　**甘草**　**大黄**各三两　**大枣**十枚　**枳实**五枚　**桂枝**二两　**生姜**五两

上七味，以水一斗，煮取四升，温服八合，日三服。呕者，加半夏五合。下利，去大黄。寒多者，加生姜至半斤。《外台》不用生姜用干姜，云此本仲景《伤寒论》方。

《张氏医通》云：较之桂枝加大黄汤，多枳朴而少芍药。以枳朴专泄壅滞之气，故用之。芍药专收耗散之阴，此腹但满，而不痛，与阴血无预，故去之。

《三因》：七物厚朴汤，治腹满发热。以阳并阴，则阳实而阴虚。阳盛生外热，阴虚生内热，脉必浮数。浮则为虚，数则为热，阴虚不能宣导，饮食如故。致胀满者，为热胀。即本方。

腹中寒气，雷鸣切痛，胸胁逆满呕吐，附子粳米汤主之。《千金》作腹中塞气，胀满肠鸣切痛，《外台》引《范汪》作腹中寒，气胀雷鸣。

【程】《灵枢经》曰：邪在脾胃，阳气不足，阴气有余，则寒中肠鸣腹痛。盖脾胃喜温而恶寒，寒气客于中，奔迫于肠胃之间，故作雷鸣切痛，胸胁逆满呕吐也。附子粳米汤，散寒止逆。

《张氏医通》云：腹中寒气，奔迫上攻胸胁，以及于胃，而增呕逆，顷之胃气空虚，邪无所砥，辄入阳位则殆矣。是以除患之机，所重全在胃气，乘其邪初犯胃，尚自能食，而用附子粳米之法，温饱其胃。胃气温饱，则土厚而邪难上越，胸胁逆满之浊阴，得温无敢留恋，必还从下窍而出矣。

附子粳米汤方

附子一枚，炮　**半夏**半升　**甘草**一两　**大枣**十枚　**粳米**半升

上五味，以水八升，米煮熟汤成，去滓，温服一升，日三服。《外台》作以水八升，煮米取熟，内药，煮取三升。去滓，适寒温饮一升。与仲景《伤寒论》同。《集验》加干姜二两。案本条煮法，必有脱文。

【程】疗寒以热药。腹中寒气，非附子辛热，不足以温之。雷鸣切痛，非甘草、大枣、粳米之甘，不足以和之。逆满呕吐，非半夏之辛，不足以散之。五物相需，而为佐使。

《外台》，仲景论霍乱四逆，吐少呕多者，附子粳米汤主之。方与本条同。《千金》同。

又《删繁》：附子汤，疗肺虚劳损，腹中寒鸣切痛，胸胁逆满，气喘。

于本方内，加宿姜、白术。粳米作仓米。

又《小品》：解急蜀椒汤，主寒疝气心痛如刺，绕脐腹中尽痛，白汗出欲绝。又疗心腹痛，因急欲死，解结逐寒，上下

痛良。

于本方内，加蜀椒、干姜。

《三因·胀满门》：附子粳米汤，治忧怒相乘，神志不守，思虑兼并扰乱，脏气不主传导，使诸阳不舒，反顺为逆，中寒气胀，肠鸣切痛，胸胁逆满，呕吐不食。

即于本方，加干姜。

《百一选方》：附子粳米汤，补虚生胃气，逐冷痰，和五脏，快胸膈，止泻利。

于本方内，加人参、黄芪、白术、川姜、木香，去大枣，用陈仓米。《活人事证方》名附子仓廪汤。

《证治要诀·翻胃门》：若胃寒甚，服药而翻者，宜附子粳米汤，加丁香十粒，砂仁半钱。大便秘者，更加枳壳半钱。又《呃逆门》：若胃中寒甚，呃逆不已，或复呕吐，轻剂不能取效，宜附子粳米汤。加炒川椒、丁香，每服各三十五粒。

痛而闭者，厚朴三物汤主之。痛而闭，《脉经》作腹满痛。

【魏】闭者，即胃胀便难之证也。【尤】痛而闭，六腑之气不行矣。厚朴三物汤，与小承气同。但承气意在荡实，故君大黄。三物意在行气，故君厚朴。

厚朴三物汤方

厚朴八两　　**大黄**四两　　**枳实**五枚

上三味，以水一斗二升，先煮二味，取五升，内大黄，煮取三升，温服一升，以利为度。"三升"下，《千金》有"去滓"二字。

《千金》云：腹中转动者，勿服。不动者更服。

按之心下满痛者，此为实也，当下之。宜大柴胡汤。《脉经》无"宜大柴胡汤"五字，接前七物汤、三物汤为一条，《伤寒论·可下篇》作"病腹中满痛者"，"宜"下有"大承气"三字。

【尤】按之而满痛者，为有形之实，邪实则可下。而心下满痛，则结处尚高，与腹中满痛不同，故不宜大承气，而宜大柴胡。【魏】此为邪实而且挟热者言也，仲景已叙之《伤寒论》中《太阳篇》矣，云：伤寒十余日，热结在里者，与大柴胡汤主之。宜下之，而不用大承气，乃出大柴胡者，正与《伤寒论》篇中所言相符也。

《张氏医通》云：邪从胸胁而入于阳位，合用大柴胡两解之，与脐腹硬痛，承气证不同。案数说如是，而《金鉴》谓"满痛"之下，当有"有潮热"之三字。若无此三字，则不当与大柴胡汤。此尤有理。然今据《脉经》，而味经旨，此亦厚朴三物汤之证。"宜大柴胡汤"五字，恐是衍，以其方亦错出。

大柴胡汤方

柴胡半斤　黄芩二两　芍药三两　半夏半升　枳实四枚，炙
大黄二两　大枣十二枚　生姜五两

上八味，以水一斗二升，煮取六升，去滓，再煎，温服一升，日三服。

腹满不减，减不足言，当须下之，宜大承气汤。不足言，《千金》作"不惊人"。

【鉴】腹满时减时满，虚满也。腹满常常而满，实满也。腹满不减，虽减不过稍减，不足言减也。虚满当温，实满当下，故宜大承气汤下之。【尤】减不足言，谓虽减，而不足云减，所以形其满之至也，故宜大下。已上三方，虽缓急不同，而攻泄则一。所谓中满者，泻之于内也。

大承气汤方见前痉病中

心胸中大寒痛，呕不能饮食，腹中寒上冲皮起，出见有头足，上下痛而不可触近，大建中汤主之。《千金》作心胁中大寒大痛，呕不能饮食，饮食下咽，自知偏从一面下流，有声决决然。若腹中寒气上冲皮起，出见有头足上下而痛，其头不可触近。程本、《金鉴》无"痛而"之

"而"。

【鉴】心胸中大寒痛，谓腹中上连心胸大痛也。而名大寒痛者，以有厥逆脉伏等，大寒证之意也。呕逆不能饮食者，是寒甚，拒格于中也。上冲皮起，出见头足者，是寒甚聚坚于外也。上下痛不可触近，是内而脏腑，外而经络。痛之甚，亦由寒之甚也。主之以大建中汤，蜀椒、干姜大散寒邪，人参、胶饴大建中虚。服后温覆，令有微汗，则寒去而痛止，此治心胸中寒之法也。【程】寒气搏于肠胃之外，冲突出见于皮肤膜原之分，如有头足，其痛则近于外，不可以手触近也。

大建中汤方

蜀椒二合，去汗　**干姜**四两　**人参**二两

上三味，以水四升，煮取二升，去滓，内胶饴一升，微火煎，取一升半，分温再服。如一炊顷，可饮粥二升，后更服，当一日食糜温覆之。一炊顷，《千金》作炊三升米。

张氏《千金衍义》云：虚寒积聚之治，此方最力。其方中人参辅椒姜，温散之法，人皆得之。至于胶饴，为助满之首，列而反用，以治痛呕不能食，是专用助满之味，引领椒姜人参，为泄满之通使也。

《千金》：大建中汤，治虚劳，寒澼饮在胁下，决决有声，饮已如从一边下，决决然也。有头并冲皮起，引两乳内痛，里急善梦，失精气短，目眩眩惚惚多忘。

蜀椒二合　**半夏**一斤　**生姜**一升　**甘草**二两　**人参**三两　**饴糖**八两

上六味咬咀，以水一斗，煮取三升，去滓内糖，温服七合。里急拘引，加芍药、桂心各三两，手足厥，腰背冷，加附子一枚，劳者加黄芪一两。

胁下偏痛发热，其脉紧弦，此寒也。以温药下之，宜大黄附

子汤。《脉经》无"发热"二字。

【尤】胁下偏痛，而脉紧弦，阴寒成聚，偏着一处，虽有发热，亦是阳气被郁所致。是以非温不能已其寒，非下不能去其结，故曰宜以温药下之。程氏曰：大黄苦寒，走而不守，得附子、细辛之大热，则寒性散，而走泄之性存是也。【魏】此发热，或有形之物，积于肠胃，而皮肤热作，故在可下之例，未必为假热证。【徐】附子、细辛与大黄，合用并行而不悖，此即《伤寒论》大黄附子泻心汤之法也。

《千金衍义》云：少阴病始得之，反发热脉沉，用麻黄附子细辛汤，以治太阳、少阴之两感。此治胁下偏痛，发热脉紧，变表法为下法，立大黄附子汤，以治寒从下上之瘕积。赖附子把守真阳，不随汗下亡脱。设无发热外证，岂不可变大黄附子甘草之治乎。况治食已则吐之大黄甘草汤，具有成法，始知权变之方，不在规矩之外也。

《张氏医通》云：色瘅者，身黄，额上微黄，小便利，大便黑，此因房事过伤，血蓄小腹，而发黄，故小腹连腰下痛，大黄附子汤，去细辛，加肉桂。

案篇首第一条云：不满者，必便难，两胠疼痛，此虚寒从下上也，当以温药服之。大黄附子汤，盖其方也。《金鉴》改偏痛作满痛，不可从。

大黄附子汤方

大黄 三两　附子 三枚，炮　细辛 二两

上三味，以水五升，煮取二升，分温三服，若强人煮取二升半，分温三服。服后如人行四五里，进一服。《外台》引《小品》云，仲景同。

寒气厥逆，赤圆主之。此条《脉经》无。

【鉴】此条之文之方，必有简脱，难以为后世法，不释。

【程】温经散寒，无非辛热之剂，四逆汤辈可选用之，不必拘泥。

赤丸方《千金》载《癥冷积热门》，主疗同。

茯苓四两　**半夏**四两，洗，一方用桂，案《千金》用桂枝，不用半夏　**乌头**二两，炮　**细辛**一两，《千金》作人参，案今考《千金》用细辛，不用人参，更有附子二两，射罔一两，凡六味

上四味末之，内真朱为色，炼蜜丸，如麻子大，先食，酒饮下三丸，日再夜一服。不知稍增之，以知为度。四味，原本作六味，今依赵本改之。

【徐】真朱，即朱砂也。

案《千金》《伤寒》神丹圆，治伤寒敕涩，恶寒发热体疼者，即本方。用人参，不用细辛，更有附子，并朱砂凡六味。徐释本条云：此即《伤寒论》直中之类也。盖据于《千金》与。

腹痛，脉弦而紧，弦则卫气不行，即恶寒，紧则不欲食，邪正相搏，即为寒疝。寒疝绕脐痛，若发则白汗出，手足厥逆，其脉沉紧者，大乌头煎主之。腹痛，《脉经》、《千金》作寸口，至即为寒疝，为别条。《外台》不载"腹痛"以下二十八字。即为寒疝下。《脉经》有"趺阳脉浮而迟，浮则为风虚，迟则为寒疝"十六字，明是寒疝绕脐以下为别条矣。原本，若发作苦发，白汗作白津，今依程本及《千金》《外台》改定。其脉沉紧，赵本、《脉经》《千金》《外台》、程、徐诸本作其脉沉弦。

【尤】弦紧脉皆阴也，而弦之阴从内生，紧之阴从外得。弦则卫气不行，而恶寒者，阴出而痹其外之阳也。紧则不欲食者，阴入而痹其胃之阳也。卫阳与胃阳并衰，而外寒与内寒交盛，由是阴反无畏而上冲，阳反不治而下伏。所谓邪正相搏，即为寒疝者也。【鉴】疝病犯寒即发，故谓之寒疝也。【魏】平素阳虚阴盛，积寒在里，以召外寒，夹杂于表里，而为患者也。表里之寒邪既盛，而正阳与之相搏，寒邪从下起，结聚于至阴之分，而寒

疝成矣。寒疝既成，伏于少腹，绕脐痛，发止有时。发则白津出，此汗本下部虚寒，阴邪逼迫外越故也。及阴寒积久而发，四肢厥冷，脉得沉紧，何非寒厥之气为害也耶。

案《素·长刺节论》云：病在少腹，腹痛不得大小便，病名曰疝，得之寒。王氏注《大奇论》云：疝者，寒气结聚之所为也。《急就篇》颜师古注云：疝，腹中气疾，上下引也。楼氏《纲目》云：疝名虽七，寒疝，即疝之总名也。《巢源》云：疝者，痛也。此由阴气积于内，寒气结搏而不散，腑脏虚弱，风冷邪气相击，则腹痛里急，故云寒疝腹痛也。

案《阴阳别论》：白汗，王氏释为流汗。《淮南·修务训》云：奉一爵酒，不知于色，挈一石之尊，则白汗交流。此云白汗出者，盖不堪痛苦之甚，而汗出也。程云：冷汗也。徐、沈、尤、魏仍原文，作白津而解之。赵本作自汗，并非。

乌头煎方《千金》注云，仲景名二物乌头煎，《三因》名大乌头汤。

乌头大者五枚，熬，去皮，不㕮咀。《千金》作十五枚，《外台》引仲景《伤寒论》亦作十五枚。《千金》熬下有"黑"字，《三因》云：大乌头五个，洗净细沙，炒令黑，不㕮咀

上以水三升，煮取一升，去滓，内蜜二升，煎令水气尽，取二升，强人服七合，弱人服五合，不差明日更服，不可一日再服。二升，《千金》《外台》作二斤。

【程】乌头，大热大毒，破积聚寒热，治脐间痛不可俯仰，故用之以治绕脐寒疝痛苦。治下焦之药味，不宜多，多则气不专。此沉寒痼冷，故以一味单行，则其力大而厚。甘能解药毒，故内蜜以制乌头之大热大毒。

王冰《至真要》注云：夫大寒内结，蓄聚疝瘕，以热攻除，寒格热反纵，反纵之则痛发尤甚，攻之则热不得前。方以蜜煎乌头，佐之以热蜜，多其药服，已便消。是则张公从此而以热因寒

用也。

寒疝腹中痛，及胁痛里急者，当归生姜羊肉汤主之。《外台》引仲景《伤寒论》作腹中痛，引胁痛及腹里急。

【尤】此治寒多而血虚者之法。血虚则脉不荣，寒多则脉绌急，故腹胁痛而里急也。当归、生姜温血散寒，羊肉补虚益血也。【鉴】李彣云：疝属肝病，肝藏血，其经布胁肋。腹胁并痛者，血气寒而凝泣也。当归通经活血，生姜温中散寒。里急者内虚也，用羊肉补之。《内经》云：形不足者，温之以气，精不足者，补之以味，是也。

当归生姜羊肉汤方《千金·妇人门》名当归汤，注云：《胡洽》名小羊肉汤。

当归三两　**生姜**五两　**羊肉**一斤，《外台》云去脂

上三味，以水八升，煮取三升，温服七合，日三服。若寒多者，加生姜成一斤。痛多而呕者，加橘皮二两，白术一两。加生姜者，亦加水五升，煮取三升二合服之。《千金》，用芍药二两，注云：《子母秘录》有甘草。

王氏《古方选注》云：寒疝为沉寒在下，由阴虚得之。阴虚则不得辛热燥烈之药，重劫其阴。故仲景另立一法，以当归、羊肉辛甘重浊，温暖下元，而不伤阴。佐以生姜五两，加至一斤，随血肉有情之品，引入下焦，温散沍寒。若痛多而呕，加陈皮、白术，奠安中气，以御寒逆。本方三味，非但治疝气逆冲，移治产后下焦虚寒，亦称神剂。

张氏《千金衍义》云：凡少腹疠痛，用桂心等药不应者，用之辄效。

寇氏《本草衍义》云：张仲景治寒疝，用生姜羊肉汤服之，无不应验。有一妇人，产当寒月，寒气入产门，腹脐以下胀满，手不敢犯，此寒疝也。师将治之以抵当汤，谓有瘀血，非其治也，可服张仲景羊肉汤，二服逐愈。

《外台》《小品》：寒疝气腹中虚痛，及诸胁痛里急，当归、生姜等四味主之。

于本方内，加芍药。

《圣济总录》：四味当归汤，治卒疝腹痛里急。即本方。

寒疝腹中痛，逆冷手足不仁，若身疼痛，灸刺诸药不能治，抵当乌头桂枝汤主之。《千金》、程本无"抵当"二字。

【徐】起于寒疝腹痛，而至逆冷手足不仁，则阳气大痹。加以身疼痛，荣卫俱不和，更灸刺诸药不能治，是或攻其内，或攻其外，邪气牵制不服。故以乌头攻寒为主，而合桂枝全汤，以和荣卫，所谓七分治里，三分治表也。如醉状，则荣卫得温而气胜，故曰知。得吐则阴邪不为阳所客，故上出而为中病。【程】寒淫于内，则腹中痛，寒胜于外，则手足逆冷，甚则至于不仁，而身疼痛，此内外有寒也。【鉴】"抵当"二字，衍文也。

乌头桂枝汤方

乌头案《千金》云：秋干乌头实中者五枚，除去角，《外台》作实中大者十枚，知本文脱枚数

上一味，以蜜二斤，煎减半，去滓，以桂枝汤五合解之，令得一升，后初服二合，不知，即服三合，又不知，复加至五合。其知者，如醉状，得吐者为中病。二斤，《千金》作一斤，《外台》引仲景《伤寒论》作二斤。云：一方一斤，用桂心四两云。上三味，先以蜜微火煎乌头减半，去乌头，别一处以水二升半，煮桂，取一升，去滓以桂汁和前蜜，合煎之，得一升许。初服二合，不知更服，至三合云云。《范汪》同，而又出五味桂枝汤方云。仲景《伤寒论》《千金》同，其既用单味桂心而合煎，又出五味桂枝汤，恐误。沈云：解之，恐是煎之，非也。《金鉴》删后字。

【程】乌头煎，热药也，能散腹中寒痛。桂枝汤，表药也，能解外证身疼。二方相合，则能达脏腑，而利荣卫，和血气，而

播阴阳。其药势翕翕，行于肌肉之间，恍如醉状。如此则外之凝寒已行，得吐则内之冷结将去，故为中病。【徐】解之，恐是合煎。【鉴】以桂枝汤五合解之者，溶化也。令得一升，谓以乌头所煎之蜜五合，加桂枝汤五合，溶化令得一升也。不知，不效也。其知者，已效也。如醉状，外寒方散。得吐者，内寒已伸，故为中病也。

案如醉状也，得吐也，乃乌头之瞑眩使然。程注是。

桂枝汤方程、尤、《金鉴》并不载

桂枝三两，去皮　芍药三两　甘草二两，炙　生姜三两　大枣十二枚

上五味，剉，以水七升，微火煮，取三升，去滓。

《三因》：大乌头桂枝汤，治风寒疝腹中痛，逆冷手足不仁，身体疼痛，灸刺诸药不能疗，及贼风入腹，攻刺五脏，拘急不得转侧，发作叫呼，阴缩悉主之。

即本方。一法，用附子一个，不使乌头，为蜜附汤。《易简》云：疝气发作，当于附子建中汤，煎时加蜜一箸头许，名蜜附子汤。

其脉数而紧乃弦，状如弓弦，按之不移。脉数弦者，当下其寒。脉紧大而迟者，必心下坚。脉大而紧者，阳中有阴，可下之。其脉数，《脉经》作其脉浮。案《可下篇》，紧大作双弦，"可下之"下有"宜大承气汤"五字，不载"其脉数"以下二十三字，知是别为一条。

【尤】脉数为阳，紧弦为阴，阴阳参见，是寒热交至也。然就寒疝言，则数反从弦，故其数为阴。疑于阳之数，非阳气生热之数矣。如就风疟言，则弦反从数，故其弦为风，从热发之弦，而非阴气生寒之弦者，与此适相发明也。故曰，脉数弦者，当下其寒，紧而迟，大而紧亦然。大虽阳脉，不得为热，正以形其阴之实也，故曰阳中有阴可下之。

案《辨脉法》云：脉浮而紧者，名曰弦也。弦者状如弓弦，

按之不移也。是与《脉经》合，则此条数作浮为是。《金鉴》自"其脉数"至"脉弦数者"十九字为衍文。以"当下其寒"之四字，移"必心下坚"之下，未知是否。

附方

《外台》：**乌头汤，治寒疝腹中绞痛，贼风入攻五脏，拘急不得转侧，发作有时，使人阴缩，手足厥逆**。方见上。案此本出于《千金·贼风门》，转侧下有"叫呼"二字。《外台》引《千金》，即乌头桂枝汤也。徐、沈、魏、尤以为大乌头煎，何不检之于《外台》，误甚。

《外台》：**柴胡桂枝汤方，治心腹卒中痛者**。《外台》引仲景《伤寒论》无卒字。

柴胡四两　**黄芩　人参　芍药　桂枝　生姜**各一两半　**甘草**一两　**半夏**二合半　**大枣**六枚

上九味，以水六升，煮取三升，温服一升，日三服。

【魏】有表邪而挟内寒者，乌头桂枝汤证也。有表邪而挟内热者，柴胡桂枝汤证也。以柴胡、桂枝、生姜升阳透表，人参、半夏、甘草、大枣补中开郁，黄芩、芍药治寒中有热，杂合此表里两解，寒热兼除之法也。【沈】予以此方，每于四时加减，治胃脘心腹疼痛，功效如神。

《仁斋直指》云：柴胡桂枝汤，治肾气冷热不调证。案肾气，即疝也。

《外台》：**走马汤，治中恶心痛腹胀，大便不通。**

巴豆二枚，去皮心，熬　**杏仁**二枚

上二味，以绵缠，捶令碎，热汤二合，捻取白汁饮之，当下，老小量之。通治飞尸鬼击病。

【沈】中恶之证，俗谓绞肠乌痧。即臭秽恶毒之气，直从口鼻，入于心胸，肠胃脏腑壅塞，正气不行，故心痛腹胀，大便不通，是为实证，非似六淫侵入，而有表里虚实清浊之分。故用巴

豆极热大毒，峻猛之剂，急攻其邪，佐杏仁以利肺与大肠之气，使邪从后阴，一扫尽除，则病得愈。若缓须臾，正气不通，营卫阴阳，机息则死，是取通则不痛之义也。

《肘后》：飞尸走马汤，通治诸飞尸鬼击。即本方。

《外台》《文仲》：疗卒得诸疝，少腹及阴中，相引绞痛，白汗出欲死，此名寒疝，亦名阴疝，张仲景飞尸走马汤，方同。案此为治寒疝，附于本篇之末者。而主疗与《外台》异者何？

问曰：人病有宿食，何以别之？师曰：寸口脉浮而大，按之反涩，尺中亦微而涩，故有宿食，大承气汤主之。

【尤】寸口脉浮大者，谷气多也。谷多不能益脾，而反伤脾。按之脉反涩者，脾伤而滞，血气为之不利也。尺中亦微而涩者，中气阻滞，而水谷之精气，不能逮下也。是因宿食为病，则宜大承气，下其宿食。

案《金鉴》云：按尺中亦微而涩之"微"字，当按《伤寒论》作"大"字，是。今考《伤寒论·可下篇》，亦作"微"字。而《金鉴》又云："微"字当是"大"字。若是"微"字，断无当下之理。彼注如此，今引以为证，误也。

《巢源·宿食不消候》云：宿谷未消，新谷又入，脾气既弱，故不能磨之，则经宿而不消也。令人腹胀气急，噫气醋臭，时复憎寒壮热是也。

程知云：滑为有食结滞，经宿则脉涩矣。尺以候内，沉以候里。故宿食之脉，按之反涩，尺中亦大而涩也。

脉数而滑者，实也。此有宿食，下之愈，宜大承气汤。

【鉴】腹满而痛，脉数而滑者，实也。此有宿食，故当下之。李彣曰：滑者，水谷之气胜也。若滑而兼数，则实热已入胃腑矣。故云有宿食可下之。【魏】滑与涩相反，何以俱为实宜下？滑者，涩之浅，而实邪欲成未成者。涩者，滑之深，而实邪已成者。故不论为滑为涩，兼大而见，则有物积聚，宜施攻治，无二理也。

《阳明篇》云：脉滑而数者，有宿食也。当下之，宜大承气汤。

下利不欲食者，有宿食也。当下之，宜大承气汤。

【尤】谷多则伤脾，而水谷不分。谷停则伤胃，而恶闻食臭。故下利不欲食者，知其有宿食，当下也。夫脾胃者，所以化水谷，而行津气，不可或止者也。谷止则化绝，气止则机息。化绝机息，人事不其顿乎。故必大承气，速去其停谷。谷去则气行，气行则化续，而生以全矣。若徒事消克，将宿食未去，而生气已消，岂徒无益而已哉。【沈】骤伤宿食停滞，胃中壅遏，升降之机不转，肠中水谷不分，而下奔则利。宿食在胃，故不欲食，必当攻去宿食。

程应旄云：伤食恶食，故不欲食，与不能食者自别。下利有此，更无别样虚证，知非三阴之下利，而为宿食之下利也。故当下之。

大承气汤方见前痉病中

宿食在上脘，当吐之，宜瓜蒂散。

【鉴】胃有三脘，宿食在上脘者，膈间痛而吐，可吐不可下也。在中脘者，心中痛而吐，或痛不吐，可吐可下也。在下脘者，脐上痛而不吐，不可吐，可下也。今食在上脘，故当以瓜蒂散吐之也。

《千金》云：凡病宿食在上脘，当吐之。脉数而滑者实也，有宿食不消，下之愈。胃中有澼食冷物，即痛不能食，有热物即欲食。大腹有宿食，寒栗发热如疟。宿食在小腹者，当暮发热，明旦复止。

瓜蒂散方

瓜蒂一分，熬黄　赤小豆一分，煮，案"煮"字据《伤寒论》，

当删

上二味，杵为散，以香豉七合，煮取汁，和散一钱匕，温服之。不吐者，少加之，以快吐为度而止。亡血及虚者，不可与之。"亡血"以下九字，原本作细注。今据《伤寒论》大书，《伤寒论》作杵为散，取一钱匕，以香豉一合，用热汤七合，煮作稀糜，去滓取汁，和散温顿服之。此当改补。

《东垣试效方》云：若有宿食而烦者，仲景以栀子大黄汤主之。气口三盛，则食伤太阴，填塞闷乱，极则心胃大疼，兀兀欲吐，得吐则已，俗呼食迷风是也。《经》云：上部有脉，下部无脉，其人当吐不吐者死。宜瓜蒂散之类吐之。《经》云：高者因而越之，此之谓也。

案宿食在上脘，心腹痛，顿闷欲绝，仓猝之际，药不及办，以极咸盐汤一盏顿服，立吐。此《千金》疗干霍乱之法也。

脉紧如转索无常者，有宿食也。《脉经》，索下有"左右"二字。

【尤】脉紧如转索无常者，紧中兼有滑象，不似风寒外感之紧，为紧而带弦也。故寒气所束者，紧而不移，食气所发者，乍紧乍滑，如以指转索之状，故曰无常。【魏】转索，宿食中阻，气道艰于顺行，曲屈傍行之象。

案据《脉经》，有"左右"二字，魏注极是。徐、沈以转索无常，为紧脉之象。此袭辨脉法之谬，不可发也。

脉紧，头痛风寒，腹中有宿食不化也。【原注】一云，寸口脉紧《脉经》作寸口脉紧头上有即字，腹上有或字。

【鉴】脉紧头痛，是外伤风寒病也。脉紧腹痛，是内伤宿食病也。李彣曰：按此脉与证似伤寒，而非伤寒者，以身不疼腰脊不强故也。然脉紧亦有辨，浮而紧者为伤寒，沉而紧者为伤食。

案头痛，虽有宿食不化，郁滞之气上为头痛者，此则属外伤于风寒，与腹中有宿食，自是两截。《脉经》，"腹"上有"或"字，义尤明显。

金匮玉函要略方论辑义卷三

五脏风寒积聚病脉证并治第十一

论二首　脉证十七条　方二首

肺中风者，口燥而喘，身运而重，冒而腹胀。

【尤】肺中风者，津结而气壅。津结则不上潮而口燥，气壅则不下行而喘也。身运而重者，肺居上焦，治节一身，肺受风邪，大气则伤，故身欲动，而弥觉其重也。冒者，清肃失降，浊气反上，为蒙冒也。肿胀者，输化无权，水聚而气停也。【徐】运者，如在车船之上，不能自主也。重者，肌中气滞不活动，故重也。

肺中寒，吐浊涕。

【鉴】肺中寒邪，胸中之阳气不治，则津液聚而不行，故吐浊涕如涕也。李彣曰：五液入肺为涕，肺合皮毛，开窍于鼻，寒邪从皮毛而入于肺，则肺窍不利而鼻塞，涕唾浊涎，壅遏不通，吐出于口也。

肺死脏，浮之虚，按之弱，如葱叶，下无根者死。

【程】《内经》曰：真脏脉见者死，此五脏之死脉也。肺脏死，浮而虚；肝脏死，浮而弱；心脏死，浮而实；脾脏死，浮而大；肾脏死，浮而坚。五脏俱兼浮者，以真气散，不收无根之谓也。《内经》曰：真肺脉至，如以羽毛中人肤，非浮之虚乎。葱叶，中空草也。若按之弱，如葱叶之中空，下又无根，则浮毛虚弱。无胃气，此真脏已见，故死。

154

肝中风者，头目瞤瞤，两胁痛，行常伛，令人嗜甘。《千金》甘下有"如阻妇状"四字。

【程】肝主风，风胜则动，故头目瞤动也。肝脉布胁肋，故两胁痛也。风中于肝，则筋脉急引，故行常伛。伛者，不得伸也。《淮南子》曰：木气多伛。伛之义，正背曲肩垂之状，以筋脉急引于前故也。此肝正苦于急，急食甘以缓之，是以令人嗜甘也。

肝中寒者，两臂不举，舌本燥，喜大息，胸中痛不得转侧，食则吐而汗出也。【原注】《脉经》《千金》云：时盗汗咳，食已吐其汁。《千金》，舌本作舌大。

【魏】肝中寒者，两臂不举，筋骨得寒邪，必拘缩不伸也。舌本燥，寒郁而内热生也。喜大息，胸中痛者，肝为寒郁，则条达之令失，而胸膈格阻，气不流畅也。不得转侧者，两胁痛满急，辗转不安也。食则吐而汗出，肝木侮土，厥阴之寒浸胃，胃不受食，食已则吐，如《伤寒论》中，厥阴病所云也。汗出者，胃之津液，为肝邪所乘，侵逼外越也。此俱肝脏外感之证也。

案《金鉴》云"两臂不举，舌本燥"二句，"而汗出"三字，文义不属，必是错简，不释。未知果然否，姑仍魏注。

肝死脏，浮之弱，按之知索不来，或曲如蛇行者死。

【程】肝脏死，浮之弱，失肝之职，而兼肺之利，按之不如弓弦而如索。如索，则肝之本脉已失。不来，则肝之真气已绝。或有蛇行之状，蛇行者，曲折逶迤，此脉欲作弦而不能，故曲如蛇行，其死宜矣。【尤】按《内经》云：真肝脉至，中外急如循刀刃责责然，如按琴瑟弦，与此稍异，而其劲直则一也。

肝著，其人当欲蹈其胸上。先未苦时，但欲饮热，旋覆花汤主之。【原注】臣亿等，校诸本，旋覆花汤皆同。案注十二字，程作"方见妇人杂病"六字，非也。同恐阙字讹。《千金》无"旋覆花汤主之"六字，徐、沈改蹈作掐，非。

【尤】肝脏气血郁滞，着而不行，故名肝着。然肝虽着，而气反注于肺，所谓横之病也，故其人常欲蹈其胸上。胸者肺之位，蹈之欲使气内鼓而出肝邪。以肺犹橐钥，抑之则气反出也。先未苦时，但欲饮热者，欲着之气，得热则行，迨既着则亦无益矣。【鉴】旋覆花汤主之六字，与肝着之病不合，当是衍文。

案旋覆花汤，徐、程诸家，为妇人杂病中方，然《千金》不载，《金鉴》为衍文。今从之。

心中风者，翕翕发热，不能起，心中饥，食即呕吐。《千金》，"饥"下有"则饮"二字，"即"上有"饮食"二字。

【程】心主热，中于风则风热相搏，而翕翕发热不能起。心中虽饥，以风拥逆于上，即食亦呕吐也。【徐】翕翕，言骤起而均齐。即《论语》所谓始作翕如也。

心中寒者，其人苦病心如啖蒜状。剧者心痛彻背，背痛彻心，譬如蛊注。其脉浮者，自吐乃愈。"蒜"下，《千金》有"盖"字。"蛊"，徐作虫云，"注"恐是"蛀"字，非。沈、魏、尤亦作虫蛀。

【程】《内经》曰：心恶寒，寒邪干心，心火被敛而不得越，则如啖蒜状，而辛辣愦愦然而无奈。故甚则心痛彻背，背痛彻心，如蛊注之之状也。其脉浮者，邪在上焦，得吐则寒邪越于上，其病乃愈。

《巢源》云：蛊注，气力羸惫，骨节沉重，发则心腹烦懊恷而痛，令人所食之物，亦变化为蛊。急者十数日，缓者延引岁月，渐侵食腑脏尽而死。死则病流注，染着傍人，故为蛊注也。案诸家不知蛊注为病名，便解为虫蛀不息，为虫之往来交注，抑亦妄矣。

心伤者，其人劳倦，即头面赤而下重，心中痛而自烦发热，当脐跳，其脉弦，此为心脏伤所致也。"跳"下，《千金》有"手"字。

【尤】其人若劳倦，则头面赤而下重。盖血虚者其阳易浮，上盛者下必无气也。心中痛而自烦发热者，心虚失养，而热动于中也。当脐跳者，心虚于上，而肾动于下也。心之平脉，累累如贯珠，如循琅玕。又胃多微曲曰心平。今脉弦，是变温润圆利之常，而为长直劲强之形。故曰此为心脏伤所致也。

心死脏，浮之实如丸豆，按之益躁疾者死。丸，赵、徐、沈、尤并作麻。《千金》，"豆"下有"击手"二字。

【程】《内经》曰：真心脉至坚而搏，如循薏苡子累累然，即浮之实如丸豆，按之益躁疾之脉。

案丸，谓弹丸。豆，谓菽也。

邪哭使魂魄不安者，血气少也。血气少者属于心，心气虚者，其人则畏，合目欲眠，梦远行而精神离散，魂魄妄行。阴气衰者为癫，阳气衰者为狂。案徐云，哭恐是入字，沈同。《金鉴》云：癫狂互误。皆不可从。

【尤】邪哭者，悲伤哭泣，如邪所凭。此其标有稠痰浊火之殊，而其本则皆心虚，而血气少也。于是寤寐恐怖，精神不守，魂魄不居，为颠为狂，势有必至者矣。

【程】《内经》言重阳者狂，重阴者癫。此阴气衰者为癫，阳气衰者为狂，似与彼异。然《经》亦有上实下虚，为厥癫疾。阳重脱者易狂，则知阴阳俱虚，皆可为癫，为狂也。

脾中风者，翕翕发热，形如醉人，腹中烦重，皮目瞤瞤而短气。日，《千金》作肉，是。

【程】风为阳邪，故中风必翕翕发热。脾主肌肉四肢，风行于肌肉四肢之间，则身懈惰，四肢不收，故形如醉人。腹为阴，阴中之至阴脾也，故腹中烦重。《内经》曰：肌肉蠕动，命曰微风。以风入于中，摇动于外，故皮目为之瞤动。腹中烦重，隔其息道，不能达于肾肝，故短气也。【尤】李氏曰：风属阳邪，而气疏泄，形如醉人，言其面赤，而四肢软也。皮目，上下眼胞也。

脾死脏，浮之大坚，按之如覆杯，洁洁状如摇者死。【原注】臣亿等，详五脏各有中风中寒，今脾只载中风，肾中风、中寒俱不载者，以古文简乱极多，去古既远，无文可以补缀也。洁洁，《千金》作絜絜。《千金》标"脾中寒"三字，不载病状，知其缺遗已久也。

【鉴】李彣曰：脉弱以滑，是有胃气。浮之大坚，则胃气绝，真脏脉见矣。覆杯则内空，洁洁者，空而无有之象也。状如摇者，脉躁疾不宁，气将散也，故死。

趺阳脉浮而涩，浮则胃气强，涩则小便数。浮涩相搏，大便则坚，其脾为约，麻子仁圆主之。《千金》"约"下有"脾约者，大便坚，小便利而不渴也"十三字。

【鉴】趺阳，肾脉也。若脉涩而不浮，脾阴虚也，则肾气亦不强，不堪下矣。今脉浮而涩，胃阳实也，则为胃气强，脾阴亦虚也。脾阴虚，不能为胃上输精气，水独下行，故小便数也。胃气强，约束其脾，不化津液，故大便难也。以麻仁丸主之，养液润燥，清热通幽，不敢恣行承气者，盖因脉涩，终是虚邪也。

麻子仁丸方《明理论》名脾约丸

麻子仁二升　**芍药**半斤　**枳实**一斤　**大黄**一斤　**厚朴**一斤　**杏仁**一升，《阳明篇》用枳实半斤，厚朴一尺

上六味，末之，炼蜜和丸梧子大，食服十丸，日三，以知为度。

【程】《内经》曰：脾为孤脏，中央土，以灌四旁，为胃而行津液，胃热则津液枯，而小便又偏渗，大肠失传送之职矣。《内经》曰：燥者濡之，润以麻子、芍药、杏仁；结者攻之，下以大黄、枳实、厚朴，共成润下剂。

《外台》《古今录验》麻子仁丸，疗大便难，小便利，而反不渴者，脾约方。

即本方，云此本仲景《伤寒论》方。

《肘后》，疗脾胃不和，常患大便坚强难。

于本方中，去杏仁。

《产育宝庆集》，麻仁圆，治产后大便秘涩者。

于本方中，去芍药、厚朴、杏仁，加人参。

肾著之病，其人体重，腰中冷，如坐水中，形如水状反不渴，小便自利，饮食如故，病属下焦，身劳汗出，衣【原注】一作表里冷湿，久久得之，腰以下冷痛，腰重如带五千钱，甘姜苓术汤主之。 如水状，《千金》作如水洗状。"身"字，《千金》《外台》作"从作"二字。久久得之，《外台》作"久之故得也"。腰重，原本及《外台》作腹重，今依赵本改正。《千金·肾脏脉论》作"腰"，《腰痛门》作"腹"，徐、程诸注，并作"腹"。

【尤】肾受冷湿，着而不去，则为肾着。身重，腰中冷，如坐水中，腰下冷痛，腹重如带五千钱，皆冷湿着肾，而阳气不化之征也。不渴，上无热也。小便自利，寒在下也。饮食如故，胃无病也。故曰：病属下焦，身劳汗出，衣里冷湿，久久得之，盖所谓清湿袭虚，病起于下者也。然其病不在肾之中脏，而在肾之外腑，故其治法，不在温肾以散寒，而在燠土以胜水。甘姜苓术，辛温甘淡，本非肾药，名肾著者，原其病也。

甘草干姜茯苓白术汤 《千金》名肾着汤，《外台》引《古今录验》名甘草汤

甘草二两 **白术**二两，《千金》《外台》用四两 **干姜**四两，《千金》、《外台》用三两 **茯苓**四两

上四味，以水五升，煮取三升，分温三服，腰中即温。

《千金》肾著散《外台》引《经心录》，并无主疗，载上方后

杜仲 桂心各三两 **甘草 泽泻 牛膝 干姜**各一两 **白术 茯苓**各四两

上八味，治下筛为粗散，一服三方寸匕，酒一升，煮五六沸，去滓，顿服，日再。

《千金翼》温肾汤，主腰脊膝脚，浮肿不随。出脚气。

茯苓　干姜　泽泻各二两　桂心三两

上四味，切，以水六升，煮取二升，分为三服。

又治肾间有水气，腰脊疼痛，腹背拘急绞痛方。

本方，去甘草，加泽泻。

《三因》茯苓白术汤，治冒暑毒，加以着湿，或汗未干即浴，皆成暑湿。

本方，加桂心，各一两。

又除湿汤，治冒雨着湿，郁于经络，血溢作衄，或脾不和，湿着经络，血流入胃，胃满吐血。

即本方。头疼，加川芎二钱。最止浴室中发衄。

肾死脏，浮之坚，按之乱如转丸，益下入尺中者死。益，《千金》作溢。

【尤】肾脉本石，浮之坚，则不石而外鼓。按之乱如转丸，是变石之体，而为躁动，真阳将搏而出矣。益下入尺，言按之至尺泽，而脉犹大动也。尺下脉宜伏，今反动，真气不固，而将外越，反其封蛰之常，故死。【程】以上真脏，与《内经》互有异同。然得非常之脉，必为非常之病。若未病者必病进，已病者必死。总之脉无胃气，现于三部中，脉象形容不一也。

问曰：三焦竭部，上焦竭善噫，何谓也？师曰：上焦受中焦，气未和，不能消谷，故能噫耳。下焦竭，即遗溺失便，其气不和，不能自禁制，不须治，久则愈。

【鉴】三焦竭部者，谓三焦因虚竭，而不各归其部，不相为用也。【尤】上焦在胃上口，其治在膻中，而受气于中焦。今胃未和，不能消谷，则上焦所受者，非精微之气，而为陈滞之气矣，故为噫。噫，嗳食气也。下焦在膀胱上口，其治在脐下，故其气乏竭，即遗溺失便。【程】《内经》曰：膀胱不约为遗尿。《下经》曰：虚则遗尿。其气不和，则溲便不约，故遗失而不能自禁制。不须治之，久则正气复，而自愈。

案尤云：上焦气未和，不能约束禁制，亦今遗溺失便，所谓上虚不能制下者也。云不须治者，谓不须治其下焦，俟上焦气和，久当自愈。《金鉴》云：不须治久则愈，在善噫可也。若遗溺失便，未有不治能愈者，恐是错简。二说并有理，然不如程之稳妥，故姑仍之。

师曰：热在上焦者，因咳为肺痿。热在中焦者，为坚。热在下焦者，则尿血，亦令淋秘不通。大肠有寒者，多鹜溏，有热者，便肠垢。小肠有寒者，其人下重便血，有热者必痔。

【尤】热在上焦者，肺受之。肺喜清肃，而恶烦热。肺热则咳，咳久则肺伤而痿也。热在中焦者，脾胃受之。脾胃者，所以化水谷，而行阴阳者也。胃热则实而硬，脾热则燥而闷，皆为坚也。下焦有热者，大小肠，膀胱受之。小肠为心之府，热则尿血。膀胱为肾之府，热则癃闭不通也。鹜溏如鹜之后，水粪杂下，大肠有寒，故泌别不职。其有热者，则肠中之垢，被迫而下也。下重，谓腹中重而下坠。小肠有寒者，能腐而不能化，故下重。阳不化则阴下溜，故便血。其有热者，则下注广肠，而为痔。痔，热疾也。【徐】直肠者，大肠之头也。门为肛。小肠有热，则大肠传导其热，而气结于肛门，故痔。

案为坚，沈及《金鉴》为腹胀坚满，不可从也。肠垢，《巢源》云：肠垢者，肠间津汁垢腻也。由热痢蕴积，肠间虚滑，所以因下痢而便肠垢也。下重者，后重也。《伤寒论》四逆散泄利下重。《下利篇》：热利下重，白头翁汤主之。刘熙《释名》云：泄利下重，而赤白曰滞。是也。

问曰：病有积，有聚，有䅽气，何谓也。师曰：积者，脏病也，终不移。聚者，腑病也，发作有时，辗转痛移，为可治。䅽气者，胁下痛，按之则愈复发，为䅽气。诸积大法，脉来细而附骨者，乃积也。寸口积在胸中，微出寸口，积在喉中，关上积在脐旁，上关上，积在心下，微下关，积在少腹，尺中，积在气冲。脉出左，积在左，脉出右，积在右，脉两出，积在中央。各

以其部处之。爨，《千金》作谷，则愈之下更有"愈"字。寸口积之"口"下，有"结"字，关上下有"结"字，尺中下同，魏爨作谷，云爨之为字本如此。若夫谷爨乃恶木也，后人改为爨，遂并谷，亦改为爨，又讹为爨，皆误笔也。案《通雅》云：爨，即谷乃爨也。《山海经》百爨生，《荀子》五爨蕃是也。诸积大法以下，徐、沈、尤别提为一条。

【徐】积，迹也，病气之属阴者也。脏属阴，两阴相得，故不移。不移者，有专痛之处，而无迁改也。聚则如市中之物，偶聚而已，病之属阳者也。腑属阳，故相比阳，则非如阴之凝，故寒气感则发。否则已，所谓有时也。既无定着，则痛无常处，故曰辗转痛移。其根不深，故此积为可治。若爨，爨气者，谷也，乃食气也。案《三因》，立爨气门，载宿食论，治当并考。食伤太阴，敦阜之气，抑遏肝气，故痛在胁下，痛不由脏腑，故按之则气行而愈。然病气虽轻，按之不能绝其病原，故复发。中气强，不治自愈。【尤】诸积，该气血痰食而言。脉来细而附骨，谓细而沉之至，诸积皆阴故也。又积而不移之处，其气血荣卫，不复上行而外达，则其脉为之沉细而不起，故历举其脉出之所，以决其受积之处，而复益之曰：脉两出，积在中央，以中央有积，其气不能分布左右，故脉之见于两手者，俱沉细而不起也。各以其部处之，谓各随其积所在之处，而分治之耳。

《五十五难》曰：积者，阴气也。聚者，阳气也。故阴沉而伏，阳浮而动。气之所积，名曰积。气之所聚，名曰聚。故积者五脏所生，聚者六腑所成也。积者，阴气也。其始发有常处，其痛不离其部，上下有所终始，左右有所穷处。聚者，阳气也。其始发无根本，上下无所留止，其痛无常处，谓之聚。故以是别知积聚。

邵氏《明医指掌·参补》云：痞块多在皮里膜外，并不系肠胃间，而医者往往以峻剂下之，安能使此块入肠胃，从大便而出哉。吾见病未必去，而元气已耗，经年累月，遂至不治者多矣。历代医家，皆曰在左为死血，在右为食积，在中为痰饮。盖以左属肝，肝藏血，右属脾，脾化谷，而痰饮，则结聚于中焦也。殊不知肝脾虽左右之分，而实无界限之隔。非谓肝偏于左，而无与于右，脾偏于右，而无与于左，在左为死血，而在右独无死血乎？在中为痰饮，而左右独无痰饮乎？但在左，在右，在中，皆因虚之所在，而入之耳。不可以死血、痰饮、食积分之也。然当诊之以察其病，弦滑为痰，芤涩为血，沉实为食，三脉并见，则当兼治也。

痰饮咳嗽病脉证并治第十二

论一首　脉证二十一条　方十九首

此篇《脉经》接前肺痿肺痈咳嗽上气为一篇。痰饮作淡饮，下并同。

问曰：夫饮有四，何谓也？师曰：有痰饮，有悬饮，有溢饮，有支饮。

问曰：四饮，何以为异？师曰：其人素盛今瘦，水走肠间，沥沥有声，谓之痰饮。饮后水流在胁下，咳唾引痛，谓之悬饮。饮水流行，归于四肢，当汗出而不汗出，身体疼重，谓之溢饮。咳逆倚息，气短不得卧，其形如肿，谓之支饮。沥沥，《巢源》作漉漉。气短，诸本作短气。

【程】《圣济总录》曰：三焦者，水谷之道路，气之所终结也。三焦调适，气脉平匀，则能宣通水液，行入于经，化而为血，灌溉周身。若三焦气塞，脉道壅闭，则水饮停滞，不得宣行，聚成痰饮，为病多端。又因脾土不能宣达，致水饮流溢于中，布散于外，甚则五脏受病也。痰饮者何？以平人水谷之气，入于胃变化精微，以充肌肉，则形盛。今不能变化精微，但化而为痰饮，此其人所以素盛今瘦，故水走肠间，沥沥作声也。

【沈】饮后水流在胁下者，乃饮积于胃，腠理不密，如汗漐漐，横溢胃外，流于胁下，而为悬饮。悬饮者，犹物悬挂其处之义也。胁乃阴阳之道路，悬饮阻抑往来之气，咳则气吸吊动于胁，咳唾则引痛矣。盖脾肺之气，不能转运，饮水流行，泛于四肢皮肤肌肉之间，即当汗出而散。设不汗出，凝逆经隧，身体疼重，而为溢饮。《经》谓溢饮者，渴暴多饮，而溢入肌皮肠胃之外，是也。若溢出于胃，从下注上，贮于胸膈之间，壅遏肺气，上逆而内，则咳逆倚息，短气不得卧。外应皮毛，肺气壅而不行，则如肿，故为支饮也。【鉴】痰饮、恶饮、溢饮、支饮，言饮病之情状也。四饮亦不外乎留饮、伏饮之理。但因其流水之处，特分之为四耳。由其状而命之名，故有四也。李彣曰：夫饮有四，而此独以痰饮名总之。水积阴或为饮，饮凝阳或为痰，则分而言之饮有四，合而言之总为痰饮而已。

　　案痰本作淡，王羲之《初月帖》：淡闷干呕。宋·黄伯思《法帖刊误》云：淡，古淡液之淡，干，古干湿之干。今人以淡作痰，以干作乾，非也。而《肘后方》有治痰癖诸方，即痰饮也。考唐慧琳《一切经音义》云：淡阴，谓胸上液也。医方多作淡饮。又云：痰癖，上音谈，下阴禁反，案痰癖字无定体，胸膈中气病也。津液因气凝结不散，如筋胶引挽不断，名为痰癖。盖痰字，始见于《神农本经》巴豆条云：留饮痰癖。而饮字，则见于《内经·刺志论》云：脉小血多者，饮中热也。王注：溜饮也。又溢饮，见于《脉要精微论》。依以上数义而考之，痰饮，即津液为病之总称。故《本经》以题篇目，而又以肠间沥沥有声为痰饮者，犹伤寒外邪之统名，而又以麻黄汤一证，呼为伤寒之类。本条痰饮，又与稀则曰饮，稠则曰痰之义亦自异。程云：痰饮，《脉经》《千金翼》俱作淡饮，当以淡饮为是。若痰饮则稠黏，不能走肠间沥沥作声也。此说似是而却非，不知痰乃淡从广者。况《千金翼》，淡饮，五饮之一。与本条所谓颇异。

云：大五饮圆，主五种饮。一曰留饮，停水在心下。二曰澼饮，水澼在两胁下。三曰淡饮，水在胃中。四曰溢饮，水溢在膈上五脏间。五曰流饮，水在肠间，动摇有声。《千金》同。所谓流饮，乃似本条之痰饮。《巢源》云：流饮者，由饮水多，水流走于肠胃之间，漉漉有声，谓之流饮。亦本条之痰饮也。

《巢源》云：悬饮，谓饮水过多，留注胁下，令胁间悬痛，咳唾引胁痛，故云悬饮。又云：支饮，谓饮水过多，停积于胸膈之间，支乘于心，故云支饮。案支字，徐为肺之支脉，程为支散之义。魏云：分也。尤云：如水之有派，木之有枝。并不通。今依《巢源》：支，枝同，谓支撑于心膈之间。支满，支结，义皆同。王注《六元正纪》支痛云：支，拄妨也。为是。

水在心，心下坚筑。短气，恶水不欲饮。《千金》作心下坚筑筑。

【尤】水，即饮也。坚筑，悸动有力，筑筑然也。短气者，心属火而畏水，水气上逼，则火气不伸也。【徐】脏中非真能蓄有形之水，不过饮气侵之，不可泥。

水在肺，吐涎沫，欲饮水。

【程】联绵不断者曰涎，轻浮而白者曰沫。涎者津液所化，沫者水饮所成。酿于肺经则吐，吐多则津液亦干，故欲饮水。

水在脾，少气身重。

【徐】脾主肌肉，且恶湿。得水气，则濡滞而重。脾精不运，则中气不足，而倦怠少气。

水在肝，胁下支满，嚏而痛。

【程】肝脉布胁肋，故胁下支满，水在肝，则条达之性为水郁，其气上走颃颡，至蓄门而出鼻孔，因作嚏也。嚏则痛引胁肋，故嚏而痛。

水在肾，心下悸。

【程】水在肾，则肾气凌心，故筑筑然悸也。

夫心下有留饮，其人背寒冷如手大。手，原本作水，今依诸本改订。徐、沈、尤作掌。

【尤】留饮，即痰饮之留而不去者也。背寒冷如掌大者，饮留之处，阳气所不入也。【程】诸阳受气于胸中，而转行于背，心下有留饮，则阳气抑遏而不行，故背寒冷如手大者，言其不尽寒也。

《医学六要》：仲景曰，心下有留饮，其人背恶寒，冷如冰，茯苓丸。茯苓一两，半夏二两，枳壳五钱，风化硝二钱半，共末，姜汁糊丸桐子大，姜汤下三十九。案此《指迷》茯苓丸也，而引仲景者何。又王隐君滚痰丸主疗，有脊上一条如线之寒起证，亦与此同。

留饮者，胁下痛引缺盆，咳嗽则辄已。【原注】一作转甚。案《脉经》《千金》，作转甚，程、《金鉴》从之。

【程】缺盆者，五脏六腑之道，故饮留于胁下，而痛上引缺盆。引缺盆则咳嗽，咳嗽则痛引胁下而转甚。此属悬饮。转甚，一本作辄已，未有咳嗽而胁下痛，引缺盆辄愈也。

胸中有留饮，其人短气而渴，四肢历节痛，脉沉者有留饮。脉沉以下，程为另条。

【程】胸中者，属上焦也。今为留饮隔碍，则气为之短，津液不能上潮，则口为之渴也。饮者，湿类也，流于关节，故四肢历节痛也。《经》曰：脉得诸沉者，当责有水。故脉沉者为水饮。【尤】四肢历节痛，为风寒湿在关节。若脉不浮而沉，而又短气而渴，则知是留饮为病，而非外入之邪矣。

膈上病痰，满喘咳吐，发则寒热，背痛腰疼，目泣自出，其人振振身瞤剧，必有伏饮。病痰，《脉经》《千金》作之病。《脉经》注云：目泣自出，一作目眩。

【尤】伏饮，亦即痰饮之伏而不觉者，发则始见也。身热背疼腰疼，有似外感，而兼见喘满咳唾，则是《活人》所谓痰之为病，能令人憎寒发热，状类伤寒者也。目泣自出，振振身瞤动者，饮发而上逼液道，外攻经隧也。

案《金鉴》云：即今之或值秋寒，或感春风，发则必喘满咳吐，痰盛寒热，背痛腰疼，咳剧则目泣自出，咳甚则振振身动，世俗所谓吼喘病也。今验吼喘，未见振振眴身者，故欠眴字不解。盖以其有所不妥者乎？况吼喘，乃前篇肺胀中之一证，与此自异。

夫病人饮水多，必暴喘满，食少饮多，水停心下，甚者则悸，微者短气，脉双弦者，寒也。皆大下后喜虚，脉偏弦者，饮也。《千金》《外台》虚下有"耳"字。脉双弦以下，程为别条，《金鉴》同，是。沈、徐无"喜"字，程、魏、《金鉴》作大下后里虚。

【程】饮水多，则水气泛溢于胸膈，必暴喘满也。凡人食少饮多，则胃土不能游溢精气，甚者必停于心下而为悸。微者则填于胸膈，而为短气也。【鉴】凡病人食少饮多者，为消渴病。小便不利者，为留饮。留饮者，即今之停水饮病也。【尤】水溢入肺者，则为喘满。水停心下者，甚则水气凌心而悸，微则气被饮抑而短也。变弦者，两手皆弦，寒气周体也。偏弦者，一手独弦，饮气偏注也。

案徐云：有一手两条脉，亦曰双弦。此乃元气不壮之人，往往多见此脉，亦属虚。适愚概温补中气，兼化痰，应手而愈。此本于《吴氏脉语》，云：双弦者，脉来如引二线也。然与经文双弦义递别。

肺饮不弦，但苦喘短气。苦，《脉经》《千金》作喜。

【尤】肺饮，饮之在肺中者，五脏独有肺饮，以其虚而能受也。肺主气而司呼吸，苦喘短气，肺病已着，脉虽不弦，可以知其有饮矣。

支饮亦喘而不能卧，加短气，其脉平也。卧，《千金》《外台》作眠。

【尤】支饮上附于肺，即同肺饮。故亦喘而短气，其脉亦平，而不必弦也。按后十四条云：咳家其脉弦，为有水。夫咳为肺病，而水即是饮。而其脉弦，此云肺饮不弦，支饮脉平，未详何谓。

案脉平，诸注纷纭，多属附会，尤为未详，可谓卓见矣。

病痰饮者，当以温药和之。

【沈】此言痰饮属阴，当用温药也。脾失健运，水湿酿成痰饮，其性属湿，而为阴邪，故当温药和之。即助阳而胜脾湿，俾阳运化，湿自除矣。【魏】言和之，则不专事温补，即有行消之品，亦概其义例于温药之中，方谓之和，而不可谓之补之益之也。盖痰饮之邪，因虚而成，而痰实物，必亦少有开导，总不出温药和之四字，其法尽矣。

《外台》引《范汪》：病痰者，当以温药和之。半夏汤，即《千金》小半夏汤，附于后。

心下有痰饮，胸胁支满，目眩，苓桂术甘汤主之。《脉经》作甘草汤。

【徐】心下有痰饮，心下非即胃也，乃胃之上，心之下。上焦所主，唯其气挟寒湿阴邪，冲胸及胁，而为支满。支者，撑定不去，如痞状也。阴邪抑遏上升之阳，而目见玄色故眩。苓桂术甘汤，正所谓温药也。桂甘之温化气，术之温健脾，苓之平而走下，以消饮气，茯苓独多，任以君也。

《灵·经脉篇》云：包络是动，则胸胁支满，心中憺憺大动。

茯苓桂枝白术甘草汤方《千金》名甘草汤

茯苓四两　桂枝　白术各三两　甘草二两

上四味，以水六升，煮取三升，分温三服，小便则利。

《圣济总录》：茯苓汤，治三焦有水气，胸胁支满目眩。即本方。

夫短气有微饮，当从小便去之，苓桂术甘汤主之。方见上。肾气丸亦主之。方见《妇人杂病》中。

【徐】短气有微饮，即上文微者短气也。然支饮、留饮，水在心，皆短气。总是水停心下，故曰当从小便去之。【尤】气为饮抑则短，欲引其气，必蠲其饮。饮水类也，治水必自小便去之。苓桂术甘，益土气以行水。肾气丸，养阳气以化阴。虽所主不同，而利小便则一也。

案《喻氏法律》云：苓桂术甘汤，主饮在阳，呼气之短。肾气丸主饮在阴，吸气之短。盖呼者出心肺，吸者入肾肝，此说甚凿矣。盖苓桂术甘，治胃阳不足，不能行水，而微饮停于心下以短气。肾气丸，治肾虚而不能收摄水，水泛于心下以短气。必察其人之形体脉状，而为施治。一证二方，各有所主，其别盖在于斯耶。

《严氏济生方》云：有病喜吐痰唾，服八味圆，而作效者，亦有意焉。王叔和云：肾寒多唾。盖肾为水之官，肾能摄水，肾气温和，则水液运下，肾气虚寒，则邪水上溢。其间用山茱萸、山药辈，取其补，附子、肉桂，取其温，茯苓、泽泻，取其利，理亦当矣。

病者脉伏，其人欲自利，利反快，虽利，心下续坚满，此为留饮欲去故也，甘遂半夏汤主之。《脉经》《千金》《外台》，"反"上有"者"字。

【魏】病者脉伏，为水邪压涸，气血不能通，故脉反伏而不见也。其人欲自利，利反快，水流湿而就下，以下为暂泄其势，故暂安适也。然旋利而心下续坚满，此水邪有根蒂，以维系之，不可以顺其下利之势，而为削灭也。故曰，此为留饮欲去故也。盖阴寒之气立其基，水饮之邪成其穴，非开破导利之，不可也。

案《金鉴》云："此为留饮欲去故也"句，当在利反快之下，必传写之讹。盖此一句释上文，必非传写之讹。

甘遂半夏汤方《外台》引《千金》云：此本仲景《伤寒论》方

甘遂大者，三枚　**半夏**十二枚，以水一升，煮取半升，去滓　**芍药**五枚，《千金》作二枚，《外台》作一两　**甘草**如指大一枚，炙，一本作无。《千金》作一枚，如指大，水一升，煮取半升。案一本作无，四字未详

上四味，以水二升，煮取半升，去滓，以蜜半升和药汁，煎取八合顿服。《千金》作上四味，以蜜半升，内二药汁，合得一升半，煎取八合，顿服之。案《千金》近是。

【程】留者行之，用甘遂以决水饮。结者散之，用半夏以散痰饮。甘遂之性直达，恐其过于行水，缓以甘草、白蜜之甘，收以芍药之酸，虽甘草、甘遂相反，而实有以相使，此酸收甘缓，约之之法也。《灵枢经》曰：约方犹约囊，其斯之谓与。【尤】甘草与甘遂相反，而同用之者，盖欲其一战，而留饮尽去，因相激而相成也。芍药、白蜜不特安中，抑缓药毒耳。

脉浮而细滑，伤饮。

【鉴】凡饮病得脉浮而细滑者，为痰饮初病，水邪未深之诊也。李彣曰：饮脉当沉，今脉浮者，水在肺也。【徐】不曰有饮，而曰伤饮，见为外饮所骤伤，而非停积之水也。

脉弦数有寒饮，冬夏难治。

【尤】脉弦数而有寒饮，则病与脉相左，魏氏所谓饮自寒，而挟自热是也。夫相左者，必相持，冬则时寒助饮，欲以热攻，则脉数必甚。夏则时热助脉，欲以寒治，则寒饮为碍，故曰难治。

案此条难解，《金鉴》改数作迟，肆矣。

脉沉而弦者，悬饮内痛。病悬饮者，十枣汤主之。

【鉴】赵良曰：脉沉病在里也。凡弦者，为痛、为饮、为癖。悬饮结积，在内作痛，故脉见沉弦。【尤】脉沉而弦，饮气

内聚也。饮内聚，而气击之则痛。【徐】主十枣汤者，甘遂性苦寒，能泻经隧水湿，而性更迅速直达。大戟性苦辛寒，能泻脏腑之水湿，而为控涎之主。芫花性苦温，能破水饮窠囊，故曰破癖须用芫花。合大枣用者，大戟得枣，即不损脾也。盖悬饮原为骤得之证，故攻之不嫌峻而骤，若稍缓而为水气，喘息浮肿。《三因方》，以十枣汤药为末，枣肉和丸以治之，可谓善于变通者矣。

十枣汤方《外台》引《千金》云，此本仲景《伤寒论》方。

芫花熬　**甘遂**　**大戟**各等分

上三味，捣筛，以水一升五合，先煮肥大枣十枚，取八合，去滓，内药末，强人服一钱匕，羸人服半钱，平旦温服之，不下者，明日更加半钱。得快下后，糜粥自养。捣筛，《太阳下篇》作各别为散。快下，原本作快之，今改。

《千金》云：十枣汤，治病悬饮者，若下后不可与也。凡上气汗出而咳者，此为饮也。又云：钱匕者，以大钱上全抄之。若云半钱匕者，则是一钱抄取一边尔，并用五铢钱也。

《外台》：《深师》朱雀汤，疗久病癖饮，停痰不消，在胸膈上液液，时头眩痛苦挛，眼睛、身体、手足、十指甲尽黄。亦疗胁下支满，饮辄引胁下痛。

即本方，用甘遂、芫花各一分，大戟三分，大枣十二枚。

《圣济总录》：三圣散，治久病饮癖停痰，及胁支满，辄引胁下痛。即本方。

又芫花汤，治水肿，及支满澼饮。

于本方，加大黄、甘草、五味各一两。上粗捣筛，每服三钱匕，水二盏，枣二枚，擘破，同煎至九分，下芒硝半钱，更煎一沸，去滓温服，以利为度。

《宣明论》云：此汤兼下水肿腹胀，并酒食积，肠垢积滞，痃癖坚积蓄热，暴痛疟气久不已。或表之正气与邪热，并甚于里，热极似阴，反寒战，表气入里，阳厥极深，脉微而绝，并风热燥甚，结于下焦，大小便不通，实热腰痛，及小儿热结，乳癖积热，作发风潮搐，斑疹热毒，不能了绝者。

《宣明论》：三花神祐丸，治壮实人，风痰郁热，肢体麻痹，走注疼痛，湿热肿满，气血壅滞，不得宣通，及积痰翻胃。服三丸后，转加痛闷，此痰涎壅塞，顿攻不开，再加二丸，快利则止。

本方，去大枣，加大黄、黑丑、轻粉，水丸。

《丹溪心法》：小胃丹，治胸膈肠胃，热痰湿痰。

本方，加黄柏、大黄，粥丸。

《嘉定县志》云：唐杲，字德明，善医。太仓武指挥妻起立如常，卧则气绝欲死。杲言是为悬饮，饮在喉间，坐之则坠，故无害，卧则壅塞诸窍，不得出入，而欲死也。投以十枣汤而平。

病溢饮者，当发其汗，大青龙汤主之，小青龙汤亦主之。

《脉经》《千金》，无"大青龙汤主之"六字及"亦"字。《千金》云：《范汪》用大青龙汤。

【程】《内经》云：溢饮者，渴暴多饮，而易入肌肤肠胃之外也。以其病属表，故可大小青龙汤以发汗。【鉴】溢饮者，饮后水流行，归于四肢，当汗出而不汗出，壅塞经表，身体疼重，即今之风水、水肿病也。【徐】溢饮者，水已流行，归四肢，以不汗而致身体疼重。盖表为寒气所侵而疼，肌体着湿而重，全乎是表，但水寒相杂，犹之风寒两伤，内有水气，故以大青龙、小青龙主之。然大青龙合桂麻，而去芍，加石膏，则水气不甚，而挟热者宜之。倘咳多而寒伏，则必小青龙为当。盖麻黄去杏仁，桂枝去生姜，而加五味、干姜、半夏、细辛虽表散，而实欲其寒饮之下出也。

大青龙汤方 《外台》云：《范汪》溢饮者，当发其汗，大青龙汤主之

麻黄六两，去节　　桂枝二两，去皮　　甘草二两，炙　　杏仁四十个，

去皮尖　**生姜**三两　**大枣**十二枚　**石膏**如鸡子大，碎

　　上七味，以水九升，先煮麻黄，减二升，去上沫，内诸药，煮取三升，去滓，温服一升，取微似汗，汗多者温粉粉之。详见于《伤寒辑义》。下同。

小青龙汤方

　　麻黄去节，三两　**芍药**三两　**五味子**半升　**干姜**三两　**甘草**三两，炙　**细辛**三两，炙　**桂枝**三两，去皮　**半夏**半升，汤洗

　　上八味，以水一升，先煮麻黄，减二升，去上沫，内诸药，煮取三升，去滓，温服一升。

　　《外台》云：《千金》溢饮者，当发其汗，宜青龙汤。

　　《直指》：桂术汤，治气分。

　　本方，去芍药、五味子、半夏，加白术、枳壳。出《水饮门》。

　　膈间支饮，其人喘满，心下痞坚，面色黧黑，其脉紧，得之数十日，医吐下之不愈，木防己汤主之。虚者即愈，实者三日复发。复与不愈者，宜木防己汤去石膏加茯苓芒硝汤主之。《千金》"膈间"下有"有"字，"复发"下有"发则"二字，"去石膏"上衍"汤"字。

　　【尤】支饮上为喘满，而下为痞坚，则不特碍其肺，抑且滞其胃矣。面色黧黑者，胃中成聚，荣卫不行也。脉浮紧者，为外寒。沉紧者，为里实。里实可下，而饮气之实，非常法可下。痰饮可吐，而饮之在心下者，非吐可去。宜得之数十日，医吐下之，而不愈也。木防己、桂枝，一苦一辛，并能行水气，而散结气。而痞坚之处，必有伏阳，吐下之余，定无完气，书不尽言而意可会也。故又以石膏治热，人参益虚，于法可谓密矣。其虚者外虽痞坚，而中无结聚，即水去气行而愈。其实者，中实有物，气暂行而复聚，故三日复发也。魏氏曰：后方去石膏，加芒硝者，以其既散复聚，则有坚定之物，留作包囊，故以坚投坚而不

破者，即以软投坚而即破也。加茯苓者，引饮下行之用耳。

【鉴】得之数十日，医或吐之不愈者，是水邪不单结在上，故越之而不愈也。或下之不愈者，是水邪不单结在下，虽竭之亦不愈也。心下痞坚，饮结在中可知。故以木防己汤，开三焦水结，通上中下之气。方中用人参，以吐下后伤正也。故水邪虚结者，服之即愈。若水邪实结者，虽愈亦复发也。即复与前方，亦不能愈。当以前方减石膏之寒凝，加芒硝峻开坚结，加茯苓直输水道，未有不愈者也。

木防己汤方

木防己三两　石膏十二枚，鸡子大，《千金》作鸡子大，十二枚，《外台》作鸡子大，三枚。案《外台》似是　桂枝二两　人参四两

上四味，以水六升，煮取二升，分温再服。

木防己加茯苓芒硝汤方

木防己　桂枝各二两　芒硝三合　人参　茯苓各四两

上五味，以水六升，煮取二升，去滓，内芒硝再微煎，分温再服，微利则愈。案《千金》《外台》用木防己三两，为是。《千金》云：一方不加茯苓。《外台》云：此本仲景《伤寒论》方，《深师》同。

【程】防己利大小便，石膏主心下逆气，桂枝宣通水道，人参补气温中，正气王则水饮不待散，而自散矣。加芒硝之咸寒，可以软痞坚；茯苓之甘淡，可以渗痰饮。石膏辛寒近于解肌，不必杂于方内，故去之。

案防己，古称木防己，分汉木而为二种者，苏敬、陈藏器以后之说。《太平御览》载《吴氏本草》曰：木防己，一名解离，一名解燕。神农辛，黄帝、岐伯、桐君苦无毒，李氏大寒。如葛茎蔓延如芁，白根外黄似桔梗，内黑纹如车辐解，可以证矣。又案防己，散饮泄水，石膏清肺热，止喘满，桂枝、人参通阳补

气。若夫水邪结实者，非石膏之所能治。代以芒硝，峻开坚结，加茯苓利水道也。

心下有支饮，其人苦冒眩，泽泻汤主之。

【程】《内经》曰：清阳出上窍，支饮留于心膈，则上焦之气，浊而不清，清阳不能走于头目，故其人苦眩冒也。【尤】冒者，昏冒而神不清，如有物冒蔽之也。眩者，目眩转，而乍见玄黑也。

泽泻汤方《外台》引《深师》云：是本仲景《伤寒论》方。

泽泻五两　**白术**二两

上二味，以水二升，煮取一升，分温再服。

【程】白术之甘苦，以补脾则痰不生，泽泻之甘咸，以入肾则饮不蓄。小剂以治支饮之轻者。《外台》，"煮取一升"下有"又以水一升，煮取五合，此二汁"十三字。

支饮胸满者，厚朴大黄汤主之。

【尤】胸满，疑作腹满。支饮多胸满，此何以独用下法。厚朴、大黄，与小承气同，设非腹中痛而闭者，未可以此轻试也。【鉴】胸字，当是腹字。若是胸字，无用承气汤之理，是传写之讹。支饮胸满，邪在肺也，宜用木防己汤、葶苈大枣汤。饮满腹满，邪在胃也，故用厚朴大黄汤，即小承气汤也。

《千金》云：厚朴大黄汤，夫酒客咳者，必致吐血，此坐久饮过度所致也。其脉虚者必冒，胸中本有支饮，支饮胸满主之之方。

厚朴大黄汤方《外台》引《千金》云：此本仲景《伤寒论》方

厚朴一尺　**大黄**六两　**枳实**四枚，《千金》作四两，《外台》厚朴、枳实下俱有"炙"字

上三味，以水五升，煮取二升，分温再服。

《张氏医通》云：此即小承气，以大黄多，遂名厚朴大黄汤。若厚朴多，则名厚朴三物汤。此支饮胸满者，必缘其人素多湿热，浊饮上逆所致，故用荡涤中焦药治之。

支饮不得息，葶苈大枣泻肺汤主之。【原注】方见肺痈中。《外台》引《千金》云：此本仲景《伤寒论》方。

【徐】肺因支饮，满而气闭也。一呼一吸曰息，是气既闭，而肺气之布，不能如常度也。葶苈苦寒，体轻象阳，故能泄阳分肺中之闭。唯其泄闭，故善逐水。今气水相扰，肺为邪实，以葶苈泄之，故曰泻肺。大枣取其甘能补胃，且以制葶苈之苦，使不伤胃也。【鉴】喘咳不能卧，短气不得息，皆水在肺之急证也。故以葶苈大枣汤，直泻肺水也。

《张氏医通》云：支饮留结，气塞胸者，故不得息。以其气壅则液聚，液聚则热结，所以与肺痈同治也。

呕家本渴，渴方为欲解，今反不渴，心下有支饮故也，小半夏汤主之。【原注】《千金》云：小半夏加茯苓汤。案《千金》，用小半夏汤。《外台》引《千金》云：加茯苓者，是也。此注当删去。

【沈】此支饮上溢，而呕之方也。凡外邪上逆作呕，必伤津液，应当作渴，故谓呕家本渴。渴则病从呕去，谓之欲解。若心下有支饮，停蓄胸膈制燥，故呕而不渴，则当治饮。【尤】半夏味辛性燥，辛可散结，燥能蠲饮，生姜制半夏之悍，且以散逆止呕也。

小半夏汤方

半夏一升　　**生姜**半斤

上二味，以水七升，煮取一升半，分温再服。

《外台·虚烦门》《小品》杯水汤方后云：方有半夏，必须着生姜，不尔戟人咽。《千金》云：生姜，呕家之圣药。

《千金》云：有人常积气结而死，其心上暖，以此汤少许汁，入口遂活。出《伤寒·发黄门》。

《千金》：小半夏汤，病心腹虚冷，游痰气上，胸胁满不下食，呕逆者方。

即于本方中，加橘皮。一方有桂心、甘草。

《杨氏家藏方》：水玉汤，治眉棱骨痛不可忍者，此痰厥也。即本方。

《严氏济生方》：玉液汤，治七情伤感，气郁生涎，随气上逆，头目眩晕，心嘈忪悸，眉棱骨痛。

即本方。入沉香水一呷，温服。

《直指》：半夏丸，治吐血下血，崩中带下，喘急痰呕，中满虚肿，亦消宿瘀，百病通用。

圆白半夏刮净槌扁，以生姜汁调和飞白面，作软饼包掩半夏，慢火炙令色黄，去面取半夏，为末

上末，米糊丸绿豆大，日干，每三、四十圆，温热水下。

腹满口舌干燥，此肠间有水气，己椒苈黄圆主之。

【程】痰饮留于中，则腹满。水谷入于胃，但为痰饮，而不为津液，故口舌干燥也。上证曰：水走肠间，沥沥有声，故谓之痰饮。此肠间有水气，亦与痰饮不殊。故用此汤，以分消水气。

【尤】水既聚于下，则无复润于上，是以肠间有水气，而口舌反干燥也。后虽有水饮之入，只足以益下趋之势，口燥不除，而腹满益甚矣。

防己椒目葶苈大黄圆方《千金》名椒目圆

防己　椒目　葶苈熬，《千金》用二两，余同　**大黄**各一两

上四味，末之，蜜丸如梧子大，先食饮服一丸，日三服，稍增。口中有津液，渴者，加芒硝半两。

【程】此水气在小肠也。防己、椒目导饮于前，清者得从小便而出。大黄、葶苈推饮于后，浊者得从大便而下也。此前后分

消，则腹满减而水饮行，脾气转而津液生矣。若渴则甚于口舌干燥，加芒硝，佐诸药，以下腹满而救脾土。

卒呕吐，心下痞，膈间有水眩悸者，半夏加茯苓汤主之。辛，《千金》作诸。据《千金》《外台》，"半夏"上脱"小"字。

【尤】饮气逆于胃则呕吐，滞于气则心下痞，凌于心则悸，蔽于阳则眩。半夏、生姜止呕降逆，加茯苓，去其水也。【鉴】赵良曰：《经》云以辛散之。半夏、生姜，皆味辛。《本草》：半夏可治膈上痰。心下坚呕逆眩者，亦上焦阳气虚，不能升发，所以半夏、生姜并治之。悸则心受水凌，非半夏可独治，必加茯苓，去水下肾逆以安神，神安则悸愈也。

小半夏加茯苓汤方

半夏一升　**生姜**半斤　**茯苓**三两，一法四两，《外台》引《千金》用四两，方后云：仲景《伤寒论》茯苓三两，余并同。案今本《千金》用三两

上三味，以水七升，煮取一升五合，分温再服。《千金》注云：《胡洽》，不用茯苓，用桂心四两。《三因方》，名大半夏汤。

《千金》：茯苓汤，主胸膈痰满。

于本方中，加桂心。方后云：冷极者，加附子。气满加槟榔。

《圣济总录》：半夏加茯苓汤，治三焦不顺，心下痞满，膈间有水，目眩悸动。即本方。

《和剂局方》：茯苓半夏汤，治停痰留饮，胸膈满闷，咳嗽呕吐，气短恶心，以致饮食不下。即本方。

《易简方》：消暑圆，治伤暑发热头痛。

半夏一斤，醋五升煮干　**茯苓**半斤　**甘草**半斤

上为细末，以生姜汁作薄糊，为圆如梧桐子大，每服五十粒，水下。

又二陈汤，治痰饮为患，或呕吐恶心，或头眩心悸，或中脘不快，或发为寒热，或因食生冷，脾胃不和。

于本方，加甘草、陈皮、乌梅。

《直指》云：暑家气虚脉虚，或饮水过多，或冷药无度，伤动其中，呕吐不食，自利不渴。此则外热里寒，无惑乎伤暑伏热之说，非理中汤不可也。又有冷药过度，胃寒停水，潮热而呕，或身热微烦，此则阳浮外而不内，非小半夏加茯苓汤不可也。

《直指》：大半夏汤，治痰饮。即本方。

假令瘦人，脐下有悸，吐涎沫，而癫眩，此水也，五苓散主之。癫，徐、沈、尤、魏并作颠，《金鉴》云：癫当是巅字。巅者，头也，文义相属。此传写讹。案作颠，为是。此乃颠倒眩晕之谓。

【尤】瘦人不应有水，而脐下悸，则水动于下矣。吐涎沫，则水逆于中矣。甚而颠眩，则水且犯于上矣。形体虽瘦，而病实为水，乃病机欲变也。颠眩，即头眩。苓、术、猪、泽甘淡渗泄，使肠间之水，从小便出。用桂者，下焦水气，非阳不化也。曰多服暖水汗出者，盖欲使表里分消其水，非挟有表邪，而以两解之谓。【鉴】此条脐下有悸，是水停脐下为病也。若欲作奔豚，则为阳虚，当以茯苓桂枝甘草大枣汤主之。

五苓散方

泽泻一两一分　**猪苓**三分，去皮　**茯苓**三分　**白术**三分　**桂枝**二分，去皮

上五味，为末，白饮服方寸匕，日三服，多饮暖水，汗出愈。白饮，《外台》作水，《医垒元戎》作白米饮。详见于《伤寒论辑义》。

《朱氏集验方》：治偏坠吊疝方。

即本方，煎萝白子煎汤调下。吉州彭履仲方。

《直指方·便毒门》：五苓散，疏利小便，以泄败精。用葱二茎，煎汤调下。

《得效方·小儿门》：五苓散，治阴核气结，肿大钓痛，多因啼怒不止，伤动阴气，结聚不散得之。或胎妇啼泣过伤，令儿生下，小肠气闭，加以风冷，血水相聚，水气上乘于肺，故先喘，而后疝痛。外肾不硬，脐下痛楚不可忍，惟利二便则安。以木通、葱白、茴香、食盐，煎汤调下，得小便利为效。

《经验良方》云：衡阳屈朝奉，治小儿上吐下泻，用五苓为末，生姜自然汁为丸，麻子大，量儿大小，米饮送下。

附方

《外台》：**茯苓饮，治心胸中有停痰宿水，自吐出水后，心胸间虚，气满不能食，消痰气令能食**。《外台·痰饮食不消及呕逆不下食门》引《延年》云，仲景《伤寒论》同。

茯苓　人参　白术各三两　**枳实**二两　**橘皮**二两半　**生姜**四两

上六味，水六升，煮取一升八合，分温三服，如人行八九里进之。"味"下《外台》有"切以"二字，"合"下有"去滓"二字。

【沈】脾虚不与胃行津液，水蓄为饮，贮于胸膈之间，满而上溢，故自吐出水。后邪去正虚，虚气上逆，满而不能食也。所以参术，大健脾气，使新饮不聚；姜橘枳实，以驱胃家未尽之饮，日消痰气，令能食耳。

《外台》延年茯苓饮，主风痰气吐呕水者。即本方，出《风痰门》。

又茯苓汤，主风痰气发，即呕吐欠呿，烦闷不安，或吐痰水者。即本方，去枳实。

咳家，其脉弦为有水，十枣汤主之。方见上。"主"之下，《千金》有"不能卧出者，阴不受邪散也"十一字。

【魏】咳家崇为痰饮在内，逆气上冲之咳嗽言也，故其脉必弦。无外感家之浮，无虚劳家之数，但见弦者，知有水饮在中为患也。【尤】脉弦为水，咳而脉弦，知为水饮渍入肺也。十枣汤逐水气，自大小便去，水去则肺宁而咳愈。按许仁则论饮气咳者，由所饮之物，停澄在胸，水气上冲，肺得此气，便成咳嗽，经久不已，渐成水病。其状不限四时昼夜，遇诸动嗽物即剧，乃至双眼突出，气如欲断，汗出大小便不利，吐痰饮涎沫无限，上气喘急，肩息，每旦眼肿，不得平眠，此即咳家有水之证也。著有干枣三味丸亦佳。大枣六十枚，葶苈一升，杏仁一升，合捣作丸，桑白皮饮，下七八丸，日再，稍稍加之，以大便通利为度。

案《外台》，更有加巴豆牵牛五味丸，当参考。

夫有支饮家，咳烦胸中痛者，不卒死，至一百日，或一岁，宜十枣汤。方见上，赵本无"或"字。

【徐】夫有支饮家，乃追原之词也。谓支饮本不痛，蔓延至胸痹而痛。气上逆为咳，火上壅为烦，已有死道矣。不卒死，甚至一百日，或经年之久，其虚可知，幸元气未竭也。原其病支饮为本，病本不拔，终无愈期，逡巡不愈，正医家以虚故畏缩，故因宜十枣汤，以见攻病不嫌峻，不得悠悠以待毙也。【魏】不卒死，仲景之意，宜早治以十枣汤，至一百日或一岁，则难治矣。宜十枣汤者，宜于百日，一岁之前也。若谓日久饮深，宜十枣汤，恐非圣人履霜坚冰之意，总之涵泳白文自明。

案《千金》本条之后，有一条云：咳而引胁下痛者，亦十枣汤主之。不知是本经之旧文否。

久咳数岁。其脉弱者可治，实大数者死。其脉虚者必苦冒，其人本有支饮在胸中故也。治属饮家。

【沈】久咳数载，是非虚劳咳嗽，乃脾肺素本不足，肺气滞而不利。津化为饮，上溢胸中肺叶空窍之处，即支饮、伏饮之类。内之伏饮相招，风寒袭人，内外合邪而发。世谓痰火，屡屡举发者是矣。然久咳必是邪正两衰，其脉故弱。脉证相应，故为可治。实大数者，邪热炽盛，阴气大亏，甚者必造于亡，故主死也。脉虚者，乃上焦膻中，宗气不布，痰饮浊阴，上溢胸中，气逆上冲，所以苦冒。冒者，瞑眩黑花昏晕之类也。因其人本有支饮，存蓄胸中，则当治其支饮，而咳自宁，故治属饮家。

咳逆倚息，不得卧，小青龙汤主之。

【尤】倚息，倚几而息，能俯而不能仰也。【沈】此表里合邪之治也。肺主声，变动为咳，胸中素积支饮，招邪内入，壅逆肺气，则咳逆倚息，不得卧。是形容喘逆，不能撑持，体躯难舒，呼吸之状也。故用小青龙之麻、桂、甘草，开发腠理以驱外邪，从表而出，半夏、细辛，温散内伏之风寒，而逐痰饮下行；干姜温肺行阳，而散里寒；五味、芍药，以收肺气之逆，使表风内饮，一齐而解。此乃寒风挟饮咳嗽之主方也。

青龙汤下已，多唾口燥，寸脉沉，尺脉微，手足厥逆，气从小腹，上冲胸咽，手足痹，其面翕热如醉状，因复下流阴股，小便难，时复冒者，与茯苓桂枝五味甘草汤，治其气冲。 程本作"若面热如醉"。程云："下已"当作"汗已"。《金鉴》从之，误。

【沈】此下皆服小青龙汤，外邪解而里饮未除，扰动内阳之变也。表邪虽退，内饮未消，拒格胸间，心火不得下达，反刑肺金，则多唾口燥，犹如肺痿之类也。但饮为阴邪，而内僻则阳气衰微，故寸脉沉。下焦阳微，故尺脉微，而手足厥逆。因服青龙散剂，扰乱下焦，虚阳即随冲任之脉厥而上行，故气从小腹上冲胸咽，至于手足痹而不用。真阳以挟胃热上冲，其面翕热如醉状，冲气复反下流阴股，不归肾间而行决渎，故小便难。冲气往返，扰动胸中留饮，则时复冒，故易桂苓以逐冲气归源，五味收敛肺气之逆，甘草安和脾胃，不使虚阳上浮，此乃救逆之变方也。【徐】不堪发散动其气冲，以致肺燥，如痿而多唾。唾者其痰薄如唾也。又口燥，燥者觉口干，非渴也。下流阴股，谓浮于面之阳，旋复在两股之阴，作热气也。

桂苓五味甘草汤方

茯苓四两　桂枝四两，去皮，《千金》用二两，《外台》用一两　甘草炙，三两，《千金》二两　五味子半升

上四味，以水八升，煮取三升，去滓，分温三服。《外台》云：以《千金》校之，亦脱此方，今于仲景方录附之。案今《千金》载此方，可疑。

冲气即低，而反更咳胸满者，用桂苓五味甘草汤，去桂，加干姜、细辛，以治其咳满。

【尤】服前汤已，冲气即低，而反更咳胸满者，下焦冲逆之气既伏，而肺中伏匿之寒饮续出也。故去桂枝之辛而导气，加干姜、细辛之辛而入肺者，合茯苓、五味、甘草，消饮驱寒，以泄满止咳也。

案成无己云：桂枝泄奔豚，故桂枝加桂汤用五两，以主奔豚气，从小腹上至心者。今冲气即低，乃桂之功著矣，故去之。沈氏、《金鉴》并云：桂走表，故去之，非。

苓甘五味姜辛汤方

茯苓四两　甘草　干姜　细辛各三两　五味子半升

上五味，以水八升，煮取三升，去滓，温服半升，日三服。"服"字依俞本补。

咳满即止，而更复渴，冲气复发者，以细辛、干姜为热药也。服之当遂渴，而渴反止者，为支饮也。支饮者，法当冒冒者必呕，呕者复内半夏，以去其水。

【沈】此支饮内蓄，而复发也。咳满即止，肺之风寒已去，而更发渴，冲气复发者，饮滞外邪，留于胸膈未除也。即以细辛、干姜热药推之。若无痰饮内蓄，而服细辛、干姜热药，助其燥热，应当遂渴，而渴反止者，是内饮上溢喉间，浸润燥热，故不作渴，但阻胸中阳气，反逆上行而冒。然冒家阳气上逆，饮亦

随之而上，故冒者必呕。呕者于前去桂茯苓五味甘草汤，复内半夏，消去其水，呕即止矣。【尤】所以治渴而冲气动者，惜未之及也。约而言之，冲气为麻黄所发者，治之如桂苓五味甘草，从其气而导之矣。其为姜辛所发者，则宜甘淡咸寒，益其阴以引之，亦自然之道也。若更用桂枝，必捍格不下，即下亦必复冲。所以然者，伤其阴故也。

桂苓五味甘草去桂加干姜细辛半夏汤方

茯苓四两　甘草　细辛　干姜各二两，《千金》同《外台》，作三两　五味子　半夏各半升

上六味，以水八升，煮取三升，去滓，温服半升，日三服。"服"字，依俞本补。

案《金鉴》，去甘草，名苓桂五味甘草去甘草去桂加干姜细辛半夏汤，未详所据。

水去呕止，其人形肿者，加杏仁主之。其证应内麻黄，以其人遂痹，故不内之。若逆而内之者必厥。所以然者，以其人血虚，麻黄发其阳故也。

【徐】形肿，谓身肿也。肺气已虚，不能遍布，则滞而肿，故以杏仁利之，气不滞则肿自消也。其证应内麻黄者，《水肿篇》云：无水虚肿者，谓之气水，发其汗则已。发汗宜麻黄也。以其人遂痹，即前手足痹也，逆而内之，谓误用麻黄，则阴阳俱虚而厥。然厥之意尚未明，故曰所以必厥者，以其人因血虚不能附气，故气行涩而痹。更以麻黄汤药，发泄其阳气。则亡血复汗，温气去而寒气多，焉得不厥。正如新产亡血复汗，血虚而厥也。

苓甘五味加姜辛半夏杏仁汤方

茯苓四两　甘草三两　五味子半升　干姜三两　细辛三两　半

夏半升　杏仁半升，去皮尖

上七味，以水一斗，煮取三升，去滓，温服半升，日三服。"服"字，依俞本补。

若面热如醉，此为胃热上冲熏其面，加大黄以利之。《外台》"醉"下有"状"字。

【徐】面属阳明，胃气盛则面热如醉，是胃气之热上熏之也。既不因酒而如醉，其热势不可当，故加大黄以利之。虽有姜辛之热，各自为功而无妨矣。【尤】与冲气上逆，其面翕热如醉者不同。冲气上行者，病属下焦，阴中之阳，故以酸温止之。此属中焦，阳明之阳，故以苦寒下之。

苓甘五味加姜辛半杏大黄汤方

茯苓四两　甘草三两　五味半升　干姜三两　细辛三两　半夏半升　杏仁半升　大黄三两

上八味，以水一斗，煮取三升，去滓，温服半升。日三服。"服"字，依俞本补。

《千金方衍义》云：赵以德曰，前四变随证加减施治，犹未离本来绳墨。至第五变，其证颇似戴阳，而能独断阳明胃热，乃加大黄以利之。按阳明病，面合赤色，不可攻之，为其肾虚阳气不藏，故以攻为戒。而此平昔阴亏血虚，反用大黄利之者，以其证变叠见。虽有面热如醉，而脉见寸沉尺微，洵非表邪怫郁，而为胃中热蕴无疑，竟行涤饮攻热，不以阴虚为虑，而致扼腕也。

案以上叙证五变，应变加减，其意殆与《伤寒论》证象阳旦之一则同，示人以通变之法也。

先渴后呕，为水停心下，此属饮家，小半夏茯苓汤主之。方见上。《千金》《外台》，以此条载上文"卒呕吐，心下痞"云云之前，似是。"后呕"，作"却呕"。

【尤】先渴后呕者，本无呕病。因渴饮水，水多不下，而反上逆也，故曰，此属饮家。小半夏止呕降逆，加茯苓去其停水，盖始虽渴而终为饮，但当治饮，而不必治其渴也。【魏】水停心下，阻隔正气，不化生津液，上于胸咽，故渴也。渴必饮水，水得水而愈恣其冲逆，所以先渴而后必呕也。此属饮家，当治其饮，不可以为渴家治其渴也。

案《脉经》所载三条，恐本经旧文，系于脱漏，今备录于下。

《脉经》云：咳而时发热，脉卒弦《千金》作在九菽者，非虚也，此为胸中寒实所致也，当吐之。

又云：咳家其脉弦，欲行吐药，当相人强弱，而无热乃可吐之。其脉沉者，不可发汗。

又云：病患一臂不随，时复转移在一臂，其脉沉细，非风也，必有饮在上焦。其脉虚者，为微劳，荣卫气不周故也，久久自瘥。

消渴小便利淋病脉证并治第十三

脉证九条　方六首①

厥阴之为病，消渴气上冲心，心中疼热，饥而不欲食，食即吐蛔，下之不肯止。

【鉴】按此条是《伤寒论》厥阴经正病，与杂病消渴之义不同，必是错简。

---

①　仲景《金匮要略》原方六首，作者编入时删去猪苓汤方。

《喻氏法律》云：消渴之证，《内经》有其论无其治，《金匮》有论有治矣。而集书者，采《伤寒论》厥阴经消渴之文凑入，后人不能决择，斯亦不适于用也。盖伤寒热邪，至厥阴而尽，热势入深，故渴而消水。及热解则不渴，且不消矣，岂杂证积渐为患之比乎。

寸口脉浮而迟，浮即为虚，迟即为劳，虚则卫气不足，劳则荣气竭。诸本，接下条为一条，今依《金鉴》分出。

【鉴】按此条当在《虚劳篇》，错简在此。寸口通指左右三部而言也。浮而有力为风，浮而无力为虚，按之兼迟，即为虚劳之诊，故主卫外营内虚竭也。

跌阳脉浮而数，浮即为气，数即消谷而大坚。一作紧。气盛则溲数，溲数即坚。坚数相搏，即为消渴。《脉经》"坚"字并作"紧"。《金鉴》云："而大坚"句，不成文，"大"字之下，当有"便"字，必是传写之讹。魏云：大坚，即大便坚也。一作紧，非。

【程】跌阳，胃脉也。《内经》曰：三阳结，谓之消。胃与大肠，谓之三阳。以其热结于中，则脉浮而数。《内经》又曰：中热则胃中消谷。是数即消谷也。气盛，热气盛也。谷消热盛，则水偏渗于膀胱，故小便数而大便硬。胃无津液，则成消渴矣。此中消脉也。

《外台》《古今录验》论云：消渴病有三：一渴而饮水多，小便数，有脂，似麸片甘者，皆是消渴病也；二吃食多，不甚渴，小便少似有油而数者，此是消中病也；三渴饮水不能多，但腿肿，脚先瘦小，阴痿弱，数小便者，此是肾消病也。又《东垣试效方》云：高消者，舌上赤裂，大渴引饮。《逆调论》云：心移热于肺，传为鬲消者，是也。以白虎加人参汤治之。中消者，善食而瘦，自汗，大便硬，小便数。叔和云：口干饮水，多食饥虚，成消中者，是也。以调胃承气三黄丸治之。下消者，烦渴引饮，耳轮焦干，小便如膏。叔和云：焦烦水易亏，此肾消也。以八味丸治之。《总录》所谓末传能食者，必发脑疽背疮。不能食者，必传中满鼓胀。皆谓不治之证。案据此论，本节之症，即是消中之谓。

男子消渴，小便反多，以饮一斗，小便一斗，肾气丸主之。
方见妇人杂病中。

【程】小便多则消渴。《内经》曰：饮一溲二者，不治。出《气厥论》。今饮一溲一，故与肾气丸治之。肾中之气，犹水中之火，地中之阳，蒸其精微之气，达于上焦，则云升而雨降，上焦得以如雾露之溉，肺金滋润，得以水精四布，五经并行，斯无消渴之患。今其人也，摄养失宜，肾水衰竭，龙雷之火，不安于下，但炎于上，而刑肺金。肺热叶焦，则消渴引饮。其饮入于胃，下无火化，直入膀胱，则饮一斗，溺亦一斗也。此属下消。【尤】盖水液属阴，非气不至。气虽属阳，中实含水。水之与气，未尝相离也。肾气丸中有桂附，所以斡旋肾中颓堕之气，而使上行心肺之分，故名曰肾气。不然则滋阴润燥之品，同于饮水无济，但益下趋之势而已。驯至阳气全消，有降无升，饮一溲二而死不治。夫岂知饮入于胃，非得肾中真阳，焉能游溢精气，而上输脾肺耶。【沈】男子二字，是指房劳伤肾，火旺水亏，而成消渴者。

《外台·近效祠部李郎中》论云：消渴者，原其发动，此则肾虚所致，每发即小便至甜。按《洪范》：稼穑作甘。以物理推之，淋饧醋酒作脯法，须臾即皆能甜也。足明人食之后，滋味皆甜，流在膀胱，若腰肾气盛，则上蒸精气，气则下入骨髓，其次以为脂膏，其次为血肉也。其余别为小便，故小便色黄，血之余也。臊气者，五脏之气。咸润者，则下味也。腰肾既虚冷，则不能蒸于上，谷气则尽下为小便者也，故甘味不变。其色清冷，则肌肤枯槁也。又肺为五脏之华盖，若下有暖气蒸即肺润。若下冷极，即阳气不能升，故肺干则热。譬如釜中有水，以火暖之。其釜若以板盖之，则暖气上腾，故板能润也。若无火力，水气则不上，此板终不可得润也。火力者，则为腰肾强盛也，常须暖将息。其水气即为食气。食气若得暖气，即润上而易消下，亦免干渴也。是故张仲景云，宜服此八味肾气丸。又张仲景云：足太阳者，是膀胱之经也。膀胱者，是肾之腑也。而小便数，此为气盛。气盛则消谷，大便硬，衰则为消渴也。男子消渴，饮一斗，小便亦得一斗，宜八味肾气丸主之。神方。消渴人，宜常服之。

即本方，但用山茱萸五两，桂附各三两。

《吴氏方考》云：是阴无阳而不升，阳无阴而不降。水下火上，不相既济耳。故用肉桂、附子之辛热，壮其少火。用六味地黄丸，益其真阴。真阴益则阳可降，少火壮则阴自升。故灶底加薪，枯笼蒸溽，槁禾得雨，生意惟新。明者知之，昧者鲜不以为迂也。

陈氏《外科精要》云：一士大夫病渴，治疗累岁不安。一名医使服八味丸，不半载而疾瘥。因疏其病源云：今医多用醒脾生津止渴之药，误矣。其疾本起于肾水枯竭，不能止润。是以心火上炎，不能既济，煎熬而生渴。今服此药，降心火，生其肾水，则渴自止矣。

即本方，以真北五味子代附子，《圣济》《直指》同。《朱氏集验》云：治消渴，八味圆去附子，加五味子，用茧空及茄空，煎汤下。

《严氏济生方》：加减肾气丸治劳伤肾经，肾水不足，心火自用，口舌焦干，多渴而引饮，精神恍惚，面赤心烦，腰痛脚弱，肢体羸瘦，不能起止。

本方去附子，加五味子、鹿角、沉香。弱甚者加附子。

方勺《泊宅编》云：提点铸钱朝奉郎黄沔久病渴，极疲悴，予每见必劝服八味丸。初不甚信，后累医不瘥，谩服数两遂安。或问渴而以八味丸治之何也？对曰：汉武帝渴，张仲景为处此方。盖渴多是肾之真水不足致然，若其势未至于瘠，但进此剂殊佳，且药性温平无害也。案汉武、仲景相去数百年，盖不过一时作此杜撰之言，取信于俗士耳。

脉浮，小便不利，微热消渴者，宜利小便发汗，五苓散主之。方见上。

【徐】脉浮微热，是表未清也。消渴小便不利，是里有热也。故以桂枝主表，白术、苓泽主里，而多以热水助其外出下达之势。此治消渴之浅而近也。按此与上条，同是消渴。上条小便多，知阴虚热结。此条小便不利，而微热，即为客邪内入，故治法迥异。然客邪内入，非真消渴也，合论以示辨耳。

渴欲饮水，水入则吐者，名曰水逆，五苓散主之。方见上。

【尤】热渴饮水，热已消而水不行，则逆而成呕，乃消渴之变证。曰水逆者，明非消渴，而为水逆也。故亦宜五苓散，去其停水。【沈】此亦非真消渴也。

渴欲饮水不止者，文蛤散主之。

【鉴】渴欲饮水，水入则吐，小便不利者，五苓散证也。渴欲饮水，水入则消，口干舌燥者，白虎加人参汤证也。渴欲饮水，而不吐水，非水邪盛也。不口干舌燥，非热邪盛也，惟引饮不止。故以文蛤一味，不寒不温，不清不利，专意于生津止渴也。

案《金鉴》云：五倍子，亦名文蛤。按法制之名百药煎，大能生津止渴，故当用之，屡试屡验也。此说本于《三因方》。百药煎，于生津止渴固效矣。然其药出于后世，本条所用。即所谓花蛤也。以上三条，详见《伤寒论辑义》。

文蛤散方

文蛤五两，俞本作四两

上一味，杵为散，以沸汤五合，和服方寸匕。

淋之为病，小便如粟状，小腹弦急，痛引脐中。

【徐】淋之为病，全在下焦。故前十一篇内，言下焦有热，亦主淋闭不通。此言小便如粟状，粟者色白，而滴沥甚，则如米屑也。然气血不同，故后人有五淋之名。小腹气不和，失其浑厚之元，则弦急矣。热邪上乘，则痛引脐中矣。【尤】按巢氏云：淋之为病，由肾虚而膀胱热也。肾气通于阴，阴，水液下流之道也。膀胱为津液之腑，肾虚则小便数，膀胱热则水下涩，数而且涩，淋沥不宣，故谓之淋。其状小便出少起多，小腹弦急，痛引于脐。又有石淋、劳淋、血淋、气淋、膏淋之异，详见本论。其言颇为明晰，可补仲景之未备。

案如粟状，依《巢源》"出少起多"之语，唯言滴沥短少，如米屑耳。云色白，殆凿矣。沈、程以下诸注，皆以为石淋。然以理推之，小便下砂石，不宜言如粟状，故今从徐注。

《三因方》云：淋，古谓之癃，名称不同也。癃者，罢也。淋者，滴也。今名虽俗，于义为得。

跌阳脉数，胃中有热，即消谷引食，大便必坚，小便即数。程本，以此条列于前"跌阳脉浮而数"云云，即为消渴之后，是。魏本细书此条于上格云云，义与前同，故未另注。

【尤】胃中有热，消谷引饮，即后世所谓消谷善饥为中消者，是也。胃热则液干，故大便坚。便坚，则水液独走前阴，故小便数，亦即前条消渴胃坚之证。而列于淋病之下，疑错简也。

淋家不可发汗，发汗则必便血。

【程】膀胱蓄热则为淋。发汗以迫其血，血不循经，结于下焦，又为便血。详见《伤寒论辑义》。

小便不利者，有水气，其人苦渴，瓜蒌瞿麦丸主之。苦，赵本作"者"。

【尤】此下焦阳弱气冷，而水气不行之证。故以附子益阳气，茯苓、瞿麦行水气。观方后云：腹中温为知，可以推矣。其人若渴，则是水寒偏结于下，而燥火独聚于上，故更以薯蓣、瓜蒌根除热生津液也。夫上浮之焰，非滋不熄，下积之阴，非暖不消。而寒润、辛温并行，不倍此方为良法矣。欲求变通者，须于此三复焉。【鉴】其人必脉沉无热，始合法也。【沈】盖本经《肿论》：腰以下肿者，当利其小便。而不见其方。观此方后云：小便利，腹中温为知，似乎在水肿腹冷小便不利之方，想编书者误入，俟高明细详用之。

瓜蒌瞿麦丸方

瓜蒌根二两　　**茯苓**　**薯蓣**各三两　**附子**一枚，炮　**瞿麦**一两

上五味，末之，炼蜜丸梧子大，饮服三丸，日三服。不知，增至七八丸，以小便利，腹中温为知。

【程】薯蓣、瓜蒌，润剂也，用以止渴生津。茯苓、瞿麦，利剂也，用以渗泄水气。膀胱者，州都之官，津液藏焉，气化则能出焉。佐附子之纯阳，则水气宣行，而小便自利，亦肾气丸之变制也。

案渴而小便不利，故非消渴。小便虽不利，而未至溺如粟状，且无小腹急痛，故非淋也。即此治水病，渴而小便不利之方，沈氏之说似是。

小便不利，蒲灰散主之。滑石白鱼散，茯苓戎盐汤并主之。

【鉴】无表里他证，小便不利者，小便癃闭病也。【尤】仲景不详见证，而并出三方，以听人之随证审用，殆所谓引而不发者软。

蒲灰散方

蒲灰七分　**滑石**三分

上二味，杵为散，饮服方寸匕，日三服。

【徐】蒲灰，即蒲席烧灰也，能去湿热，利小便。滑石，能通九窍，去湿热，故主之。

案蒲灰，《证类本草》甄权云：破恶血，败蒲席灰也。《魏氏家藏方》：用箬灰。楼氏《纲目》云：蒲灰，恐即蒲黄粉。楼说难从。然《千金》有一方，附下备考。

《千金》小便不利，茎中疼痛，小腹急痛。

蒲黄　滑石各等分

上二味，治下筛，酒服方寸匕，日三。《医垒元戎》：治产后小便不通，金钥匙散是。

滑石白鱼散方

滑石二分　**乱发**二分，烧　**白鱼**二分

上三味，杵为散，饮服半钱匕，日三服。"半钱匕"俞本作"方寸匕"。

【尤】《别录》云：白鱼开胃下气，去水气，血余疗转胞，小便不通，合滑石，为滋阴益气，以利其小便者也。

案乱发，《本经》主五淋。白鱼，恐非鱼中之白鱼。《尔雅》：蟫，白鱼。《本经》云：衣鱼，一名白鱼，主妇人疝瘕，小便不利。又《南齐书》：明帝寝疾甚久，敕台省府署文簿，求白鱼以为治。是也。沈云：白鱼，鲞。诸注并仍之，不可从。

茯苓戎盐汤方

茯苓半斤　**白术**二两　**戎盐**弹丸大一枚

上三味，先将茯苓、白术煎成，入戎盐，再煎，分温三服。"先将"以下十七字，原本缺，今据宋本及徐、沈、尤本补之。程本、《金鉴》作"以水五升，煮取三升，分温三服"。卢本"五升"作"六升"。

【尤】《纲目》：戎盐，即青盐。咸寒入肾，以润下之性，而就渗利之职，为驱除阴分水湿之法也。

渴欲饮水，口干舌燥者，白虎加人参汤主之。方见中暍中。

【尤】此肺胃热盛伤津，故以白虎清热，人参生津止渴。盖

即所谓上消、膈消之证，疑亦错简于此也。

《喻氏法律》云：按此治火热伤其肺胃，清热救渴之良剂也。故消渴病之在上焦者，必取用之。东垣以治膈消，洁古以治能食而渴者。

脉浮发热，渴欲饮水，小便不利者，猪苓汤主之。

【沈】此亦非真消渴也。伤寒太阳阳明，热邪未清，故脉浮发热，渴欲饮水。胃热下流则小便不利，故以猪苓汤导热滋干，而驱胃邪下出也。文蛤散、猪苓散、五苓散，凡四条，编书者误入。【尤】按渴欲饮水，本文共有五条。而脉浮发热，小便不利者，一用五苓，为其水与热结故也。一用猪苓，为其水与热结，而阴气复伤也。其水入则吐者，亦用五苓，为其热消而水停也。渴不止者，则用文蛤，为其水消而热在也。其口干燥者，则用白虎加人参，为其热甚而津伤也。此为同源而异流者，治法亦因之各异如此，学者所当细审也。

水气病脉证并治第十四

论七首　脉证五条　方九首

师曰：病有风水，有皮水，有正水，有石水，有黄汗。风水，其脉自浮，外证骨节疼痛恶风。皮水，其脉亦浮，外证胕肿，按之没指，不恶风，其腹如鼓，不渴，当发其汗。正水，其脉沉迟，外证自喘。石水，其脉自沉，外证腹满不喘。黄汗，其脉沉迟，身发热胸满，四肢头面肿，久不愈必致痈肿。附，《千金》作浮。如鼓不渴，《巢源》作如故而不满又不渴。"身"下，《脉经》《千金》有"体"字。

【程】风水与皮水相类属表，正水与石水相类属里。但风水恶风，皮水不恶风，正水自喘，石水不喘，为异耳。自唐以来，复有五水、十水之说，皆由肾不主五液，脾不能行水，致津液充郭，上下溢于皮肤，则水病生矣。【鉴】风水得之内有水气，外感风邪，风则从上肿，故面浮肿，骨节疼痛恶风，风在经表也。皮水得之内有水气，皮受湿邪，湿则从下肿，故胕肿，其腹如鼓，按之没指，水在皮里也。非风邪，故不恶风，因水湿，故不渴也。其邪俱在外，故均脉浮，皆当从汗从散而解也。正水，水之在上病也。石水，水之在下病也。故在上则胸满自喘，在下则腹满不喘也。其邪俱在内，故均脉沉迟，皆当从下从温解也。【尤】正水，肾脏之水自盛也。石水，水之聚而不行者也。正水，乘阳之虚而侵及上焦，故脉沉迟而喘。石水，因阴之盛，而结于少腹，故脉沉，腹满而不喘也。【魏】黄汗者，其脉亦沉迟，与正水、石水，水邪在内无异也。然所感之湿，客于皮毛者，独盛于他证，故身发热。热必上炎，故胸满，头面肿。湿热肆行，故四肢亦肿。久久不愈，瘀窿蕴酿，致成疮痈，溃烂成脓，必至之势也。热逼于内，汗出于外，湿瘀乎热，汗出必黄。此又就汗出之色，以明湿热之理，名之曰黄汗。

案胕，程读为"跗"，本于喻氏，盖误矣。徐云胕者，浮也，近是。《素问·水热穴论》云：上下溢于皮肤，故为胕肿。胕肿者，聚水而生病也。知是胕肿，即水病之称耳。

《巢源·石水候》云：肾主水，肾虚则水气妄行，不依经络，停聚结在脐间，小腹肿大，鞕如石，故云石水。其候引胁下胀痛，而不喘是也。脉沉者，名曰石水，尺脉微大，亦为石水。肿起脐下，至少腹垂垂然，上至胃脘则死不治。

《张氏医通》云：风水者，肾本属水，因风而水积也。《经》云：并浮为风水，传为胕肿。又曰：肾风者，面胕庞然，壅害于言，不能正偃，正偃则咳，名曰风水，其本在肾，其末在肺，皆积水也。上下溢于皮肤，故为胕肿。今只言外证骨节疼痛恶风，不言胕肿，脱文也。皮水者，皮肤胕肿是也。盖肺主气，以行营卫，外合皮毛。皮毛病甚，则肺气膹郁，当发其汗，散皮毛之邪，外气通而郁解矣。正水者，肾经之水自病也。《经》曰：肾者胃之关也，关门不利，故聚水成病，上下溢于皮肤，胕肿腹大，上为喘呼不得卧，标本俱病也。石水者，乃水积小腹胞内，坚满如石。《经》曰：阴阳结邪，阴多阳少，名石水。又曰：肾肝并沉为石水，水积胞内，下从足少阴，故不发喘。

脉浮而洪，浮则为风，洪则为气，风气相搏，风强则为隐疹，身体为痒，痒为泄风，久为痂癞，气强则为水，难以俯仰，风气相击，身体洪肿，汗出乃愈。恶风则虚，此为风水。不恶风者，小便通利，上焦有寒，其口多涎，此为黄汗。

【鉴】"此为黄汗"四字，当是衍文。六脉俱浮而洪，浮则为风，洪则为气。风气相搏之病，若风强于气，相搏为病，则偏于营，故为隐疹。身体为痒，痒者肌虚，为风邪外薄故也。名曰泄风，即今之风燥疮是也。故日久不愈，则成痂癞。痂癞，疥癣疠癞之类是也。若气强于风，相搏为病，则偏于卫，故为水气，难以俯仰，即今之支饮喘满不得卧也。若风气两相强击为病，则为风水，故通身浮肿也。以上诸证，皆属肌表，故当发汗，汗出乃愈也。风水无汗，当以越婢汤发汗。若汗出恶风，则为表阳虚，故加附子也。若不恶风，小便通利，非表阳有寒，乃上焦有寒也。上焦有寒，惟兼病水者，不能约束津液，故其口多涎也。

何氏《医碥》云："恶风则虚"一句，"不恶风者，小便通利，上焦有寒，其口多涎，此为黄汗"五句，当是错简，删之。案此说未知是否，《金鉴》改"洪肿"作"浮肿"。《巢源》有身《面卒洪肿候》，谓肿之盛大，《金鉴》误耳。

寸口脉沉滑者，中有水气，面目肿大有热，名曰风水。视人之目裹上，拥如蚕新卧起状，其颈脉动，时时咳，按其手足上，陷而不起者，风水。《脉经》《千金》《外台》并无"蚕"字。据《灵枢·论疾诊尺》及《水胀篇》，无"蚕"字为是。盖因下文目下有卧蚕之

196

语，而错误也。裹，《灵枢》作窠。潘氏《续焰》云：窠者，窝也。聚精成窝，搏结之义。

【尤】风水，其脉自浮，此云沉滑者，乃水脉非风脉也。至面目肿大有热，则水得风而外浮，其脉亦必变而为浮矣。仲景不言者，以风水该之也。目窠上微肿，如蚕新卧起状者，《内经》所谓水为阴，而目下亦阴，聚水者必微肿，先见于目下是也。颈脉动者，颈间人迎脉动甚，风水上凑故也。时时咳者，水渍入肺也。按其手足上，陷而不起，与《内经》以手按其腹，随手而起，如裹水之状者不同。然腹中气大，而肢间气细，气大则按之随手而起，气细则按之窅而不起，而其浮肿则一也。

案《水胀篇》：以手按其腹，随手而起，如裹水之状者，水也。其身尽肿皮厚，按其腹，窅而不起者，肤胀也。肤胀者，寒气客于皮肤之间所致，寒气在于皮肤之间，按而散之，则不能猝聚，故窅而不起也。当知随手而起，为有水无气，窅而不起，为有气有水也。《巢源》：燥水，谓水气溢于皮肤，因令肿满，以指画肉上，则隐隐成文字者，名曰燥水。以指画肉上，随画随散，不成文字者，名曰湿水。盖湿水，即《灵枢》所谓水也。燥水，即所谓肤胀也。上条云皮水其脉亦浮，外证胕肿，按之没指，而此条云陷而不起者风水，则知皮水、风水，即《巢源》所谓燥水，而亦肤胀之属也。尤注似疏，故详及之。

太阳病，脉浮而紧，法当骨节疼痛，反不疼，身体反重而酸，其人不渴，汗出即愈，此为风水。恶寒者，此为极虚，发汗得之，渴而不恶寒者，此为皮水。身肿而冷，状如周痹，胸中窒不能食，反聚痛，暮躁不得眠，此为黄汗。痛在骨节，咳而喘，不渴者，此为脾胀。其状如肿，发汗即愈。然诸病此者，渴而下利，小便数者，皆不可发汗。 酸，徐、沈、尤作痠。脾胀，诸注作肺胀为解，似是。唯程、魏仍旧文。本条凡五节，依徐注而分之。

【尤】太阳有寒，则脉紧骨疼，有湿则脉濡身重，有风则脉浮体酸，此明辨也。今得伤寒脉，而骨节不疼，身体反重而酸，即非伤寒，乃风水外胜也。风水在表而非里，故不渴，风固当汗，水在表者，亦宜汗，故曰汗出即愈。然必气盛而实者，汗之乃愈。不然，则其表益虚，风水虽解，而恶寒转增矣。故曰恶寒者，此为极虚，发汗得之。若其渴而不恶寒者，则非病风，而独病水，不在皮外，而在皮中，视风水为较深矣。其证身肿而冷，状如周痹。周痹为寒湿痹其阳，皮水为水气淫于肤也。胸中窒，不能食者，寒袭于外，而气窒于中也。反聚痛，暮躁不得眠者，热为寒郁，而寒甚于暮也。寒湿外淫，必流关节，故曰此为黄汗，痛在骨节也。其咳而喘，不渴者，水寒伤肺，气攻于表，有如肿病，而实同皮水，故曰发汗则愈。然此诸病，若其人渴而下利，小便数者，则不可以水气当汗，而概发之也。仲景丁宁①之意，岂非虑人之津气先亡耶。或问：前二条云风水外证骨节疼，此云骨节反不疼，身体反重而酸，前条云皮水不渴，此云渴，何也。曰：风与水合而成病，其流注关节者，则为骨节疼痛。其侵淫肌体者，则骨节不疼，而身体酸重，由所伤之处不同故也。前所云皮水不渴者，非言皮水本不渴也，谓腹如鼓而不渴者，病方外盛而未入里，犹可发其汗也。此所谓渴而不恶寒者，所以别于风水之不渴而恶风也。程氏曰：水气外留于皮，内薄于肺，故令人渴，是也。

《灵枢·周痹篇》云：风寒湿气，客于外分肉之间，迫切而为沫，沫得寒则聚，聚则排分肉，而分裂也。分裂则痛，痛则神归之，神归之则热，热则痛解，痛解则厥，厥则他痹发，此内不在脏，而外未发于皮，独居分肉之间，真气不能周，故命曰周痹。案此即历节痛风之谓，今云状如周痹者，岂谓其为走痛耶？抑与《灵枢》周痹异义，而谓唯其为顽痹耶？诸注无明解者何。

---

① 丁宁：嘱咐，告诫。

又案《金鉴》以下条"越婢加术汤主之"七①字，移本条"发汗即愈"之下，云：以上四证，皆初病皮毛，状类伤寒，故均以越婢加术汤主之，发汗即愈也，此说不可从，详于下条。

里水者，一身面目黄肿，其脉沉，小便不利，故令病水。假如小便自利，此亡津液，故令渴也，越婢加术汤主之。【原注】方见《中风》。案黄，《脉经》作洪，是。《脉经》注：一云皮水，其脉沉，头面浮肿，小便不利，故令病水。假令小便自利，亡津液，故令渴也。

【程】里有水则脉沉，小便不利，溢于表则一身面目黄肿，故与越婢加术汤，以散其水。若小便自利，此亡津液而渴，非里水之证，不用越婢汤也。越婢加术汤，当在故令病水之下。

案此条诸家，并以自一身面目黄肿，至故令渴也，悉属越婢汤证。殊不知此与肠痈大黄牡丹汤条，为倒装法，程注义独长矣。第据《脉经》黄肿乃洪肿之讹，又据《外台》引《古今录验》皮水，越婢加术汤主之，及《脉经》注文里水亦皮水之讹，义尤明显。《金鉴》则不考之于古书，辄以越婢加术汤主之七字，移于前条，抑亦肆矣。或疑脉沉用麻黄之义，考本草，麻黄为肺家之专药，李氏详辨之。皮水，水气壅遏于皮肤之间，用麻黄而发之，则气行水利而脉道开。沉乃为浮，此等之义，身试亲验，然后知经文之不我欺也。

趺阳脉当伏，今反紧，本自有寒疝瘕。腹中痛，医反下之，下之胸满短气。趺阳脉当伏，今反数，本自有热。消谷，小便数，今反不利，此欲作水。

【鉴】赵良曰：趺阳当伏者，非趺阳胃气之本脉也。为水蓄于下，其气伏，故脉亦伏。《脉法》曰：伏者为水。【魏】趺阳有水邪则当伏，以胃阳为水湿阴寒所固闭，故阳明之脉不出也。

---

① 七：原作"六"，据文义及下文改。

今反紧，不惟水盛于里，而且寒盛于中矣。盖其人不只有水气之邪，而更兼平日有积寒疝瘕，腹中常常作痛，水邪中又兼寒邪也。医者不识其为阴寒，乃以为水邪可下，虽水下沉，而寒邪上逆，故胸满短气矣。此病趺阳脉当伏，今反数，为本自有热。然本自有热，则当消谷，小便数，大便坚，如伤寒胃实之证也。今小便反不利，则知为欲作水与湿热之邪无疑。

寸口脉浮而迟，浮脉则热，迟脉则潜，热潜相搏，名曰沉。趺阳脉浮而数，浮脉即热，数脉即止，热止相搏，名曰伏。沉伏相搏，名曰水。沉则络脉虚，伏则小便难，虚难相搏，水走皮肤，即为水矣。

【鉴】案此条文义不属，不释。

寸口脉弦而紧，弦则卫气不行，即恶寒。水不沾流，走于肠间。《脉经》："卫气不行"下，更有"卫气不行"四字。

【程】寸口以候表，弦紧为寒，寒则表气不行，不能以卫肌肤，故恶寒。气既不行，则水饮亦不宣，但走入肠间而为水。

案《金鉴》云：此条必有脱简，不释。考《脉经·寒疝篇》云：寸口脉弦而紧，弦则卫气不行，卫气不行则恶寒，紧则不欲食，弦紧相搏，则为寒疝。知此条亦宜有"紧则"云云语，《金鉴》为是。

少阴脉紧而沉，紧则为痛，沉则为水，小便即难。

【沈】少阴肾脉，紧则寒邪凝滞正气于内，曰紧则为痛。沉则卫气郁而不宣，三焦壅闭，水即泛滥，曰沉则为水。决渎无权，小便即难。【鉴】四句文义不属，并①有脱简，不释。

脉得诸沉，当责有水，身体肿重，水病脉出者死。《脉经》："脉得"上有"师曰"二字。

【尤】水为阴，阴盛故令脉沉。又水行皮肤，荣卫被遏，亦

---

① 并：据文义当作"必"。

令脉沉。若水病而脉出，则真气反出邪水之上，根本脱离而病气独胜，故死。出与浮迥异，浮者盛于上，而弱于下，出则上有而下绝无也。【魏】附录《伤寒论》一条以证之。《少阴篇》云：少阴病，下利脉微者，与白通汤。利不止，厥逆无脉，干呕烦者，白通加猪胆汁汤主之。服汤脉暴出者死，微续者生。

夫水病患，目下有卧蚕，面目鲜泽，脉伏，其人消渴。

【鉴】赵良曰：《内经》，色泽者，病溢饮。溢饮者，渴而多饮，溢于肠胃之外。又曰：水阴也，目下亦阴也，腹者，至阴之所居也，故水在腹，便目下肿也。《灵枢》曰：水始起也，目下微肿如蚕，如新卧起之状，其人初由水谷不化津液，以成消渴，必多饮。多饮则水积，水积则气道不宣，故脉伏矣。【沈】胃中津液水饮，外溢皮肤肌肉，不溉喉舌，故作消渴，诚非真消渴也。

《千金》云：凡水病之初，先两目下肿起，如老蚕色，挟颈脉动，股里冷，胫中满，按之没指，腹内转侧有声，此其候也。

病水腹大，小便不利，其脉沉绝者有水，可下之。案此条原本接上条，今据程本、《金鉴》另分为一条。

【鉴】腹者至阴脾也，故病水必腹大也。水蓄于内，故小便不利也。其脉沉绝，即伏脉也。脉伏腹大，小便不利，里水已成，故可下之。十枣、神祐之类，酌而用之可也。【尤】其脉沉绝，水气瘀壅而不行，脉道被遏而不出，其势亦太甚矣，故必下其水，以通其脉。【徐】水病可下，惟此一条，"沉绝"二字妙。

何氏《医碥》云：内水腹大，小便不利，脉沉甚，可下之。十枣汤、浚川散、神祐丸、禹攻散、舟车丸之类，盖亦可从小便利，亦可从大便泄也。

问曰：病下利后，渴饮水，小便不利，腹满因肿者，何也。答曰：此法当病水，若小便自利及汗出者，自当愈。因，《脉经》、程本、《金鉴》作阴。自当愈，《千金》注云：一作盈月当愈。案因肿，据答语云，当病水，作阴肿，为是。

【鉴】病下利，则虚其土，伤其津也。土虚则水易妄行，津伤则必欲饮水。若小便自利，及汗出者，则水精输布，何水病之有。惟小便不利，则水无所从出，故必病水。病水者，脾必虚不能制水，故腹满也。肾必虚不能主水，故阴肿也。于此推之，凡病后伤津，渴欲饮水，小便不利者，皆当防病水也。

心水者，其身重，而少气不得卧，烦而躁，其人阴肿。身重，《千金》注云：一作身肿，阴下，《脉经》有"大"字。

【魏】又为明水气附于五脏，而另成一五水之证。盖水邪亦积聚之类也，切近于其处，则伏留于是脏，即可以脏而名证。【程】《内经》曰：心主身之血脉。《上经》曰：水在心，心下坚筑短气，是以身重少气也。《内经》曰：诸水病者，不得卧。夫心属火，水在心，则蒸郁燔烁，是以不得卧，而烦躁也。心水不应阴肿，以肾脉出肺络心，主五液，而司闭藏。水之不行，皆本之于肾，是以其阴亦肿也。

案《金鉴》云："其人阴肿"四字，当在肾水条内，错简在此。此说有理，然程注义亦通，姑从之。

肝水者，其腹大不能自转侧，胁下腹痛，时时津液微生，小便续通。

【魏】肝经有水，必存两胁，故腹大而胁下痛。少阳阴阳往来之道路，有邪窒碍，故不能自转侧。肝有水邪，必上冲胸咽，故时时津液微生。口中有痰水之症也。及上升而下降，小便不利者又续通，此水邪随肝木往来升降之气，上下为患也。【尤】时时津液微生，小便续通者，肝喜冲逆，而主疏泄，水液随之而上下也。

肺水者，其身肿，小便难，时时鸭溏。"身"下，《千金》有"体"字。

【鉴】赵良曰：肺主皮毛，行荣卫，与大肠合。今有水病，则水充满皮肤。肺本通调水道，下输膀胱，为尿溺。今既不通，水不得自小便出，反从其合，与糟粕混，成鸭溏也。【尤】鸭溏，如鸭之后，水粪杂下也。

脾水者，其腹大，四肢苦重，津液不生，但苦少气，小便难。

【尤】脾主腹，而气行四肢，脾受水气，则腹大，四肢重。津气生于谷，谷气运于脾，脾湿不运，则津液不生，而少气，小便难者，湿不行也。

肾水者，其腹大，脐肿，腰痛不得溺，阴下湿如牛鼻上汗，其足逆冷，面反瘦。反，《脉经》作皮，注云：一云大便反坚。

【程】肾者胃之关也，关门不利，故令聚水而生病，是有腹大脐肿之证也。腰者肾之外候，故令腰痛。膀胱者肾之腑，故令不得溺也。以其不得溺，则水气不得泄，浸渍于睾囊，而为阴汗，流注于下焦，而为足冷。夫肾为水脏，又被水邪，则上焦之气血，随水性而下趋，故其人面反瘦。非若风水、里水之面目洪肿也。【魏】是五水，又以分附于五脏而得名矣。但脏虽各附，而其实异其地者，不异其邪，治之者，亦异其处者，不当易其法也。

师曰：诸有水者，腰以下肿，当利小便，腰以上肿，当发汗乃愈。

【鉴】诸有水者，谓诸水病也。治诸水之病，当知表里上下分消之法。腰以上肿者，水在外，当发其汗乃愈，越婢、青龙等汤证也。腰以下肿者，水在下，当利小便乃愈，五苓、猪苓等汤证也。赵良曰：身半以上，天之分阳也。身半以下，地之分阴也。而身之腠理行天分之阳，小便通地分之阴，故水停于天者，开腠理，水从汗散；水停于地者，决其出关，而水自出矣。即《内经》"开鬼门，洁净府"法也。

陈氏《证治大还》云：凡大人小儿，通身浮肿喘急，小便不利，自下而上者，名阴水，自上而下者，名阳水，俗名河白。用河白草，浓煎汤洗浴。此草三尖底平，叶底及梗有芒刺，阳水用无刺者，阴水用有刺者，一二浴后而小便便利，浮肿自消。神效神效。

师曰：寸口脉沉而迟，沉则为水，迟则为寒，寒水相搏，趺阳脉伏，水谷不化，脾气衰则鹜溏，胃气衰则身肿，少阳脉卑，少阴脉细，男子则小便不利，妇人则经水不通。经为血，血不利则为水，名曰血分。 沈际飞校本《脉经》，卑作革。《脉经》注：一云水分。

【程】沉为水，迟为寒，水寒相搏，则土败矣。是以胃之趺阳脉则伏，脾之水谷则不磨，脾衰则寒内着而为鹜溏，胃衰则水外溢而为身肿也。少阳者，三焦也。《内经》曰：三焦者，决渎之官，水道出焉。今少阳脉卑，则不能决渎矣。在男子，则小便不利。少阴者，肾也。《中藏经》曰：肾者，女子以包血，以其与冲脉并行。今少阴脉细，则寒气宕于胞门矣，在妇人则经水不通。经虽为血，其体则水。况水病而血不行，其血亦化为水，故名曰血分。

案沈云：卑者，即沉而弱，徐云：卑则低而弱，平脉决，荣气弱，名曰卑，王宇泰云：荣主血为阴，如按之沉而无力，故谓之卑也。但少阳未详何部。徐云：左关，胆脉也。沈云右尺，《金鉴》云左尺，然左右配位之说，仲景所未曾言，必别有所指。《史记·仓公传》：时少阳初代，亦同。血分，诸家无明解。盖分，散也。血为水分散，流布肢体也。又有水分，附于下。

《脉经》云：问曰：病有血分，何谓也。师曰：经水前断后病水，名曰血分，此病难治。问曰：病有水分何也？师曰：先病水后经水断，名曰水分，此病易治。

《本事续方》云：治妇人经脉不通，即化黄水，水流四肢，则遍身皆肿，名曰血分。其候与水肿相类一等，庸医不问源流，便作水疾治之，非唯无效，又恐丧命，此乃医杀之也。宜用此方。

人参　当归　瞿麦穗　大黄　桂枝　茯苓各半两　苦葶苈炒，二分

上为细末，炼蜜圆如梧桐子大，每服十五圆，空心米饮下，渐加至二十圆，止于三十圆，每无不效者。案此方为经水不通，而发血分者设焉。若胃气衰者，宜另议方而可也。

问曰：病者苦水，面目身体，四肢皆肿，小便不利，脉之不言水，反言胸中痛，气上冲咽，状如炙肉，当微咳喘，审如师言，其脉何类？师曰：寸口脉沉而紧，沉为水，紧为寒，沉紧相搏，结在关元。始时当微，年盛不觉，阳衰之后，荣卫相干。阳损阴盛，结寒微动，肾气上冲，喉咽塞噎，胁下急痛，医以为留饮而大下之，气击不去，其病不除。后重吐之，胃家虚烦，咽燥欲饮水，小便不利，水谷不化，面目手足浮肿。又与葶苈丸下水，当时如小瘥，食饮过度，肿复如前，胸胁苦痛，象若奔豚，其水扬溢，则浮咳喘逆。当先攻击冲气令止，乃治咳，咳止则喘自瘥。先治新病，病当在后。徐本，气击作气系，无浮咳之"浮"字，当微作尚微，沈尤并同。魏本，气击作气急。

【沈】此水病积寒为根，兼示误治之变也。病者面目、身体、四肢皆肿，小便不利，乃水肿本有之证。但病者竟不言此，反言胸中痛，气上冲胸，状如炙肉，当微咳喘。然水病不当有此而见之，故问其脉何类。【程】寸口脉沉而紧，沉为水，紧为寒，水寒之气，结于关元，当其少壮之时，阳气正旺，虽有结寒，亦为不觉。及至阳衰之后，营卫亦虚，其阳则损，其阴则盛，关元结寒，乘其阳虚而动。肾中阳气，不能以胜阴寒，寒气上冲，咽喉闭塞，胁下亦相引而急痛也。医者不求其本，因寒水结在关元，见其标证，面目身体，四肢皆肿，小便不利，以为水饮而大下之，其冲气不为下止，后重吐之，非惟冲气不止，而大吐大下，复又损其

胃，而亡其津液，是以咽燥引饮也。吐下后，其阳愈虚，则不能施行便溺；其寒愈胜，则不能消化水谷。是以小便不利，而水谷不化，面目手足，犹然浮肿。复与葶苈丸下水，而浮肿小瘥。食饮过度，则脾胃复伤，肿复如前。其实水寒结于关元而未散，寒上冲则胸胁苦痛，象若奔豚，水扬溢则为浮肿喘咳也。【魏】营卫，即阴阳之气也。阴气之旺，于阳气之衰，必相干凌，阳日益损，阴日益盛。【沈】葶苈丸但下水肿之标，不能除水之本，故但小瘥，而不尽彻，稍有食饮过度，肿复如前。【徐】当攻击冲气令止，如《痰饮门》苓桂术甘汤是也。咳止，喘虽不治而自愈矣。此乃病根甚深，不能骤除，故须先去异病，则原病可治。故曰先治新病，病当在后。要知冲气咳喘等，皆新病也。病当在后，"病"字指水气言。然关元结寒，则又为水病之本矣。

案《金鉴》云：此条文义不属，不释。然今合数家之说而读之，则义略通。且世病水之人，多类此条证者，安可措而不讲耶。"浮咳"二字，程注似未允，俟考。末二句，即首篇先治其卒病，后乃治其痼病之意。《脉经》注云：气击不去，言邪气不去，而元气反为药所击也。

风水脉浮，身重汗出恶风者，防己黄芪汤主之。腹痛者，加芍药。

【尤】此条义，详《痉湿暍》篇。虽有风水、风湿之异，然而水与湿非二也。

案此条校之于《痉湿暍》篇，唯湿作水为异耳。盖此后人误入者。附方所载《外台》证治，的是本经之旧文。《脉经》与《外台》同，可以证矣。

防己黄芪汤 方方见湿病中

风水恶风，一身悉肿，脉浮不渴，续自汗出，无大热，越婢汤主之。

【沈】此风多水少之证也。风多伤表，外应肌肉，内连及胃，故恶风一身悉肿。胃气热蒸，其机外向，不渴而续自汗出。无大热者，则知表有微热而为实也。故以麻黄通阳气而散表，石膏入胃，能治气强壅逆，风化之热，甘草姜枣以和营卫。若恶风者，阳弱而为卫虚，故加附子。《录验》加术，并驱湿矣。【尤】脉浮不渴句，或作脉浮而渴。渴者，热之内炽，汗为热逼，与表虚出汗不同。故得以石膏清热，麻黄散肿，而无事兼固其表耶。

案大青龙汤，治伤寒烦躁，麻黄杏仁甘草石膏汤，治汗后汗出而喘，无大热，俱麻黄石膏，并用之剂，而不言有渴。今验之，不论渴与不渴，皆可用。然此断云不渴者，义可疑也。以理推之，作而渴为是。下文黄汗之条，汗出而渴，《脉经》注云：一作不渴。而渴不渴，经有误错，是其明征也。

越婢汤方《外台·风水门》引《古今录验》方"此本仲景《伤寒论》方"，云"里水，越婢加术汤主之"。案越婢名义，详《伤寒论辑义》。

麻黄六两　**石膏**半斤　**生姜**三两　**甘草**二两　**大枣**十五枚

上五味，以水六升，先煮麻黄，去上沫，内诸药，煮取三升，分温三服。恶风者，加附子一枚炮**，风水加术四两**《古今录验》。

《外台·风水门》煮法后云：咳、肺胀，加半夏五合，洗，一服五合。又《皮水门》云：《古今录验》，皮水，越婢汤加术主之。煮法后云：《范汪》同，本出仲景《伤寒论》。案据《外台》，风水加术四两，当作皮水。

【魏】恶风甚者，加附子一枚，而壮阳。正所以除湿，且用其流走之烈性，以治周身之肿。凡正阳所行之地，岂水湿之邪，可留之区乎。此亦不专治水，而水治之法也。加术治风水者，必风邪轻而水气重，但治其表，不足以行水，加术以助水之堤防，水由地中行而奏绩矣。案据《外台》原方只五味，盖加味法，编书者采录于《古今录验》，故注此四字。

陈氏《证治大还》云：越婢汤，治脉浮在表及腰以上肿，宜此发汗。兼治勇而劳甚，肾汗出，汗出遇风，内不得入脏腑，外不得越皮肤，客于玄府，行于皮里，传为胕肿，本之于肾，名曰风水。其症恶风，一身悉肿，脉浮不渴，续自汗出。风水症，少气时热，从肩背上至头汗出，苦渴，小便黄，目下肿，腹中鸣，身重难行，正卧则咳，烦而不能食。

《巢源·妇人脚气候》云：若风盛者，宜作越婢汤加术四两。《千金》：越婢汤，治风痹脚弱方。

于本方中，加白术四两，大附子一枚。注云：《胡洽方》只五味，若恶风者，加附子一枚，多淡水者，加白术四两。

《圣惠方》：麻黄散，治风水，遍身肿满，骨节酸疼，恶风脚弱，皮肤不仁。

于越婢加术附汤内，去甘草，加汉防己、桑根白皮。

《圣济总录》：麻黄汤，治水气通身肿。

于本方中，加茯苓。

皮水为病，四肢肿，水气在皮肤中，四肢聂聂动者，防己茯苓汤主之。《外台》引《深师》：聂聂作聢聢。案聂聂，木叶动貌。《十五难》：厌厌聂聂，如循榆荚。

【沈】此邪在皮肤而肿也。风入于卫，阳气虚滞，则四肢肿，皮毛气虚，受风而肿，所谓水气在皮肤中，邪正相搏，风虚内鼓，故四肢聂聂动，是因表虚也。盖肺与三焦之气，同入膀胱而行决渎。今水不行，则当使小便利，而病得除。故防己茯苓，除湿而利水，以黄芪补卫而实表，表实而邪不能容，甘草安土而制水邪，桂枝以和营卫，又行阳化气而实四末，俾风从外出，水从内泄矣。

《巢源·水分候》云：水分者，言肾气虚弱，不能制水，令水气分散，流布四肢，故云水分。但四肢皮肤虚肿，聂聂而动者，名水分也。案此条证，据《巢源》即水分也。

防己茯苓汤方《外台》引《深师》名木防己汤，云：本出仲景《伤寒论》。

防己三两　麻黄三两　桂枝三两　茯苓六两　甘草二两，《外台》有"炙"字。

上五味，以水六升，煮取二升，分温三服。《圣惠》：治皮水一方，有桑根白皮。

《外台》《范汪》：木防己汤，疗肿患，下水气，四肢肿聂聂动。

于本方中，加生姜、芍药各二两，白术三两。

里水，越婢加术汤主之，甘草麻黄汤亦主之。《外台》引《范汪》：里水作皮水。又云：皮水，一身面目悉肿，甘草麻黄汤主之。二方各为一条。案《外台》为是。

【鉴】"里"字，当是"皮"字，岂有里水而用麻黄之理。阅者自知是传写之讹。皮水，表虚有汗者，防己茯苓汤，固所宜也。若表实无汗有热者，则当用越婢加术汤。无热者，则当用甘草麻当汤，发其汗，使水外从皮去也。

越婢加术汤方【原注】见上，于内加白术四两。又见中风中。

甘草麻黄汤方《外台》引《范汪》云：本出仲景《伤寒论》。

甘草二两　麻黄四两

上二味，以水五升，先煮麻黄，去上沫，内甘草，煮取三升，温服一升。重覆汗出，不汗再服，慎风寒。

《千金》云：有人患气急，积久不瘥，遂成水肿，如此者众。诸皮中浮水攻面目身体，从腰以上肿，皆以此汤发汗，悉愈方即本方。

《济生》云：有人患气促，积久不瘥，遂成水肿，服之有效。但此药发表，老人虚人，不可轻用，更宜详审。

水之为病，其脉沉小，属少阴。浮者为风，无水虚胀者为气水，发其汗即已。脉沉者，宜麻黄附子汤，浮者宜杏子汤。"气水"下魏添一"病"字。

【鉴】为气水之"气"字，当是"风"字，若是"气"字，则无发汗之理，且通篇并无气水之病。水之为病，其脉沉小，属少阴水也。今脉不沉小而浮，浮者为风，非少阴水也。若无水虚胀者，为风水也。风水发其汗即已，风水脉沉者，宜麻黄附子汤汗之，脉浮者宜杏子汤汗之。

案魏"气水"之下，添一"病"字。"气"下为句，云：无水虚胀者，所病不在水，乃气虚散漫，更不宜发汗。尤亦为气作句，以"水"字接下句，云：无水而虚胀者，则为气病，不可发汗，水病发其汗则已。今考文义，殊不相协。又《圣惠论》有气水肿，与本条所言自异，故姑仍《金鉴》。

麻黄附子汤方 《少阴篇》作麻黄附子甘草汤。

麻黄三两　甘草二两　附子一枚，炮

上三味，以水七升，先煮麻黄，去上沫，内诸药，煮取二升半，温服八分，日三服。 八分，《伤寒论》作八合。

【沈】水病始得之源，未有不从肾虚，而受风寒，郁住卫气，胃关不利，水邪泛溢，以致通身肿满。故当补阳之中，兼用轻浮通阳，开郁利窍之剂，则真阳宣而邪自去。正谓不治水，而水自愈。今人不知通阳开窍，惟用肾气丸，阴重阳轻之剂，壅补其内，阳气愈益不宣，转补转壅，邪无出路，水肿日增，因药误事，不知凡几矣。

《外台》《古今录验》：麻黄汤，疗风水身体面目尽浮肿，腰背牵引髀股，不能食。

于本方中，加桂心、生姜。

杏子汤方 【原注】未见。恐是麻黄杏仁甘草石膏汤。

【沈】脉浮者，邪居气分而属肺。详杏子汤，必以杏子为君，而杏乃专泻肺气，使肺气通调，邪去而肿自退。方虽遗失，意想可知也。【魏】余谓浮者为风，仲景自言其证矣。杏子汤之方，内水湿而外风寒，其挟热者，可以用麻杏甘石也。如不挟热者，莫妙于前言甘草麻黄汤。加杏子，今谓之三拗汤矣。

案《金鉴》载杏子汤，即麻黄、甘草、杏仁三味。盖依魏注也。

厥而皮水者，蒲灰散主之。【原注】方见消渴中。

【尤】厥而皮水者，水邪外盛，隔其身中之阳，不行于四肢也。此厥之成于水者，去其水则厥自愈，不必以附子、桂枝之属，助其内伏之阳也。蒲灰散义见前。

问曰：黄汗之为病，身体肿一作重**，发热汗出而渴，状如风水，汗沾衣，色正黄如柏汁，脉自沉，何从得之。师曰：以汗出入水中浴，水从汗孔入得之，宜芪芍桂酒汤主之。**身体肿，《脉经》《千金》作身体洪肿而渴，《脉经》注云：一作不渴。"沉"下《外台》有"也"字。《脉经》作黄芪芍药桂枝苦酒汤。赵本，柏作药，非。

【尤】黄汗之病，与风水相似，但风水脉浮，而黄汗脉沉，风水恶风，而黄汗不恶风为异。其汗沾衣，色正黄如柏汁，则黄汗之所独也。风水为风气外合水气，黄汗为水气内遏热气。热被水遏，水与热得，交蒸互郁，汗液则黄。按前第二条云：小便通利，上焦有寒，其口多涎，此为黄汗。第四条云：身肿而冷，状如周痹。此云：黄汗之病，身体肿，发热，汗出而渴。后又云：剧者不能食，身疼重，小便不利，何前后之不侔也。岂新久微甚之辨欤？夫病邪初受，其未郁为热者，则身冷，小便利，口多涎；其郁久而热甚者，则身热而渴，小便不利，亦自然之道也。【鉴】黄芪、桂枝，解肌邪以固卫气，芍药、苦酒止汗液以摄营气。营卫调和，其病已矣。李升玺曰：按汗出浴水，亦是偶举一端言之耳。大约黄汗，由脾胃湿久生热，积热成黄，湿热交蒸而汗出矣。

潘氏《医灯续焰》云：黄汗一证，仲景《金匮要略》收入水气病中，其主治与治疸，亦自悬绝。后人以其汗黄，遂列为五疸之一，实非疸也。

黄芪芍药桂枝苦酒汤方 《外台》引仲景《伤寒论》云：《备急》、张文仲、《千金》《古今录验》《深师》《范汪》《经心录》同。

黄芪五两　　**芍药**三两　　**桂枝**三两

上三味，以苦酒一升，水七升，相和煮取三升，温服一升。当心烦，服至六七日乃解。若心烦不止者，以苦酒阻故也。【原注】一方，用美酒醯，代苦酒。《外台》云：阻一作一方，用美清醯，代酒。

【尤】苦酒阻者，欲行而未得遽行，久积药力，乃自行耳。故曰服至六七日乃解。【魏】古人称醋为苦酒，非另有所谓苦酒也。美酒醯，即人家所制社醋，即镇江红醋是也。又醋之劣者，即白酒。醋各处皆是，总以社醋入药。

何氏《医碥》云：水寒遏郁汗液于肌内，为热所蒸，而成黄汗。然汗出浴水，亦举隅之论耳，当推广之。愚按黄芪芍药桂枝苦酒汤，无清热去湿之品，徒取固敛，得无壅乎？此方恐是错简，终不可用。

倪氏《本草汇言》：四仙散，治汗出染衣，黄如柏汁，此名黄汗。其证发热汗出而渴，身体浮肿。此因出汗时，受风冷水寒之气，入于汗孔得之，宜此方。用罗勒二钱，桂枝三钱，黄芪、白芍药各五钱，水酒各一碗煎服。出罗勒条。

黄汗之病，两胫自冷，假令发热，此属历节。食已汗出，又身常暮卧盗汗出者，此劳气也。若汗出已反发热者，久久其身必甲错。发热不止者，必生恶疮。若身重，汗出已辄轻者，久久必身瞤，即胸中痛。又从腰以上必汗出，下无汗，腰髋弛痛，如有物在皮中状，剧者不能食，身疼重烦躁，小便不利，此为黄汗，桂枝加黄芪汤主之。 劳气，原本作荣气，今依诸本改之。《外台》引仲景《伤寒论》，物作虫。

【程】湿就下而流关节，故黄汗病，两胫冷，若两胫热，则属历节之病。其食已汗出，为胃气外泄，暮而盗汗，为荣气内虚，又属虚劳之证。二者俱汗出，皆非黄汗也。欲作黄汗之证，汗出已，而热不为汗衰，反发热而热不止，薄于外则销铄皮肤，故令身体枯槁，薄于里则溃脉烂筋，故令生恶疮也。夫湿胜则身重汗出，虽湿去身轻，而正气未必不损。如此久久，必耗散诸阳，故身瞤而胸痛。是以上焦阳虚，则腰以上汗出，下焦湿胜而为腰髋弛痛，如有物在皮中状也。剧则内伤于脾而不能食，外伤肌肉而身体疼重。若烦躁小便不利，则水气无从出，蕴蓄肌中，必为黄汗。

案此条义难通，今姑仍程注。《金鉴》云：此承黄汗，详申其证也，但文义未属，必是错简，不释。此说似是。

桂枝加黄芪汤方

桂枝　芍药各三两　甘草二两　生姜三两　大枣十二枚　黄芪二两，《千金·黄胆门》五两

上六味，以水八升，煮取三升，温服一升，须臾饮热稀粥一升余，以助药力，温覆取微汗，若不汗更服。

【尤】桂枝黄芪，亦行阳散邪之法，而尤赖饮热稀粥取汗，以发交郁之邪。

师曰：寸口脉迟而涩，迟则为寒，涩为血不足。趺阳脉微而迟，微则为气，迟则为寒。寒气不足，则手足逆冷；手足逆冷，则荣卫不利；荣卫不利，则腹满胁鸣相逐，气转膀胱，荣卫俱劳。阳气不通，即身冷。阴气不通，即骨疼。阳前通则恶寒，阴前通则痹不仁。阴阳相得，其气乃行，大气一转，其气乃散。实则失气，虚则遗溺，名曰气分。实则，徐、沈作寒则，注："寒"恐是"实"字，胁鸣，程、魏作肠鸣，是。

【尤】微则为气者，为气不足也。寒气不足，该寸口趺阳为

言，寒而气血复不足也。寒气不足，则手足无气而逆冷，荣卫无源而不利，由是脏腑之中，真气不充而客寒独胜，则腹满胁鸣相逐，气转膀胱，即后所谓失气遗溺之端也。荣卫俱劳者，荣卫俱乏竭也。阳气温于表，故不通则身冷，阴气荣于里，故不通即骨疼。不通者，虚极而不能行，与有余而壅者不同。阳前通则恶寒，阴前通则痹不仁者。阳先行而阴不与俱行，则阴失阳而恶寒，阴先行而阳不与俱行，则阳独滞而痹不仁也。盖阴与阳常相须也，不可失。失则气机不续，而邪乃着；不失则上下交通，而邪不容。故曰阴阳相得，其气乃行，大气一转，其气乃散。失气遗溺，皆相失之征。曰气分者，谓寒气乘阳之虚，而病于气也。【沈】营卫相和，膻中宗气一转，大气乃行，痹着之邪，相随而去。谓大气一转，其气乃散，而实者失气，邪从大便喧吹而泄，虚者遗溺，邪从小便而去，此阳虚气滞化水，而精血为痹，故曰气分。案此与尤注异，然义亦通，故两存之。【程】此章以明水在气分之大义。以气行则水寒之气亦行，非下章结于心下，为盘为杯也。【鉴】名曰气分之下，当有下条"桂枝去芍药加麻黄附子细辛汤主之"十五字。

气分，心下坚，大如盘，边如旋杯，水饮所作，桂枝去芍药加麻辛附子汤主之。《脉经》：或枳术汤主之。

【鉴】"气分，心下坚，大如盘，边如旋杯，水饮所作"之十六字，当是衍文。观心下坚之本条，自知"桂枝去芍药加麻黄附子细辛汤主之"十五字，当在上条气分之下，义始相属，正是气分之治法，必是错简在此。

桂枝去芍药加麻黄细辛附子汤方《三因》名桂附汤。

桂枝三两　生姜三两　甘草二两　大枣十二枚　麻黄　细辛各二两　附子一枚，炮

上七味，以水七升，煮麻黄，去上沫，内诸药，煮取二升，

分温三服，当汗出，如虫行皮中，即愈。

【鉴】用桂枝去芍药加麻黄附子细辛汤者，温养荣卫阴阳，发散寒邪之气也。【尤】当汗出，如虫行皮中者，盖欲使既结之阳，复行周身而愈也。

心下坚，大如盘，边如旋盘，水饮所作，枳术汤主之。《肘后·卒心痛门》，作心下坚痛，大如碗，边如旋柈，名为气分，水饮所结，"柈"即"盘"字。《外台·心痛门》引文仲亦同。下"盘"字，徐、沈作"杯"。案《证类本草》，作枳实术汤，近是。

【鉴】心下坚，大如盘，边如旋盘，此里水所作也。赵良曰：心下胃上脘也，胃气弱，则所饮之水，入而不消，痞结而坚，必强其胃，乃可消痞。白术健脾强胃，枳实善消心下痞，逐停水，散滞气。

徐云：若"盘"字，乃即"杯"字，偶误，勿泥。盖坚大如盘，上之取义在大，边如旋杯，下之取义在圆，不应又取大字义耳。合言之，总是坚大而圆也。案此注未允。潘氏《续焰》云：旋，圆也。上"盘"字，当据《肘后》作"碗"。盖碗高于盘，盘大于碗，谓其坚大如碗，其边如圆盘，文意始通。若仍旧文，或从徐下"盘"字为"杯"，则其义竟难解焉。

枳术汤方《外台》引张文仲云：此张仲景《伤寒论方》，《备急》《肘后》同。

枳实七枚　**白术**二两

上二味，以水五升，煮取三升，分温三服，腹中软，即当散也。《外台》，五升作一斗。

【鉴】李彣曰：枳实消胀，苦以泄之也。白术去湿，苦以燥之也。后张元素治痞，用枳术丸，亦从此汤化出。但此乃水饮所作，则用汤以荡涤之。彼属食积所伤，则用丸以消磨之。一汤一丸，各有深意，非漫无主张也。

《严氏济生》：枳术汤，治饮癖气分，心下坚硬如杯，水饮不下。

即本方，加肉桂、附子、细辛、桔梗、槟榔、甘草、生姜。

李氏《辨惑论》：易水张先生枳术丸，治痞消食强胃。

枳实麸炒黄色去穰，一两　白术二两

上同为极细末，荷叶裹烧饭为丸，如桐子大，每服五十丸，多用白汤下，无时。

附方

《外台》：**防己黄芪汤，治风水脉浮为在表，其人或头汗出，表无他病，病者但下重，从腰以上为和，腰以下当肿及阴，难以屈伸**。方见风湿中。《脉经》，"其人"下有"能食"二字，无"或"字，"但"下有"言"字。《外台》引《深师》作木防己汤云，此本仲景《伤寒论方》）。

【沈】此乃湿从下受，湿多风少，故用黄芪实表，使水不得上溢，以防己驱除风湿，术草健脾，姜枣以俾营卫和，而湿自除矣。

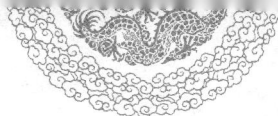

金匮玉函要略方论辑义卷四

黄疸病脉证并治第十五

论二首　脉证十四条　方七首

寸口脉浮而缓，浮则为风，缓则为痹。痹非中风，四肢苦烦，脾色必黄，瘀热以行。苦，徐本、《脉经》作若。

【程】脉得浮缓者，必发黄，故伤寒脉浮而缓者，系在太阴。太阴者，必发身黄。今浮为风，缓为痹，非外证之中风，乃风热蓄于脾上，脾主四肢，故四肢苦烦，瘀热行于外，则发黄也。【沈】风湿郁结，邪正为痹。痹者，闭也。因风拒闭，营卫为痹，非《内经》风寒湿三气之痹。

案痹非中风，文义不属，恐有脱误。

趺阳脉紧而数，数则为热，热则消谷，紧则为寒，食即为满。尺脉浮，为伤肾，趺阳脉紧，为伤脾。风寒相搏，食谷即眩，谷气不消，胃中苦浊，浊气下流，小便不通，阴被其寒，热流膀胱，身体尽黄，名曰谷疸。额上黑，微汗出，手足中热，薄暮即发，膀胱急，小便自利，名曰女劳疸。腹如水状不治，心中懊憹而热，不能食，时欲吐，名曰酒疸。《脉经》，女劳疸、酒疸，各为别条。徐、沈、魏、尤并同。疸，沈、尤作瘅。

【程】趺阳，胃脉也。数为热，紧为寒，此胃中阴阳不分，清浊相干，寒热混杂，虽消谷不能传导，故食即满也。尺脉以候肾，浮为风，则伤肾。趺阳以候胃，紧则寒不伤胃，而伤于脾。风寒相搏，邪不消谷，得谷气则熏蒸头目，故作眩也。谷不消，

217

则胃中之浊气下流，而小便又不通利，正以肾为胃关，脾寒被于少阴，则不能行宣泄之令，胃热流于膀胱，则热瘀蓄而不行，一身尽黄，因作谷疸也。【尤】肾劳而热，黑色上出，犹脾病而黄外见也。额于部为庭，《灵枢》云：庭者，颜也。又云：肾病者，颧与颜黑。微汗出者，肾热上行，而气通于心也。手足心热，薄暮即发者，病在里在阴也。膀胱急者，肾热所逼也。小便自利，病不在腑也。此得之房劳过度，热从肾出，故名曰女劳疸。若腹如水状，则不特阴伤，阳亦伤矣，故曰不治。懊憹，郁闷不宁之意。热内蓄，则不能食，热上冲，则时欲吐，酒气熏心，而味归脾胃也。此得之饮酒过多所致，故名酒疸。

《巢源》云：黄胆之病，此由酒食过度，腑脏未和，水谷相并，积于脾胃，复为风湿所搏，瘀结不散，热气郁蒸，故食已如饥，令身体面目及爪甲、小便尽黄，而欲安卧，黄疸也。谷疸之状，食毕头眩，心忪怫郁不安，而发黄，由失饥大食，胃气冲熏所致也。女劳疸之状，身目皆黄，发热恶寒，少腹满急，小便难，由大劳大热而交接，交接竟入水所致也。案本经云，小便自利，可疑。

阳明病脉迟者，食难用饱，饱则发烦头眩，小便必难。此欲作谷疸，虽下之，腹满如故，所以然者，脉迟故也。发，《阳明篇》作微。

【鉴】谷疸属胃热，脉当数，今脉迟，脾脏寒也。寒不化谷，所以虽饥欲食，食难用饱，饱则烦闷，胃中填塞，健运失常也。清者阻于上升，故头眩；浊者阻于下降，故小便难也。此皆欲作谷疸之征，其证原从太阴寒湿郁黵而生，若误以为阳明热湿发黄下之，虽腹满暂减，顷复如故。所以然者，脉迟寒故也。此发明欲作谷疸属脾阴寒化，而不可下者也。

张氏《伤寒心印》云：按《金匮》谷疸有二证，此则虚寒而冷颤者也。《伤寒缵论》云：脉迟胃虚，下之无益，则发汗利小便之法，用之无益，惟当用和法，如甘草干姜汤，先温其中，然后少与调胃，微和胃气是也。

夫病酒黄疸，必小便不利，其候心中热，足下热，是其证也。

【程】夫小便利则湿热行，不利则热留于胃，胃脉贯膈，下足跗，上熏胃脘，则心中热，下注足跗，则足下热也。

酒黄疸者，或无热，靖言了，腹满欲吐，鼻燥，其脉浮者先吐之，沉弦者先下之。 赵本，了作小，程本、《金鉴》同，《脉经》《千金》、徐、沈、魏并作靖言了了。徐沈云："靖"恐是"清"字，《外台》同《千金》作"静"，尤同。程本、《金鉴》作"谵"。案了作小，靖作谵，并系于后人改定，故今仍《脉经》等，作靖言了了。吐，赵本作呕，非。

【尤】酒黄瘅者，心中必热，或亦有不热。静言了了者，则其热不聚于心中，而或从下积为腹满，或从上冲为欲吐，鼻燥也。腹满者，可下之。欲吐者，可因其势而越之。既腹满且欲吐，则可下，亦可吐。然必审其脉，浮者邪近上，宜先吐；脉沉弦者，则邪近下，宜先下也。【沈】详先字，要知吐下之后。再以清解余热。不待言矣。案靖，本作竫，静同。见《后汉·崔骃传》注。

《千金》云：夫人病酒疸者，或无热，靖言了了，腹满欲吐呕者，宜吐之方，苦参散七味者是。

苦参散，治人无渐忽然振寒发黄，皮肤黄曲尘出，小便赤少，大便时秘，气力无异，食饮不妨，已服诸汤散，余热不除。久黄者，宜吐下方。

苦参 黄连 瓜蒂 黄柏 大黄 黄芩 各一两，《千金》缺，今据《翼方》补之 **葶苈** 二两

上六味，治下筛，饮服方寸匕，当大吐，吐者日一服，不吐日再亦得下，服五日知，可消息，不觉退更服之。

酒疸，心中热欲吐者，吐之愈。 赵，吐作呕，非。

【程】前证热深，则懊𢙐欲吐。今热微则心中热，亦欲吐，病属上焦，故一吐之可愈。

酒疸，下之久久为黑疸，目青面黑，心中如啖蒜齑状，大便正黑，皮肤爪之不仁，其脉浮弱，虽黑微黄，故知之。《巢源》《外台》无"虽黑微黄"四字，程，爪作抓。

【尤】酒疸，虽有可下之例，然必审其腹满脉沉弦者，而后下之。不然，湿热乘虚，陷入血中，则变为黑疸。目青面黑，皮肤不仁，皆血变而瘀之征也。然虽曰黑疸，而其原则仍是酒家，故心中热气熏灼，如啖蒜状，一如懊𢙐之无奈也。且其脉当浮弱，其色虽黑当微黄，必不如女劳疸之色纯黑，而脉必沉也。【鉴】赵良曰：便如黑漆，其目青与脉浮弱，皆血病也。【魏】黄变为黑，如物之初被火灼则黄，久被火熏则黑也。

《巢源》云：黑疸之状，苦小腹满，身体尽黄，额上反黑，足下热，大便黑是也。夫黄胆，酒疸，女劳疸，久久多变为黑疸。《千金》茵陈大黄等七味方云：夫黄发已久，变作桃皮色，心下有坚，呕逆不下饮食，小便极赤色少，四肢逆冷，脉深沉极微细迟者，不宜服此方，得下必变哕也。案桃皮色，盖谓带黑不明润，故附记备考。案汪氏《医学原理》云：虽黑微黄者，难治，未知何据。

师曰：病黄疸，发热烦喘，胸满口燥者，以病发时，火劫其汗，两热所得。然黄家所得，从湿得之，一身尽发热，面黄肚热，热在里当下之。"两热所得"之"所"字，程、《金鉴》作"相"。面黄，赵本、《脉经》作而黄，徐、程、沈、魏、尤并同。案面，当作而。

【魏】此病发时，乃风寒外感之病发也。【尤】烦满燥渴，病发于热，而复以火劫之，以热遇热，相得不解，则发黄疸。然非内兼湿邪，则热与热相攻，而反相散矣，何瘅病之有哉。故曰黄家所得，从湿得之，明其病之不独因于热也。而治此病者，必先审其在表在里，而施或汗或下之法。若一身尽热，而腹热尤甚，则其热为在里，里不可从表散，故曰当下。【鉴】但扪其肚热，其热在里，当下之。【沈】即栀子大黄汤之意也。

脉沉，渴欲饮水，小便不利者，皆发黄。

【鉴】脉沉，主里也。渴欲饮水，热瘀也。小便不利，湿郁也。热瘀湿郁于里，故发黄也。首条谓脉浮缓紧数，皆令发黄，是得之于外因也。此条脉沉，亦令发黄，是得之于内因也，故治黄有汗下二法也。李彣曰：脉沉而渴，渴欲饮水，小便不利，则湿热内蓄，无从分消，故发黄也。

腹满舌痿黄，躁不得睡，属黄家。【原注】舌痿疑作身痿。案舌痿，诸注并云，作身痿。但尤仍原文释之，非。魏云：痿当作委。舌胎色正黄，无间色，亦非。躁，赵、徐、沈作燥，非。

【徐】腹满，里证也。乃有腹满，而如身痿黄，躁不得睡，瘀热外行，此发黄之渐也，故曰属黄家。见当图治于将成，不得俟既成，而后药之也。

案痿黄，即萎黄，谓身黄不明润。沈云：湿热郁蒸，则腹满身痿，津血枯燥，土色外越，故黄燥不得眠。此以痿为痿弱之义，且黄燥连读，谬亦太甚。

黄疸之病，当以十八日为期，治之十日以上瘥，反剧为难治。剧，赵本作极。

【鉴】高世栻曰：十八日，乃脾土寄旺于四季之期。十日，土之成数也。黄疸之病，在于脾土，故当以十八日为期。然治之宜先，故治之十日以上，即当瘥。至十日以上不瘥，而疸病反剧者，是谓难治。谓土气虚败，不可治也。

疸而渴者，其疸难治，疸而不渴者，其疸可治。发于阴部，其人必呕，阳部，其人振寒而发热也。阳部上，《脉经》《千金》、程本、《金鉴》有"发于"二字，是。发热之"发"，《巢源》《千金》作"微"。

【沈】此言表病易治，里病难治也。胃中湿热，蒸越皮肤，则一身尽黄，虽发于外，当以表里阴阳辨证，则知可治与难治。若疸而渴者，邪虽外越，胃中湿热，半居于内，耗竭津液则渴。津枯血燥，阳火亢极，表里皆邪，故曰难治。不渴者，热邪一发，尽越于表，里无余蕴，一解表即散，故曰可治。然邪在胸膈胃腑之里，为发阴部，内逆上冲，其人必呕。其邪尽发皮壳之表为阳部，乃太阳所主，故振寒而发热也。

案疸，本作瘅，瘅热也，故有消瘅、瘅疟等之称。而热郁发黄，谓之黄疸，疸乃非黄病之谓。《字书》注疸字云：黄病也，误。然如本条单言疸者，盖省黄字也，亦不必拘耳。

谷疸之为病，寒热不食，食即头眩，心胸不安，久久发黄，为谷疸，茵陈蒿汤主之。"黄"下，《肘后》有"失饥大食，胃气冲熏所致"十字。

【程】湿热与宿谷相搏，留于胃中，因作谷疸。【尤】谷疸为阳明湿热瘀郁之证。阳明既郁，荣卫之源，壅而不利，则作寒热。健运之机，窒而不用，则为不食。食入则适以助湿热，而增逆满，为头眩心胸不安而已。【徐】头眩，为谷疸第一的据也。观方下注云：一宿腹减，此示必小便不快，而腹微胀可知。

茵陈蒿汤方

茵陈蒿六两　**栀子**十四枚，《阳明篇》有"擘"字　**大黄**二两

上三味，以水一斗，先煮茵陈，减六升，内二味，煮取三升，去滓分温三服。小便当利，尿如皂角汁状，色正赤。一宿腹减，黄从小便去也。

【程】茵栀以导之，则湿热行矣。大黄以下之，则宿谷去矣。苦以泄之之剂也。

徐氏《伤寒类方》云：先煮茵陈，则大黄从小便出，此秘法也。

《千金》茵陈汤，伤寒七八日，内实瘀热结，身黄如橘，小

便不利，腹微胀满，宜下之方。即本方。与《阳明篇》文少异，故附载之。

《外台》《范汪》疗谷疸，茵陈汤。即本方。

又《小品》三物茵陈蒿汤，疗黄疸身目皆黄，皮肤曲尘出。

茵陈蒿一把　栀子二十四枚　石膏一斤，《千金》加大黄二两

上三味，以水八升，煮取二升半，去滓。以猛火烧石膏，令正赤，投汤中，沸定取清汁，适寒温服一升。自覆令汗出。

又《广济》茵陈丸，疗黄疸遍身面悉黄，小便如浓栀子汁。于本方，去栀子，加黄芩、枳实，蜜丸。

又《必效》茵陈汤及丸，疗一切黄。蒋九处得其父远使得黄，服此极效。

于本方加黄芩。

《千金》茵陈汤，主黄疸、酒疸、酒癖，身体面目尽黄方。按《外台》云：太医校尉史脱处。

于本方，加黄芩、黄连、人参、甘草。

又治发黄，身面目悉黄如金色，小便如浓煮柏汁。

于本方，加黄芩、柴胡、升麻、龙胆。

又治发黄方。

于本方，加黄柏、黄连。丸方，更加黄芩。

黄家日晡所发热，而反恶寒，此为女劳得之。膀胱急，少腹满，身尽黄，额上黑，足下热，因作黑疸。其腹胀如水状，大便必黑，时溏，此女劳之病，非水也。腹满者难治，硝石矾石散主之。"之病"，《千金》作"疸"一字。

【鉴】此详申女劳疸之为病，黄疸日晡所发热，乃阳明热证，当不恶寒也。而反恶寒者，非阳明热证，此或为女劳得之也。女劳得之疸证，虽膀胱急，少腹满，而小便自利，身虽尽黄，而额上则黑，虽发热，惟足下甚，此少阴热，因作黑疸也。故腹胀如水状，而大便必黑时溏，知非水胀病，乃为女劳得之疸

胀病也。时溏黑色者，亦脏病及血之征也。血病者颜必变，岂有色黑而血不病者乎。女劳疸腹满者，为难治，以其脾肾两败也。以硝石入血消坚，矾石入气胜湿，然此方治标固宜，非图本之治。世久书讹，姑辨其理也。【尤】黄家日晡所，本当发热，乃不发热，而反恶寒者，此为女劳，肾热所致，与酒疸、谷疸不同。酒疸、谷疸，热在胃，女劳疸热在肾，胃浅而肾深，热深则外反恶寒也。膀胱急，额上黑，足下热，大便黑，皆肾热之征，虽少腹满胀，有如水状，而实为肾热。而气内蓄，非脾湿而水不行也。

硝石矾石散方 《外台》引仲景《伤寒论》云：《肘后》《小品》《崔氏》《文仲》《千金》《范汪》《深师》并同。

硝石　矾石烧，等分。"硝石"下，《外台》、尤本有"熬黄"二字。

上二味为散，以大麦粥汁，和服方寸匕，日三服，病随大小便去。小便正黄，大便正黑，是候也。 "候"上，徐、沈、尤有"其"字。《外台》云：大麦则须是无皮麦者。

【程】《内经》曰：中满者，泄之于内。润下作咸，硝石之苦咸，矾石之酸咸，皆所以泄中满而润下，使其小便黄，而大便黑也。然硝石，主胃胀闭，涤蓄结，矾石主热在骨髓，而《经》言劳者温之，是方得无太峻欤。然所服者，方寸匕耳，和以大麦粥汁，正所以宽胃而益脾也。案硝石，即火硝，时珍辨之详矣。下大黄硝石汤同。

喻氏《法律》云：硝石矾石散，从来不解用硝石之义，方书俱改为滑石矾石散，且并改大黄硝石汤，为大黄消石汤，医学之陋，一至此乎。夫男子血化为精，精动则一身之血俱动。以女劳而硕其精，血必继之。故因女劳而尿血者，其血尚行，犹易治也。因女劳而成疸者，血瘀不行，为难治矣。甚者血瘀之久，大腹尽满，而成血蛊，尤为极重，而难治矣。味仲景之文，及制方之意，女劳疸，非亟去其膀胱少腹之瘀血，万无生路。在伤寒热瘀膀胱之证，其人下血乃愈。血不下者，用抵当汤下之，亦因其血之暂结，可峻攻也。此女劳疸，蓄积之血，必匪朝夕，峻攻无益，但取石药之悍，得以疾趋，而下达病所。硝石咸寒走血，可消逐其热瘀之血，故以为君。矾石，《本草》谓其能除痼热在骨髓，用以清肾及膀胱脏腑之热，并建消瘀除浊之功，此方之极妙者也。以陈无择之贤，模棱两可，其说谓无发热恶寒，脉滑者用此汤。若发热恶寒，其脉浮紧，则以滑石、石膏治之。青天白日，梦语喃喃，况其他乎。世岂有血蓄下焦，反见浮滑且紧之脉者乎，妄矣妄矣。何氏《医碥》云：伤寒阳明证，发热者，必不恶寒。乃湿与热瘀痹于内，表阳不宣，故恶寒也。此乃辨证之法。额最高，火气之所熏，故黑。先则额黑，后则周身皆黑，故作黑疸。硝石咸寒除热，矾石除痼热在骨髓，大麦粥调服，恐伤胃也。然此方难用。

《肘后方》云：女劳疸，身目皆黄，发热恶寒，小腹满急，小便难，由大劳大热交接后入水所致，治之方。即本方。

又治交接劳复，阴卵肿，或缩入腹，腹中绞痛，或便绝。即本方。

《千金》云：湿疸之为病，始得之一身尽疼，发热，面色黑黄，七八日后壮热，热在里，有血当下，去之如豚肝状。其小腹满者，急下之。亦治一身尽黄，目黄腹满，小便不利方。

于本方，硝石代滑石。王氏《准绳》载滑石散，治女劳疸，即此方。注云：按此即前硝石方。硝与滑字形相近，未知孰是，两存之。

又黄疸之为病，日晡所发热恶寒，小腹急，身体黄，额黑，大便溏黑，足下热，此为女劳，腹满者难治。治之方。

滑石　石膏各等分　服法与本方同《外台》引《千金翼》云，《小品》《千金》《备急》文仲并同。

《千金翼》：泻肾散，主男女诸虚不足，肾气之方。

即本方，不用大麦粥，用粳米粥。

酒黄疸，心中懊憹，或热痛，栀子大黄汤主之。

【徐】前酒疸正条，尚有不能食欲吐，后各变证，如小便不利，足下热，腹满不一。此独举心中懊憹，为酒疸第一的据也。

【魏】为实热之邪立法也。栀子、大黄，大苦寒之品，以泄之，枳实以开破之，香豉以升散之。酒家积郁成热，非此不当其施也。

喻氏《法律》云：此治酒热内结，昏惑懊憹之剂。然伤寒证中有云：阳明病，无汗，小便不利，心中懊憹者，身必发黄。是则诸凡热甚于内者，皆足致此，非独酒也。

栀子大黄汤方《外台》引仲景《伤寒论》云，《肘后》《千金》同，名栀子枳实豉大黄汤，《千金翼》名栀子汤。

栀子十四枚　**大黄**一两　**枳实**五枚　**豉**一升

上四味，以水六升，煮取二升，分温三服。

《肘后》云：酒疸者，心懊痛，足胫满，小便黄，饮酒发赤斑黄黑，由大醉当风，入水所致，治之方。即本方。

《千金》枳实大黄汤，治伤寒饮酒，食少饮多，痰结发黄，酒疸心中懊憹，而不甚热，或干呕方。即本方

诸病黄家，但利其小便，假令脉浮，当以汗解之，宜桂枝加黄芪汤主之。方见水气病中。《千金》载本方，用黄芪五两，三两五两[1]。

【沈】此风多湿少，邪机向表，通治之方也。诸病黄家，乃胃中湿热酿成。而湿性下流，当从下驱为顺，故但利小便，而为常法。假令脉浮，则湿少风多，而风性轻扬，邪机在表，当以汗解，不可拘利小便为常矣。故用桂枝汤，和营卫而解肌表之邪。风为表虚，加黄芪而实腠理。歠热稀粥为助，使周身微微小汗，

---

　　[1]　三两五两：据1955年人民卫生出版社影印江户医学北宋本《备急千金要方》，"三两五两"为衍文。

则肌表之邪去，而虽有里湿，亦从下渗矣。

徐云：黄疸家，不独谷疸、酒疸、女劳疸有分别，即正黄疸病邪，乘虚所着不同。予治一黄疸，百药不效，而垂毙者，见其偏于上，令服鲜射干一味，斤许而愈。又见一偏于阴者，令服鲜益母草一味，数斤而愈。其凡黄疸初起，非系谷疸、酒疸、女劳疸者，辄令将车前根叶子，合捣取自然汁，酒服数碗而愈。甚有卧床不起者，令将车前一味，自然汁数盂，置床头，随意饮之而愈。汗下之说，亦设言以启悟，其可无变通耶？案此等治法出于绳墨之外，所谓草头药者，亦有效验，故附载之。

《外台》：许仁则疗急黄，始得大类天行病，经三两日，宜合麻黄等五味汤服之，发汗以泄黄势方。

麻黄三两　葛根五两　石膏八两　生姜六两　茵陈二两

上以水八升，煮取二升七合，去滓，分温三服，覆被微取汁以散之。案黄家脉浮热盛者，桂枝加黄芪汤非所宜。此方有大青龙之意，当随证撰用，故附于此。

诸黄，猪膏发煎主之。

【程】扁鹊有《疗黄经》，明堂有烙三十六黄法，皆后人所未见。唯《圣济总录》载三十六黄，方论详明，治法始备。今猪膏发煎，能治诸黄，当是黄之轻者，可从小便而去。至若阴黄、急黄、女劳之属，岂猪膏发煎，所能治乎。医者审之。【尤】此治黄疸，不湿而燥者之法。按《伤寒类要》云：男子女人黄疸，饮食不消，胃胀，热生黄衣在胃中，有燥屎使然，猪膏煎服则愈。盖湿热经久，变为坚燥，譬如盦曲，热久则湿去而干也。《本草》：猪脂利血脉，解风热，乱发消瘀，开关格，利水道，故曰病从小便出。

猪膏发煎方《外台》引仲景《伤寒论》云，《肘后》《备急》、文仲、《千金》《古今录验》《深师》《范汪》同。

猪膏半斤，《外台》作八两　**乱发**如鸡子大，三枚，《肘后》《外台》作一枚

上二味，和膏中煎之，发消药成，分再服，病从小便出。"味"下，《外台》有"内发"二字。"药成"，作"尽研绞去膏细滓"七字。方后云：大医校尉史脱家婢再病，胃中干粪下，便差，神验。

案《外台》引《肘后》，疗黄疸者，一身面目悉黄，如橘柚，暴得热，外以冷迫之，热因留胃中，生黄衣，热熏上所致方：猪脂一斤。上一味，煎成者，温令热，尽服之，日三。燥屎当下，下则稍愈便止。《证类本草》引《伤寒类要》，尤则采之于《证类》也。今本《肘后》无考，《外台》又引《近效》，主疗亦同。

《肘后》：女劳疸者，身目皆黄，发热恶寒，小腹满急，小便难。由大劳大热，交接后入如水所致之方。即本方。喻氏《法律》引《肘后》云：盖女劳疸，血瘀膀胱，非直入血分之药，必不能开。然虻蛭过峻，矾石过燥，明是治血燥矣。

徐云：予友骆天游黄疸，腹大如鼓，百药不效。用猪膏四两，发灰四两，一剂而愈。仲景岂欺我哉？

黄疸病，茵陈五苓散主之。【原注】一本云：茵陈汤及五苓散并主之。

【徐】此表里两解之方，然五苓中有桂术，乃为稍涉虚者设也。【尤】此正治湿热成瘅者之法。茵陈散结热，五苓利水去湿也。【鉴】黄疸病之下，当有"小便不利者"之五字。茵陈五苓散方有着落，必传写之遗。

茵陈五苓散方 《外台》引仲景《伤寒论》文同，云《小品》《古今录验》、张文仲、《经心录》同。

茵陈蒿末十分　**五苓散**五分，方见痰饮中

上二味和，先食饮方寸匕，日三服。《外台》作上二味和，先食白饮和方寸匕服之，日三。

《外台》：又五苓散，利小便，治黄疸方。即本方不用茵陈，云

《千金》《深师》《范汪》同。

《三因方》五苓散，治伏暑郁发黄。小便不利烦渴，用茵陈煎汤调下。

《严氏济生方》加减五苓散，治饮食伏暑，郁发黄，烦渴小便不利。于本方，去桂枝加茵陈。

《准绳》茵陈五苓散，治伤寒温湿，热病感冒，后发为黄疸，小便黑赤，烦渴发热，不得安宁。此盖汗下太早，服药不对证，因感湿热病，以致遍身发黄。上用生料五苓散一两，加入茵陈半两，车前子一钱，木通、柴胡各一钱半。酒后得证，加干葛二钱，灯心五十茎。水一碗，煎八分，连进数服，小便清利为愈。

黄疸腹满，小便不利而赤，自汗出，此为表和里实，当下之，宜大黄硝石汤。 宋本，硝石作滑石，下同，非。《脉经》作大黄黄柏栀子芒硝汤。

【鉴】李彣曰：腹满，小便不利而赤，里病也。自汗出，表和也。里病者，湿热内甚，用栀子清上焦湿热，大黄泻中焦湿热，黄柏清下焦湿热，硝石则于苦寒泻热之中，而有燥烈发散之意，使药力无所不至，而湿热悉消散矣。

大黄硝石汤方 《千金》名大黄黄柏汤，《翼》名大黄汤。《外台》引仲景《伤寒论》名大黄黄柏皮栀子硝石汤，《小品》《千金翼》《深师》《范汪》并同。

大黄　黄柏　硝石各四两　**栀子**十五枚

上四味，以水六升，煮取二升，去滓，内硝，更煮取一升，顿服。

喻氏《法律》云：湿热郁蒸而发黄，其当从下夺，亦须仿治伤寒之法，里热者始可用之。重则用大黄硝石汤，荡涤其湿热，如大承气汤之例。稍轻则用栀子大黄汤，清解而兼下夺，如三黄汤之例。更轻则用茵陈蒿汤，清解为君，微加大黄为使，如栀鼓汤中加大黄，如博棋子大之例。是则汗法固不敢轻用，下法亦在所慎施，以瘅证多夹内伤，不得不回护之耳。

《外台》《必效》大黄汤，疗急黄疸内等黄方。

大黄三两　**芒硝**二两

上三味，以水二升，生渍大黄一宿，平旦绞汁一升半，内芒硝，搅服，须臾当快利瘥。

《圣惠》：治黄病腹胀满，小便涩而赤少。

于本方中，加冬葵子。

黄疸病，小便色不变，欲自利，腹满而喘，不可除热，热除必哕。哕者，小半夏汤主之。方见痰饮中。《外台》引仲景《伤寒论》云，《范汪》同。

【尤】便清自利，内无热征，则腹满非里实，喘非气盛矣。虽有疸热，亦不可以寒药攻之。热气虽除，阳气则伤，必发为哕。哕，呃逆也。魏氏谓胃阳为寒药所坠，欲升而不能者是也。小半夏，温胃止哕，哕止然后温理中脏，使气盛而行健，则喘满除，黄病去。非小半夏能治瘅也。

《圣惠》小半夏散，阴黄小便色不变，欲自利而不利，腹满而喘者，必哕。哕者宜服此方。

半夏一两　**人参**二两　**葛根**二两

上件药，捣粗罗为散，每服四钱，以水一中盏，入生姜半分，煎至六分，去滓，不计时候温服。

诸黄，腹痛而呕者，宜柴胡汤。【原注】必小柴胡汤，方见呕吐中。原本，黄作劳，今据诸本改定，魏作劳解之，非。

【程】《经》曰：呕而腹满，视其前后，知何部不利，利之则愈。令黄家腹痛而呕，应内有实邪，当是大柴胡以下之。若小柴胡，则可止呕，未可疗腹痛也，明者详之。【鉴】呕而腹痛，胃实热也。然必有潮热便硬，始宜大柴胡汤两解之。若无潮热，便软则当用小柴胡汤，去黄芩，加芍药和之可也。案《玉函》，小柴胡汤，加栀子。

男子黄，小便自利，当与虚劳小建中汤。方见虚劳中。

【鉴】高世栻曰：女为阴，男为阳，阴主血，阳主气。男子黄，阳气虚也。黄者，土之色，阳气虚，而土色外呈，中无湿热，故小便自利，此为虚也。【尤】小便利者，不能发黄，以热从小便去也。今小便利，而黄不去，知非热病。乃土虚而色外见，宜补中，而不可除热者也。夫黄瘅之病，湿热所郁也，故在表者汗而发之，在里者攻而去之，此大法也。乃亦有不湿而燥者，则变清利为润导，如猪膏发煎之治也。不热而寒，不实而虚者，则变攻为补，变寒为温，如小建中之法也。其有兼证错出者，则先治兼证，而后治本证，如小半夏及小柴胡之治也。仲景论黄疸一证，而于正变虚实之法，详尽如此，其心可谓尽矣。

王氏《阴证略例》云：内感伤寒，劳役形体，饮食失节，中州变寒之病生黄，非伤寒坏之而得，只用建中、理中、大建中足矣，不必用茵陈也。何氏《医碥》云：阴黄，小便清白，大便不实，喜静能卧，脉迟弱无力，身冷自汗，当以虚寒治之。仲景所谓男子黄，小便自利，与小建中汤。王海藏谓中州寒生黄，用大小建中，不必茵陈，皆气虚之阴黄也。气虚则脾不运，久瘀于里，则脾败而色外见，故黄。其黄色必淡。戴复庵谓失血后多令面黄，或遍身黄，血不荣也。如竹木春夏叶润则绿，至秋则干黄，宜养荣汤、十全大补汤。此血虚之阴血也。此为干黄，小便利，四肢不沉重也。案治阴黄，《医学纲目》用理中加茯苓汤。喻氏治女劳疸属虚者，用八味肾气丸。《圣惠》治房黄，用鹿茸散鹿茸、熟地、山茱、五味、黄芪、牡蛎之类，皆不用茵陈。然如韩氏小茵陈汤附子、甘草、茵陈，茵陈四逆汤，茵陈附子汤，茵陈茱萸汤，罗氏茯苓栀子茵陈汤之类，皆附子、茵陈并用。盖本于《千金翼》，治黄疸小便赤黄方前胡、茯苓、椒目、附子、茵陈之意，寒热错杂者，亦宜随证而撰用，不必执拘矣。

附方

瓜蒂汤，治诸黄。方见暍病中。

【沈】瓜蒂汤，吐药也。若邪冲于胸膈，或心烦懊憹，欲吐而无他病者，当用此汤。吐去黄水，因其高而越之也。

《外台》《删繁》疗天行毒热，通贯脏腑，沉鼓骨髓之间，或为黄疸、黑疸、赤疸、白疸、谷疸、马黄等疾，喘急须臾而绝方。

瓜蒂二七枚

上一味，以水一升，煮去五合，作一服。案此方，与暍病所载同。《北史·麦铁杖传》，瓜蒂喷鼻，疗黄不瘥。考《千金》《外台》，用瓜蒂等二三味者，凡八方，多系于吹两鼻中出黄水，正是别法，故此不录出，当考原书。

《千金》：麻黄醇酒汤，治黄疸。《外台》引仲景《伤寒论》云，《小品》《古今录验》、张文仲、《经心录》同，《千金》云：治伤寒热出表，发黄疸方。《外台》煮法后，引《古今》方，文同。

麻黄三两，《外台》作一大把，去节，《肘后》同。

上一味，以美清酒五升，煮取二升半，顿服尽，冬月用酒，春月用水煮之。

【沈】外感风寒，湿热在表，郁盦成黄。或脉自浮，当以汗解者，用此一味，煮酒使其彻上彻下，行阳开腠，而驱营分之邪，则黄从表解矣。

惊悸吐衄下血胸满瘀血病脉证治第十六

脉证十二条　方五首

寸口脉动而弱，动即为惊，弱则为悸。

【沈】惊从外入，悸是内发。悸者心神恍惚，跳动不能自主之貌也。【徐】前奔豚章，既言有惊怖，有火邪，皆从惊发得之。此又另揭惊悸言之，非详其病所从得，乃谓病有惊狂不安者，有只心悸不宁者。惊乃邪袭于心，在实边，故其寸口脉动，动者有粒如豆也。悸乃神不能主，在虚边，故其寸口脉弱，弱脉来无力也。动而弱者，有邪袭之而心本原虚也，故惊悸并见。然而脉仍分属，动则惊气之发，弱则悸气所形。故曰，动即为惊，弱则为悸。

师曰：尺脉浮，目睛晕黄，衄未止，晕黄去，目睛慧了，知衄今止。 尺，赵、程、《金鉴》作夫，《巢源》作尺中自浮。"未"上有"必"字。《脉经》云：问曰：病衄连日不止，其脉何类？师曰：脉来轻轻在肌肉，尺中自溢。注：一云尺中浮。以下与本文同。

【尤】尺脉浮，知肾有游火，目睛晕黄，知肝有蓄热，衄病得此，则未欲止。盖血为阴类，为肾肝之火热所逼，而不守也。若晕黄去，目睛且慧了，知不独肝热除，肾热亦除矣，故其衄今当止。

又曰：从春至夏衄者太阳，从秋至冬衄者阳明。

【尤】血从阴经，并冲任而出者，则为吐。从阳经并督脉而出者，则为衄。故衄病皆在阳经，但春夏阳气浮，则属太阳，秋冬阳气伏，则属阳明为异耳。所以然者，就阴阳言，则阳主外，阴主内；就三阳言，则太阳为开，阳明为阖。少阳之脉，不入鼻颏，故不主衄也。

衄家不可汗，汗出必额上陷，脉紧急，直视，不能眴，不得眠。

【尤】血与汗皆阴也。衄家复汗，则阴重伤矣。脉者血之府，额上陷者，额上两旁之动脉，因血脱于上，而陷下不起也。脉紧急者，寸口之脉，血不荣，而失其柔，如木无液而枝乃劲也。直视不眴不眠者，阴气亡，则阳独胜也。《经》云：夺血者无汗，此之谓夫。详《伤寒论辑义·太阳中篇》。

病人面无血色，无寒热，脉沉弦者，衄。浮弱，手按之绝者，下血。烦咳者，必吐血。《巢源》，"寒热"上无"无"字，赵、徐、沈、尤、并无血色之"血"字。

【程】《灵枢经》曰：血脱者，夭然不泽。《上经》曰：男子面色薄者，主渴及亡血。今病人面无血色，脱血之象也。《上经》曰：男子脉虚沉弦，无寒热，时目瞑兼衄。今无寒热，而脉弦衄者，则与上证不殊，为劳证也。若脉浮弱，手按之绝者，有阳无阴也，故知下血烦咳者，病属上焦也，故知吐血。【尤】无寒热，病非外感也。衄因外感者，其脉必浮大，阳气重也。衄因内伤者，其脉当沉弦，阴气厉也。虽与前尺脉浮不同，其为阴之不靖则一也。若脉浮弱，按之绝者，血下过多，而阴脉不充也。烦咳者，血从上溢，而心肺焦燥也。此皆病成而后见之诊也。

夫吐血，咳逆下气，其脉数而有热，不得卧者死。《巢源》，"数"下有"浮大"二字。

【尤】脉数身热，阳独胜也。吐血咳逆上气不得卧，阴之燥也。以既燥之阴，而从独胜之阳，有不尽不已之势，故死。

夫酒客，咳者必致吐血，此因极饮过度所致也。

【徐】此言吐血，不必由于气不摄血，亦不必由于阴火炽盛。其有酒客而致咳，则肺伤已极，又为咳所击动，必致吐血，故曰极饮过度所致。则治之者，当以清酒热为主也。

《三因方》云：病者因饮食过度伤胃，或胃虚不能消化，致翻呕吐逆。物与气上冲蹙胃口，决裂所伤吐出，其色鲜红，心腹绞痛，白汗自流，名曰伤胃吐血。理中汤能止之者，以其功最理中脘，分利阴阳，安定血脉。《证治要诀》加葛根、川芎。或只煮干姜甘草汤，饮之亦妙。方见《养生必用》。

寸口脉弦而大，弦则为减，大则为扎，减则为寒，扎则为虚，寒虚相击，此名曰革。妇人则半产漏下，男子则亡血。

【尤】此条已见虚劳病中。仲景复举之者，盖谓亡血之证，有从虚寒得之者耳。

亡血，不可发其表，汗出即寒而振。《太阴中篇》《脉经》，"血"下有"家"字。

【鉴】凡失血之后，血气未复，为亡血也，皆不可发汗。失血之初，固属阳热。亡血之后，热随血去。热虽消，而气逐血虚，阳亦微矣。若发其汗，则阳气衰微，力不能支，故身寒噤栗，而振振耸动也。发阴虚之汗，汗出则亡阴，即发吐衄之汗也，故见不得眴，不得眠，亡阴之病也。发阳虚之汗，汗出则亡阳，即发亡血之汗也，故见寒栗而振，亡阳之病也。李彣曰：夺血者无汗，以汗与血，俱属心液，血亡液竭，无复余液作汗也。今又发表，则阴虚且更亡阳，表间卫气虚极，故寒栗而振。

病人胸满唇痿，舌青口燥，但欲嗽水，不欲咽，无寒热，脉微大来迟，腹不满，其人言我满，为有瘀血。此下，《脉经》有"当汗出不出内结亦为瘀血"十一字。

【鉴】表实无汗，胸满而喘者，风寒之胸满也。里实便涩，胸满烦热者，热壅之胸满也。面目浮肿，胸满喘不得卧者，停饮之胸满也。呼吸不快，胸满大息，而稍宽者，气滞之胸满也。今病人无寒热他病，惟胸满唇痿，舌青口燥，漱水不欲咽，乃瘀血之胸满也。唇舌，血华之处也。血病不荣，故痿瘁色变也。热在血分，故口燥，漱水不欲咽也。脉微大来迟，阴凝之诊，则当腹满。今腹不满，询之其人言我满，在胸不在腹也。与上如是之证推之，为有瘀血也。【沈】假令气分热盛，则腹胀满。今腹不满，而言我满者，乃外虽不满，内脏血壅气滞而胀，故言我满，知是瘀血矣。

案程云：唇痿未详所以，误。

病者如热状，烦满口干燥而渴，其脉反无热，此为阴伏，是瘀血也，当下之。阴伏之"伏"，《赵本》作"状"，非。

【鉴】此承上文，互详证脉，以明其治也。如热状，即所谓心烦胸满，口干燥渴之热证也，其人当得数大之阳脉。今反见沉伏之阴脉，是为热伏于阴，乃瘀血也。血瘀者当下之，宜桃核承气、抵当汤丸之类也。

火邪者，桂枝去芍药加蜀漆牡蛎龙骨救逆汤主之。沈不载此条。

【程】此章当在第八篇中，简脱在此。【尤】此但举火邪二字，而不详其证。按《伤寒论》云，伤寒脉浮，医以火迫劫之，亡阳必惊狂，起卧不安。又曰：太阳病，以火熏之，不得汗，其人必躁，到经不解，必圊血，名为火邪。仲景此条，殆为惊悸下血备其证钦。桂枝汤，去芍药之酸，加蜀漆之辛，盖欲使火气与风邪，一时并散，而无少有留滞。所谓从外来者，驱而出之于外也。龙骨牡蛎，则收敛其浮越之神与气尔。

案《外台·奔豚气门》引《小品》云：师曰：病有奔豚，有吐脓，有惊怖，有火邪，此四部病者，皆从惊发得之。火邪者，桂枝加龙骨牡蛎汤主之。据此则程注为是。

桂枝救逆汤方

桂枝三两，去皮 **甘草**二两，炙 **生姜**三两 **牡蛎**五两，熬 **龙骨**四两 **大枣**十二枚 **蜀漆**三两，洗去腥

上为末，以水一斗二升，先煮蜀漆，减二升，内诸药，煮取三升，去滓，温服一升。为末，宋板《伤寒论》作七味，是。

心下悸者，半夏麻黄丸主之。《脉经》无此条。

【鉴】此方是治寒水心下悸者，与首条之脉弱悸病不合，必是错简。

半夏麻黄丸方《肘后》无方名

半夏《肘后》云汤洗去滑，干 **麻黄**等分

上二味，末之，炼蜜和丸，小豆大，饮服三丸，日三服。

三丸甚少，《本草纲目》作三十丸，似是。然要之此方

吐血不止者，柏叶汤主之。

【徐】此重不止二字，是谓寒凉止血药，皆不应矣。吐血本由阳虚，不能导血归经，然血亡而阴亏，故以柏叶之最养阴者，为君，艾叶走经为臣，而以干姜温胃为佐，马通导大便下为使。愚意无马通，童便亦得。按本草载此方，乃是柏叶一把，干姜三升，阿胶一挺，炙合煮，入马通一升，未知孰是，候参。【程】中焦受气，取汁变化而赤，是谓血。血者内溉脏腑，外行肌肤，周流一身，如源泉之混混，得热则迫血妄行，而作吐衄。即后泻心汤之证是也。得寒则不与气俱行，渗于胃中，而作吐，故有随渗随出而令不止。柏叶汤者，皆辛温之剂。《神农经》曰：柏叶主吐血，干姜止唾血，艾叶止吐血。马通者，白马屎也，凡屎必达洞肠乃出，故曰通。亦微温，止吐血。四味皆辛温行阳之品，使血归经，遵行隧道，而血自止。

柏叶汤方 《外台》引仲景《伤寒论》，《千金》无方名。

柏叶 干姜各三两，《千金》作二两，《外台》作青柏叶三两、干姜二两，切 **艾**三把，《千金》作一把

上三味，以水五升，取马通汁一升，合煮取一升，分温再服。 案《外台》，作上三味，以水五升，煮取一升，去滓，别绞取新出马通汁一升相合，煮取一升，绵滤之，温分再服。马通，是马屎汁也。一方有阿胶无艾，《外台》为是。《证类本草》云：马屎名马通，止崩中，吐下血，金疮，止血。

《千金》治吐血内崩，上气面色如土方。即本方。注云，仲景柏叶汤，不用阿胶，《小品》不用柏叶，与《肘后》同。

又治上焦热膈伤，吐血衄血，或下血连日不止，欲死。

于本方，去柏叶，用竹茹、阿胶。

下血，先便后血，此远血也，黄土汤主之。远，原本误。今据诸本校改。

【程】先便后血，以当便之时，血亦随便而下行。《内经》曰：结阴者，便血一升，再结二升，三结三升。以阴气内结，不得外行，血无所禀，渗入肠间。故《上经》曰：小肠有寒者，其人下重便血。夫肠有夹层，其中脂膜联络，当其和平，则行气血，及其节养失宜，回血从夹层，渗入肠中，非从肠外而渗入肠中也。渗而即下，则色鲜，渗而留结，则色黯。《内经》曰：阴脉不和，则血留之，用黄土附子之气厚者，血得温即循经而行也。结阴之属，宜于温补者如此。【鉴】先便后血，此远血也，谓血在胃也。即古之所谓结阴，今之所谓便血也。先血后便，此近血也，谓血在肠也。即古之所谓肠为痔下血，今之所谓脏毒肠风下血也。赵良曰：肠胃，阳明经也，以下血言胃居大肠之上。若聚于胃，必先便后血，去肛门远，故曰远血。若聚大肠，去肛门近，故曰近血。【尤】黄土温燥入脾，合白术、附子，以复健行之气。阿胶、地黄、甘草，以益脱竭之血，而又虑辛温之品，转为血病之厉，故又以黄芩之苦寒，防其大过，所谓有制之师也。

黄土汤方【原注】亦主吐血、衄血，《外台》引仲景《伤寒论》。《千金》治卒吐血及衄血方

甘草　干地黄《千金》用干姜，注云仲景用地黄　**白术　附子**炮，《千金》无　**阿胶**《外台》有"炙"字　**黄芩各三两　灶中黄土半斤**，《千金》作伏龙肝半升，《外台》作釜灶下黄焦土半升绵裹

上七味，以水八升，煮取三升，分温二服。《外台》作煮六味，取二升，去滓，内胶，令烊。

下血，先血后便，此近血也，赤小豆当归散主之。方见狐惑中

【程】此《内经》所谓食饮不节，起居不时，则阴受之。阴

受之，则入五脏，为肠澼下血之属，故服当归，以和血脉，赤豆以清脏毒，与黄土汤不侔也。《梅师方》云：热毒下血，或食热物发动，以赤小豆为末，水调服。则知此方治脏毒下血。黄土汤，治结阴下血，有霄壤之分也。

徐氏《医法指南》云：先血后便，近血也，大肠血也，感而即发，俗谓之肠风，赤小豆当归散主之。先便后血，远血也，胃血也，积久而发，俗谓之脏毒，黄土汤主之。

案《千金》：诸下血，先见血后见便，此为远血，宜服黄土汤。先见便后见血，此为近血，宜服赤小豆散。此远近二字互误。三焦虚实门，有远血、近血二方，主疗与本经同。而《千金翼》论，及《外台》引《崔氏》，亦误。《张氏医通》，却以《金匮》为传写之误，尤非也。《巢源》云：大便下血，鲜而腹痛，冷气在内，亦大便下，其色如小豆汁。出时疼，而不甚痛，前便后下血者，血来远。前下血后便者，血来近。此亦可以证耳。

《备预百要方》血痢方

赤小豆三升，炒令熟　　**当归**三两

上二味，捣筛为散，服方寸匕，日三，薄粥温下。

《千金》伏龙肝汤，治下焦虚寒损，或先见血后便转，此为近血，或利不利方。

伏龙肝五合，末　　**干地黄**五两　　**阿胶**　　**牛膝**　　**甘草**　　**干姜**　　**黄芩**　　**地榆**各三两　　**发灰**二合

上九味㕮咀，以水九升，煮取三升，去滓。下胶煮消，下发灰，分为三服。张氏《衍义》云：可见治血，但取归经，不必究其先后远近耳。

又续断止血汤，治下焦虚寒损。或先便转后见血。此为远血，或利或不利，好因劳冷即发。

续断　　**当归**　　**桂心**　　**蒲黄**　　**阿胶**各一两　　**甘草**二两　　**干姜**　　**干地黄**各四两

上八味咬咀，以水九升，煮取三升半，去滓，下胶取烊，下蒲黄，分三服。张氏《衍义》云：验其血色，晦淡则当用《金匮》法，鲜紫当用《千金》法，方为合辙。

《医林方》：阿胶丸，治便血，先便而后血，谓之湿毒。

阿胶一钱　黄连三钱　白茯苓二钱　白芍药四钱

上为细末，水和为丸，如桐子大，每服五十丸，加至一百丸，温水送下，日进四五服。

又芍药柏皮丸，治先血而后便，为之脏毒。

白芍药　黄柏　当归以上各等分

上为细末，滴水为丸，如桐子大，每服五七十丸，煎甘草汤送下。案湿毒、脏毒，即远血、近血也，故附载以备考。

心气不足，吐血衄血，泻心汤主之。《千金·心脏门》，不足作不定。

【尤】心气不足者，心中之阴气不足也。阴不足则阳独盛，血为热迫，而妄行不止矣。大黄、黄连、黄芩，泻其心之热，而血自宁。寇氏云：若心气独不足，则当不吐衄也。此乃邪热因不足而客之，故令吐衄。以苦泄其热，以苦补其心，盖一举而两得之。案出《本草衍义》。此说亦通。《济众方》，用大黄、生地汁，治衄血，其下热凉血，亦泻心汤类耳。案《金鉴》，改"不足"二字作"有余"二字，非。

泻心汤方【原注】亦治霍乱。案程、沈、尤、《金鉴》删去四字，是

大黄二两　黄连　黄芩各一两

上三味，以水三升，煮取一升，顿服之。

【程】心主血，心气不足，而邪热乘之，则迫血妄行，故有吐衄之患。夫炎上作苦，故《内经》曰：苦先入心。三黄之苦，以泄心之邪热。

《千金》巴郡太守奏三黄圆，治男子五劳七伤，消渴不生肌肉，妇人带下，手足寒热者方。

春三月黄芩四两　大黄三两　黄连四两

夏三月黄芩六两　大黄一两　黄连七两

秋三月黄芩六两　大黄二两　黄连三两

冬三月黄芩三两　大黄五两　黄连二两

上三味，随时加减，和捣以蜜为丸，如大豆。饮服五丸，日三。不知，稍加至七丸，取下而已。

又三黄散，治黄疸，身体面目尽黄。《外台》《集验》大黄散同。

本方三味，各四两，治下筛，先食服方寸匕，日三。

《和剂局方》三黄圆，治丈夫、妇人，三焦积热。上焦有热攻冲，眼目赤肿，头项肿痛，口舌生疮；中焦有热，心膈烦躁，不美饮食；下焦有热，小便赤涩，大便秘结。五脏俱热，即生痈疖疮痍，及治五般痔疾，粪门肿痛，或下鲜血，小儿积热。

本方三味，各十两。上为细末，炼蜜为丸，如梧桐子大，每服三十丸，用熟水吞下。如脏腑壅实，加服数丸。

《本事方》三黄散，治衄血无时。

本方三味，细末，每服二钱，新汲水调下，蜜水亦得。

《直指方》川芎三黄散，治实热衄血。

于本方，加川芎，各等分，为末，每服二钱，食后井水调服。

《拔萃方》犀角地黄汤，治热甚血积胸中。

于本方，加犀角、地黄。

《神效名方》黄连散，治黄疸，大小便秘涩壅热。

于本方，用黄连三两，加甘草一两。

上为细末，每服二钱。食后，温水调下，一日三服。

呕吐哕下利病脉证治第十七

论一首　脉证二十七条　方二十三首

夫呕家有痈脓，不可治，呕脓尽，自愈。

【鉴】呕家呕吐，或谷，或水，或痰涎，或冷沫。今呕而有脓，此内有痈，脓溃而呕，非呕病也，故曰不可治。呕脓尽，自愈。赵良曰：此痈之在胃脘上口者也，若过半中，在肺之下者，脓则不从呕出，而从大便出矣。详《伤寒论辑义·厥阴篇》。

先呕却渴者，此为欲解。先渴却呕者，为水停心下，此属饮家。

呕家本渴，今反不渴者，以心下有支饮故也，此属支饮。"此属饮家"四字，《千金》作小半夏汤主之。"呕家本渴"以下，见《饮病篇》，此属支饮，《饮病篇》作小半夏汤主之。

【尤】呕家必有停痰宿水，先呕却渴者，痰水已去，而胃阳将复也，故曰此欲为解。先渴却呕者，因热饮水过多，热虽解而饮旋积也。此呕因积饮所致，故曰此属饮家。呕家本渴，水从呕去故也。今反不渴者，以宿有支饮在心下，愈动而愈出也，故曰此属支饮。

《外台》载呕家本渴以下，而注云张仲景杂方，此证当用小半夏加茯苓汤，方在支饮门中。

问曰：病人脉数，数为热，当消谷引食，而反吐者何也？师曰：以发其汗，令阳微膈气虚，脉乃数，数为客热，不能消谷，胃中虚冷故也。脉弦者虚也，胃气无余，朝食暮吐，变为胃反，寒在于上，医反下之。今脉反弦，故名曰虚。《太阳中篇》"阳微"作"阳气微"，故也之间有"吐"字，无"问曰"及"何也""师曰"字。

【尤】脉数为热，乃不能消谷引饮，而反吐，以发汗过多，阳微膈虚所致。则其数为客热上浮之数，而非胃实气热之数矣。客热如客之寄，不久即散，故不能消谷也。脉弦为寒，乃不曰寒，而曰虚者，以寒在于上，而医反下之所致，故其弦非阴寒外加之弦，而为胃虚生寒之弦矣。胃虚且寒，阳气无余，则朝食暮吐，而变为胃反也。读此知数脉弦脉，均有虚候，曰热曰寒，盖浅之乎言脉者耳。【鉴】"问曰病人脉数，至胃中虚冷故也"等句，已详《伤寒论·阳明篇》内，错简在此，且与脉弦者虚也，文义不属。

《巢源》云：夫荣卫俱虚，血气不足，停水积饮，在于胃管，则脏冷。脏冷而脾不磨，脾不磨则宿谷不化，其气逆而成胃反也。则朝食暮吐，暮食朝吐，心下牢大如杯。往来寒热，甚者食已则吐。其脉紧而弦，紧则为寒，弦则为虚，虚寒相搏，故食已则吐，名为反胃也。《圣惠论》云：夫反胃者，为食物呕吐，胃不受食，言胃口翻也。则有因饮酒过伤所致，则有因忧悒怏，蓄怒肠结，胃翻所致，则有宿滞痼癖，积聚冷痰，久不全除，致成兹疾。其中有才食便吐，有食久乃反，不可一概用方，切在仔细体认也。案反、翻同。

寸口脉微而数，微则无气，无气则荣虚，荣虚则血不足，血不足则胸中冷。

【鉴】按此条文义不属，必是错简。

趺阳脉浮而涩，浮则为虚，虚则伤脾，脾伤则不磨。朝食暮吐，暮食朝吐，宿谷不化，名曰胃反。脉紧而涩，其病难治。 虚则，《脉经》《千金》赵本、尤本并作涩则，《千金》，"脉紧"上有"趺阳"二字。案《金录》云："虚则伤脾"之"虚"字，当是"涩"字，是传写之讹，未考诸本也。

【程】《经》曰：趺阳脉浮而涩，知脾气不足，胃气虚也。夫浮为虚，涩为血不足，趺阳得之，必知脾气不治。华佗曰：脾主消磨水谷，闻声则动，动则磨胃，而主运化，令胃能纳。而脾不能磨，则胃中之谷，必不能消，是以朝食而暮吐，暮食而朝吐，为胃反之证也。【尤】胃为阳，脾为阴，浮则为虚者，胃之阳虚也。涩则伤脾者，脾之阴伤也。谷入于胃，而运于脾，脾伤则不能磨，脾不磨则谷不化，而朝食者暮当下，暮食者朝当下。若谷不化，则不得下，不得下，必反而上出也。【魏】紧者，寒盛也。涩者，津亡也。胃中因虚而寒，因寒而燥，因燥而津枯，正不足而邪有余，反胃之病，难治可决矣。欲补阳而津枯，有妨于补阳，欲生津而阳衰，有碍于补阴，棘手难下者，要在乎失治于早而已。

病人欲吐者，不可下之。

【尤】病人欲吐者，邪在上而气方逆。若遽下之，病气必与药气相争，而正乃蒙其祸矣。否则里虚邪入，病气转深，或痞或利，未可知也，故曰不可下之。【程】欲字，作吐而未吐之义，使人温温欲吐也。

哕而腹满，视其前后，知何部不利，利之即愈。徐云，哕恐"呕"字。案《厥阴篇》亦作"哕"。

【沈】此明实哕之治也，哕者，俗谓呃也。【鉴】赵良曰：腹满为实，实则气上逆，而作哕。故必视其前后，何部不利，而利之则满去，而哕止。【魏】胃气上逆，冲而为哕，治法当视其前后，审大小便调不调也。前部不利者，水邪之逆也，当利其小便，而哕愈。后部不利者，热邪实也，当利其大便，而哕愈。

《活人书》云：前部不利，猪苓汤。后部不利，调胃承气汤。

呕而胸满者，茱萸汤主之。

【尤】胸中，阳也。呕而胸满，阳不治而阴乘之也。故以吴茱萸，散阴降逆，人参姜枣，补中，益阳气。

茱萸汤方

吴茱萸一升　　**人参**三两　　**生姜**六两　　**大枣**二枚

上四味，以水五升，煮取三升，温服七合，日三服。详《伤寒辑义·阳明篇》。

《肘后方》云：治人食毕噫醋，及醋心。即本方。《外台》引《延年》作食讫醋咽多噫。

《三因方》云：病者心膈胀满，气逆于胸间，食入即呕，呕尽却快，名曰气呕。胃者足阳明合荣于足，今随气上逆，结于胃口，故生呕病也。茱萸人参汤，治气呕胸满，不纳食，呕吐涎沫，头疼。即本方。

干呕吐涎沫，头痛者，茱萸汤主之。方见上。

【徐】干呕者，有声无物也。物虽无，而吐涎沫。仲景曰：上焦有寒，其口多涎。上焦既有寒，寒为阴邪，格阳在上，故头痛。比胸满而呕，似有轻重表里不同，然邪必乘虚，故亦用茱萸汤，兼补以驱浊阴，谓呕有不同，寒则一也。详《伤寒论辑义·厥阴篇》。

呕而肠鸣，心下痞者，半夏泻心汤主之。

【尤】邪气乘虚，陷入心中，中气则痞。中气既痞，升降失常，于是阳独上逆而呕，阴独下走而肠鸣。是虽三焦俱病，而中气为上下之枢，故不必治其上下，而但治其中。黄连、黄芩，苦以降阳，半夏、干姜，辛以升阴，阴升阳降，痞将自解。人参甘草，则补养中气，以为交阴阳，通上下之用也。【徐】亲见一乳母，吐呕五日，百药不能止，后服干姜、黄连二味，立止。即此方之意也。

半夏泻心汤方

半夏半升，洗　　**黄芩**　　**干姜**　　**人参**各三两　　**黄连**二两　　**大枣**十

二枚　**甘草**三两，炙

上七味，以水一斗，煮取六升，去滓再煮，取三升，温服一升，日三服。详《伤寒论辑义·太阳下篇》。

《外台》《删繁》半夏泻心汤，疗上焦虚寒，肠鸣下利，心下痞坚。

于本方，去大枣，加桂心三两。出《霍乱门》。

干呕而利者，黄芩加半夏生姜汤主之。

【徐】《伤寒论》，芩甘枣芍四味，为黄芩汤，治太阳、少阳合病。盖太少之邪，合而内入则协热而利，故以黄芩为主也。然邪既内入，或有复搏饮者呕多，此其明证矣，故加半夏、生姜。

【程】干呕者，无物呕出也。中焦不和，则气逆于上，而作呕。迫于下而为利，故用半夏、生姜，入上焦以止呕；甘草、大枣，入中焦以和脾；黄芩、芍药，入下焦以止利。如是则正气安，而邪气去，三焦和，而呕利止。

《巢源》云：干呕者，胃气逆故也。但呕而欲吐，吐而无所出，故谓之干呕也。

黄芩加半夏生姜汤方

黄芩三两　**甘草**二两，炙　**芍药**二两　**半夏**半升　**生姜**三两　**大枣**十二枚

上六味，以水一斗，煮取三升，去滓，温服一升，日再，夜一服。

诸呕吐，谷不得下者，小半夏汤主之。方见痰饮中。

【鉴】赵良曰：呕吐谷不得下者，有寒有热，不可概论也。食入即吐，热也。朝食暮吐，寒也。此则非寒非热，由中焦停饮气结而逆，故用小半夏汤。

《外台·伤寒呕哕门》：仲景《伤寒论》，呕哕，心下悸，痞硬不能食，小半夏汤。又呕哕，心下痞硬者，以膈间有水，头眩

悸，小半夏加茯苓汤。

呕吐而病在膈上，后思水者解，急与之。思水者，猪苓散主之。《外台》无"而"字，"解"字。

【程】上章言先呕却渴，此为欲解。今呕吐而病在膈上，后思水者解，亦与上证不殊，故急与之，以和胃。然思水之人，又有得水而贪饮，则胃中热少，不能消水，更与人作病，故思水者，用猪苓以散水饮。【尤】呕吐之余，中气未复，不能胜水，设过与之，则旧饮方去，新饮复生，故宜猪苓散，以崇土而逐水也。

《兰台轨范》云：伤饮恶饮，此乃常理。若胸中有水，则津液下流，反口干思水，但不能多饮耳。

猪苓散方《外台》引仲景《伤寒论》

猪苓　茯苓　白术各等分，《千金》云各三两

上三味，杵为散，饮服方寸匕，日三服。

《千金》猪苓散，治呕而膈上寒。即本方。

《外台·服法后》云：欲饮水者，极与之。本虚与水，则哕，攻其热亦哕。

呕而脉弱，小便复利，身有微热，见厥者难治，四逆汤主之。

【魏】呕而脉弱者，胃气虚也。小便复利，气不足以统摄之，脱而下泄也。身有微热见厥，内积阴寒，外越虚阳，阳衰阴盛，其呕为阳浮欲越之机也。见此知为难治，非寻常火邪痰饮之呕也。主之以四逆汤，益阳安胃，温中止逆，亦大不同于寻常寒热错杂治呕之方也。附子辛热，干姜辛温，甘草甘平，强人倍用，以急回其阳，勿令飞越，则呕可止也。详《伤寒论辑义·厥阴篇》。

四逆汤方《外台》引仲景《伤寒论》

附子一枚，生用　**干姜**一两半　**甘草**二两，炙

上三味，以水三升，煮取一升二合，去滓，分温再服。强人可大附子一枚，干姜三两。

【程】《神农经》曰：疗寒者，以热药。《内经》云：寒淫于内，治以甘热。四逆汤者，辛甘大热之剂也。故用附子以回阳散厥，干姜以去寒止呕，甘草以调和血脉。

《三因方》：四逆汤治寒厥，或表热里寒，下利清谷，食入则吐。或干呕，或大汗、大吐、大下之后，四肢冰冷，五内拘急，举体疼痛不渴，脉沉伏。即本方。

呕而发热者，小柴胡汤主之。亦见《厥阴篇》。

【魏】呕而皮肤发热者，伤寒病，少阳经证也。合以口苦咽干目眩，而少阳病全，但见呕而发热。虽非伤寒正病，亦少阳经之属也。主之以小柴胡，表解里和而病愈。

小柴胡汤方

柴胡半斤　**黄芩**三两　**人参**三两　**甘草**三两　**半夏**半斤　**生姜**三两　**大枣**十二枚

上七味，以水一斗二升，煮取六升，去滓再煎。取三升，温服一升，日三服。详《伤寒论辑义·太阳中篇》。

胃反呕吐者，大半夏汤主之。【原注】《千金》云：治胃反不受食，食入即吐。《外台》云：治呕，心下痞硬者。案今《千金》，入作已，即吐，作即呕吐。

【鉴】高世栻曰：朝食暮吐，宿谷不化，名曰胃反。胃反但吐不呕，然吐不离乎呕，故曰胃反。呕吐者用半夏，助燥气以消谷，人参补元气，以安胃。白蜜入水扬之，使甘味散于水中，水得蜜而和缓，蜜得水而淡渗，庶胃反平而呕吐愈。李升玺曰：呕

家不宜甘味，此用白蜜，何也？不知此胃反，自属脾虚，《经》所谓甘味入脾，归其所喜是也。况君以半夏，味辛而止呕，佐以人参温气而补中，胃反自立止矣。

大半夏汤方

半夏二升，洗完用　　人参三两　　白蜜一升，《千金》有白术一升
生姜三两

上三味，以水一斗二升，和蜜，扬之二百四十遍，煮药，取二升半，温服一升，余分再服。《千金》云：扬之二、三百下，《外台》云：本论治反胃支饮，水用泉水。

《三因·痰呕门》：大半夏汤，治心气不行，郁生涎饮，聚结不散，心下痞硬，肠中沥沥有声，食入即吐。即本方。

食已即吐者，大黄甘草汤主之。原注《外台方》又治吐水。《外台》引《必效》云：疗胃反，吐水及吐食。

【鉴】吐者，有物无声之谓也。朝食暮吐者寒也，食已而吐者火也，以寒性迟，火性急也。故以大黄甘草汤，缓中泻火，火平自不吐也。王肯堂曰：病人欲吐者，不可下之。又用大黄甘草，治食已即吐何也。曰欲吐者，其病在上，因而越之可也。而逆之使下，则必抑塞愤乱而益甚，故禁之。若既已吐矣，吐而不已，有升无降，则当逆而折之。引令下行，无速于大黄，故取之也。【尤】东垣通幽汤，治幽门不通，上冲吸门者，亦是此意。但有缓急之分耳。

案食入即吐，名回食，出于龚氏《回春》，当考。

《肘后》云：治人胃反不受食，食毕辄吐出。

大黄甘草汤方

大黄四两　　甘草一两，《肘后》作二两，《千金》《外台》同
上二味，以水三升，煎取一升，分温再服。《千金》，"味"下

有"哎咀"二字。《外台》云：如得可则隔两日，更服一剂，神验。《千金》不传，此本仲景《伤寒论》方。

《千金翼》云：主脾气实，其人口中淡甘，卧愦愦，痛无常处，呕吐反胃方。

大黄六两

上一味，以水六升，煎取一升，分再服。又主食即吐，并大便不通者，加甘草二两，煎取二升半，分为三服。

胃反，吐而渴，欲饮水，茯苓泽泻汤主之。

【尤】猪苓散，治吐后饮水者，所以崇土气胜水气也。茯苓泽泻汤，治吐未已，而渴欲饮水者。以吐未已，知邪未去，则宜桂枝、甘、姜散邪气，苓、术、泽泻消水气也。【鉴】李彣曰：吐而满者，津液亡而胃虚燥也。饮水则水停心下，茯苓、泽泻降气行饮，白术补脾生津，此五苓散原方之义也。然胃反，因脾气虚逆，故加生姜散逆，甘草和脾。又五苓散，治外有微热，故用桂枝。此胃反无表热，而亦用之者。桂枝非一于攻表药也，乃彻上彻下，达表里，为通行津液，和阳治水之剂也。

茯苓泽泻汤方【原注】《外台》治消渴脉绝，胃反吐食者，有小麦一升。案《外台》，"脉"上有"阴"字，此本出《千金》，并用小麦三升。《外台》引《千金》出《消渴门》

茯苓半斤　　**泽泻**四两，《外台》作茯苓　　**甘草**一两　　**桂枝**二两，《千金》《外台》作三两　　**白术**三两　　**生姜**四两，《千金》《外台》用三两

上六味，以水一斗，煎取三升，内泽泻，再煎取三升半，温服八合，日三服。

【程】此方，乃五苓散，去猪苓，加甘草、生姜。以猪苓过于利水，故去之。甘草、生姜，长于和胃止吐，故加之。茯苓、白术、泽泻、桂枝相须宣导，补脾而利水饮。【魏】服法，后煎泽泻，取其阴性以利水，不宜煮之大过也。

《兰台轨范》云：此治蓄饮之吐，内泽泻再煮，似先煮五

味，后煮泽泻。

《外台》《集验》茯苓小泽泻汤，疗胃反吐而渴者。《千金》无方名。

于本方，去白术、生姜，加半夏。《千金》云，一方入生姜四两。

吐后，渴欲得水，而贪饮者，文蛤汤主之。兼主微风脉紧头痛。

【程】此证贪饮，与上证欲饮水，猪苓散之思水不同。夫贪饮者，饮水必多，多则淫溢上焦，必有溢饮之患，故用此汤，以散水饮。方中皆辛甘发散之药，故亦主微风脉紧头痛。【尤】用麻黄、杏仁等发表之药者，必兼有客邪，郁热于肺不解故也。观方下云汗出即愈，可以知矣。

文蛤汤方

文蛤五两　麻黄　甘草　生姜各三两　石膏五两　杏仁五十个　大枣十一枚

上七味，以水六升，煎取二升，温服一升，汗出即愈。

【程】此大青龙汤，去桂枝，加文蛤。水停于里，文蛤之咸寒，可以利水而消饮。水溢于外，青龙之辛热可以胜湿而解表。此汤与茯苓泽泻汤、猪苓散，皆预防水饮之剂。

《张氏医通》云：是方即大青龙汤，无桂枝，有文蛤。大青龙主发散风寒两感，今是证初不言外邪，而用取汗，何哉？盖因阳明经中有实热，所以贪饮，故用麻黄、杏仁，开发腠理。甘草、姜枣，调和营卫。石膏解利郁热，文蛤直入少阴，散水止渴，为太阳、少阴二经散邪涤饮之圣药。故又主微风脉紧头痛之疾。

干呕吐逆，吐涎沫，半夏干姜散主之。

【魏】干呕吐逆，吐涎沫者，亦胃中虚寒，津液变为涎沫，随逆气上冲作呕也。干呕无物，只有涎沫，虚邪非实邪可知矣，主之以半夏干姜散方。犹之小半夏汤，惟易生姜为干姜，以生姜性僭上而发越，不如干姜之辛温为度，专功理中也。用意亦甚微也。【尤】与前干呕吐涎沫，头痛不同，彼为厥阴阴气上逆，此是阳明寒涎，逆气不下而已，故以半夏止逆消涎，干姜温中和胃，浆水甘酸调中引气，止呕吐也。

半夏干姜散方《千金》无方名

半夏　干姜各等分

上二味，杵为散，取方寸匕，浆水一升半，煎取七合，顿服之。《千金》作上二味，哎咀，以浆水一升半，煮取七合，顿服之，日三。

【程】脾寒则涎不摄，胃寒则气上逆，故干呕，吐涎沫也。半夏之辛以散逆，干姜之热以温脾，煎以浆水者，借其酸温，以通关利膈也。此证与茱萸汤迥别，以不头痛也。

病人胸中，似喘不喘，似呕不呕，似哕不哕，彻心中愦愦然，无奈者，生姜半夏汤主之。无奈，《外台》作"彻无聊赖"四字，"哕"下无"彻"字。

【沈】似喘不喘，似呕不呕，似哕不哕，诚不是喘，不是呕，不是哕也。彻者，通也，仅是通心中，愦愦然无奈，即泛泛恶心之义也。【尤】寒邪搏饮，结于胸中，而不得出，则气之呼吸往来，出入升降者阻矣。似喘不喘，似呕不呕，似哕不哕，皆寒饮与气相搏互击之证也。且饮，水邪也，心，阳脏也，以水邪而逼处心脏，欲却不能，欲受不可，则彻心中愦愦然无奈也。生姜半夏汤，即小半夏汤，而生姜用汁，则降逆之力少，而散结之力多，乃正治饮气相搏。欲出不出者之良法也。

生姜半夏汤方《外台·伤寒呕哕门》引仲景《伤寒论》作生姜汁半夏汤，云"兼主天行"。

半夏半升　**生姜汁**一升

上二味，以水三升，煮半夏，取二升。内生姜汁，煮取一升，小冷，分四服，日三夜一服，止停后服。《外台》，作以水三升，煎半夏，取一升，内姜汁，取一升半，绵漉小冷，分二服，一日一夜服令尽。呕哕一服得止者，停后服。

【鉴】李彣曰：生姜半夏辛温之气，足以散水饮，而舒阳气。然待小冷服者，恐寒饮固结于中，拒热药而不纳，反致呕逆。今热药冷饮，下嗌之后，冷体既消，热性便发，情且不违，而致大益，此《内经》之旨也。此方与前半夏干姜汤略同，但前温中气，故用干姜，此散停饮，故用生姜。前因呕吐上逆，顿服之，则药力猛峻，足以止逆降气，呕吐立除。此心中无奈，寒饮内结，难以猝消，故分四服，使胸中邪气，徐徐散也。

《外台》《必效》疗脚气方

大半夏三两，净，削去皮　生姜汁三升

上二味，水五升，煮取二升，去滓，空腹一服尽，每日一剂，三剂必好。此方梁公家出方，始有本，奇异神效。

又文仲，疗脚气入心，闷绝欲死者。

半夏三两，洗，切　生姜汁一升半

上二味，内半夏，煮取一升八合，分四服，极效。

又《深师》疗伤寒病哕不止，半夏散。

半夏洗，焙干

上一味，末之，生姜汤和，用一钱匕。

干呕哕，若手足厥者，橘皮汤主之。《肘后》云治卒呕哕，又厥逆方。

【程】干呕哕，则气逆于胸膈间，而不行于四末，故手足为之厥。橘皮能降逆气，生姜为呕家圣药，小剂以和之也。然干呕非反胃，厥非无阳，故下咽气行即愈。【尤】未可便认阳虚，而遽投温补也。

橘皮汤方《外台》引仲景《伤寒论》，名小橘皮汤。云兼主天行。

橘皮四两　**生姜**半斤，《外台》作去皮，八两

上二味，以水七升，煮取三升，温服一升，下咽即愈。《外台》，"二味"下有"狭长切"三字。

《外台》《广济》橘皮汤，疗呕哕不止。

于本方中，加枇杷叶、甘草。

又《延年》人参饮，主吐。

于本方中，加人参。

又《范汪》半夏汤，病痰饮者，当以温药和之。中冷腹虚冷，游痰气上，胸胁满不下食，呕逆胸中冷。

于本方中，加半夏。

哕逆者，橘皮竹茹汤主之。

【魏】哕逆者，胃气虚寒固矣，亦有少挟虚热作哕者，将何以为治。仲景主之，橘皮竹茹汤。橘皮竹茹，行气清胃，而毫不犯攻伐寒凉之忌。佐以补中益气，温胃之品，而胃气足，胃阳生，浮热不必留意也。上诸方于呕吐哕家，浅深缓急之治，可谓至详尽矣。

案哕，《说文》：气牾也。杨上善注《阴阳应象大论》云：气折也。王氏《准绳》云：哕，于月切，又乙劣切。乙劣之讹，遂为吃逆，亦独俗呼团为突栾，角为葛洛，其故明矣。而《活人书》等，以哕为咳逆。如《金鉴》，仍袭其说。然《楼氏纲目》、王氏《准绳》、张氏《类经》辨订其非尤详，今不繁引也。

橘皮竹茹汤方

橘皮二斤　**竹茹**二升　**大枣**三十枚　**生姜**半斤　**甘草**五两　**人参**一两

上六味，以水一斗，煮取三升，温服一升，日三服。《活人》

有半夏。

【鉴】李彣曰：哕有属胃寒者，有属胃热者。此哕逆因胃中虚热，气逆所致，故用人参、甘草、大枣补虚，橘皮、生姜散逆，竹茹甘寒，疏逆气而清胃热，因以为君。

《外台》：《深师》大橘皮汤，疗伤寒呕哕，胸满虚烦不安。

于本方，去竹茹、大枣。

又《广济》麦门冬汤，疗烦热呕逆，不下食，食则吐出。

于本方，去橘皮，加麦门冬、茅根。

《活人》大橘皮汤，动气在下，不可发汗。发汗则无汗，心中大烦，骨节疼痛，目运恶寒，食则反吐，谷不得入。先服大橘皮汤，吐止后，服小建中汤。即本方。

《三因》橘皮竹茹汤，治咳逆呕哕。胃中虚冷，每一哕，至八、九声相连，收气不回，至于惊人。即本方。

夫六腑气绝于外者，手足寒，上气脚缩，五脏气绝于内者，利不禁，下甚者，手足不仁。

【程】手足寒者，阳不行于四末也。上气者，宗气衰微也。平人宗气积于胸中，出于喉咙，以贯心脉，而行呼吸，宗气衰则奔促上气也。脚缩者，寒主收引，无阳以伸也，此六腑气绝于外者如此。下利不禁者，下焦不阖也。脾衰则四脏俱衰，故《经》曰：脾气孤弱，五液注下，下焦不阖，清便下重，即不禁之谓也。下甚而至于手足不仁者，四体绝也。此五脏气绝于内者如此。【徐】下甚，手足因无阴以维阳，而脏气不相统摄，则为不仁。不仁者，伸缩皆不能也。

下利脉沉弦者下重，脉大者为未止，脉微弱数者，为欲自止，虽发热不死。

【魏】此滞下之病，非飧泄之病也。沉为阳陷入阴分，沉中见弦，为少阳之气，不能宣达，故气随阳降而下重也。脉沉弦而大者，阳气陷入之深而且多，故为未止。脉微弱者，阳气陷入浅而少，更兼见数，阳气勃勃，欲动于阴，斯易为升达也，故为欲自止。是以虽滞下而发热，亦不死也。若夫脉沉弦而大，再身见发热，阳邪入阴而炽盛，阴分受伤而煎耗，可以有死之道也。

汪氏《伤寒辨注》云：此辨热利之脉也。脉沉弦者，沉主里，弦主急，故为里急后重，如滞下之证也。脉大者，邪热甚也。《经》云：大则病进，故为利未止也。脉微弱数者，此阳邪之热已退，真阴之气将复，故为利自止也。下利一候，大忌发热，兹者脉微弱而带数，所存邪气有限，故虽发热，不至死耳。

下利，手足厥冷无脉者，灸之不温，若脉不还，反微喘者，死。少阴负趺阳者，为顺也。 少阴以下厥阴篇，《玉函》、成本分为两条。

【尤】下利厥冷无脉，阴亡而阳亦绝矣。灸之所以引既绝之阳，乃厥不回，脉不还，而反微喘，残阳上奔，大气下脱，故死。下利为土负水胜之病，少阴负趺阳者，水负而土胜也，故曰顺。详《伤寒论辑义》，以下三条同。

下利有微热而渴，脉弱者今自愈。 今宋板《伤寒论》作令，下同。

【尤】微热而渴者，胃阳复也。脉弱者，邪气衰也，正复邪衰，故今自愈。

下利脉数，有微热汗出，今自愈。设脉紧为未解。 赵本"下利"上有"若"字，非。

【程】寒则下利，脉数有微热，则里寒去，汗出则表气和，表里俱和，故今自愈。设复紧者，知寒邪尚在，是为未解也。

下利脉数而渴者，今自愈。设不差，必清脓血，以有热故也。

【程】脉数而渴，则寒邪去而利当止。《经》曰：若脉不解，而下不止，必挟热而便脓血，此有热陷于下焦，使血流腐而为脓也。

下利，脉反弦，发热身汗者自愈。

【程】脉弦为寒，发热则阳气复，汗出则寒邪去，故知自愈。【尤】弦脉阴阳两属，若与发热身汗并见，则弦亦阳也。与脉数有微热汗出正同，故愈。按上数条，皆是伤寒邪气入里之候，故或热，或渴，或汗出，或脉数。阳气既复，邪气得达则愈。若杂病湿热下利之证，则发热口渴脉数，均非美证。《内经》云：下利身热者死，仲景云：下利手足不逆冷，反发热者，不死。盖《内经》所言者，杂病湿热下利之证，仲景所言者，伤寒阴邪内入之证，二者不可不分也。

下利气者，当利其小便。气，《脉经》作热。

【尤】下利气者，气随利失，即所谓气利是也。小便得利，则气行于阳，不行于阴而愈，故曰当利其小便。喻氏所谓急开支河者，是也。

下利，寸脉反浮数，尺中自涩者，必清脓血。

【徐】下利果属寒，脉应沉迟，反浮数，其阳胜可知。而尺中自涩，涩为阳邪入阴，此亦热多，故曰必圊脓血。详《伤寒论辑义·厥阴篇》，以下四条同。

下利清谷，不可攻其表，汗出必胀满。

【程】寒不杀谷，寒胜则下利清谷也。若发其表汗出，则胃中之阳益虚，其寒益胜，故作胀满。

下利脉沉而迟，其人面少赤，身有微热，下利清谷者，必郁冒汗出而解，病人必微厥。所以然者，其面戴阳，下虚故也。案厥，赵本作热，非。

汪氏《伤寒论辨注》云：下利脉沉而迟，里寒也。所下者清谷，里寒甚也。面少赤，身微热，下焦虚寒，无根失守之火，浮于上，越于表也。以少赤微热之故，其人阳气虽虚，犹能与阴寒相争，必作郁冒汗出而解。郁冒者，头目之际，郁然昏冒，乃真阳之气，能胜寒邪，里阳回而表和顺，故能解也。病人必微厥者，此指未汗出郁冒之时而言。面戴阳，系下虚，此申言面少赤之故。下虚，即下焦元气虚，按仲景虽云汗出而解，然于未解之时，当用何药。郭白云云：不解，宜通脉四逆汤。

下利后，脉绝，手足厥冷，晬时脉还。手足温者生，脉不还者死。

【尤】下利后，脉绝，手足厥冷者，阴先竭而阳后脱也。是必俟其晬时，经气一周，其脉当还，其手足当温。设脉不还，其手足亦必不温，则死之事也。

下利腹胀病，身体疼痛者，先温其里，乃攻其表。温里宜四逆汤，攻表宜桂枝汤。

【尤】下利腹胀满，里有寒也。

身体疼痛，表有邪也。然必先温其里，而后攻其表，所以然者，里气不充，则外攻无力，阳气外泄，则里寒转增，自然之势也。而四逆用生附，则寓发散于温补之中，桂枝有甘芍，则兼固里于散邪之内，仲景用法之精如此。

四逆汤方 方见上

桂枝汤方

桂枝三两，去皮 **芍药**三两 **甘草**三两，炙，赵本作二两，案据《太阳篇》当作二两 **生姜**三两，案据《太阳篇》脱"切"字 **大枣**十二枚，案据《太阳篇》脱"擘"字

上五味㕮咀，以水七升，微火煮，取三升，去滓，适寒温，服一升。服已须臾，啜稀粥一升，以助药力。温覆令一时许，遍身漐漐，微似有汗者益佳，不可令如水淋漓。若一服汗出病瘥，停后服。淋漓，《太阳篇》作流离。

下利三部脉皆平，按之心下坚者，急下之，宜大承气汤。"利"下，《脉经》有"后"字，似是。

【程】三部脉皆平，下利而按之心下坚者，脉证不符，是非风寒所属，当责食填胃中，未伤血气，而不形于脉也。故用大承气汤，峻攻有形之滞，则下利自止。《经》谓土郁夺之，通因通用之法也。

下利脉迟而滑者，实也。利未欲止，急下之，宜大承气汤。

【沈】此亦食滞之利也，食壅于胃，气道不利，故脉来迟。然脉虽迟，而非虚寒之比。但迟为气壅，滑为血实，血实气壅，水谷为病，故为实也。内滞中气不和，利未欲止，但恐成停搁之患，故宜大承气汤，急夺其邪也。

下利，脉反滑者，当有所去，下乃愈，宜大承气汤。

【程】《经》曰：滑为有宿食，故当下去之，而利自愈。【鉴】赵良曰：下利，虚证也。脉滑，实脉也。以下利之虚证，而反见滑实之脉，故当有所去也。

下利已瘥，至其年月日时复发者，以病不尽故也。当下之，宜大承气汤。

【沈】此旧积之邪复病也。下利瘥后，至期年月日时复发者，是前次下利之邪，隐僻肠间，今值脏腑司令之期，触动旧邪而复发。然隐僻之根未除，终不能愈，故当大承气迅除之耳。

案程、尤并云：脾主信，故按期复发，凿甚。许氏《本事方》云：有人因忧愁中伤食，续积在肠胃，故发吐利。自冬后至暑月，稍则发暴下，数日不已。《玉函》云：下利至隔年月日，不期而发者，此为有积，宜下之，止用温脾汤厚朴、干姜、甘草、桂心、附子、大黄尤佳。如难取，可佐以干姜圆，即备急丸加人参。后服白术散，即附子理中汤，去甘草、干姜，加木香、生姜、大枣。戴氏《证治要诀》云：泻已愈，隔年及后期复泻。古论云：病有期年而发者，有积故也，宜感应丸。并本条之义也。

大承气汤见痉病中

下利谵语者，有燥屎也，小承气汤主之。

【鉴】下利，里虚证也。谵语，里实证也。何以决其有燥屎也。若脉滑数，知有宿食也。其利秽黏，知有积热也。然必脉证如此，始可知其有燥屎也，宜下之以小承气汤。于此推之，而燥屎又不在大便硬不硬也。【尤】谵语者，胃实之征，为有燥屎也。与心下坚，脉滑者大同。然前用大承气者，以因实而致利去之，惟恐不速也。此用小承气者，以病成而适实攻之，恐伤及其正也。见《厥阴篇》，当参考。

小承气汤方

大黄四两　厚朴三两，炙，赵本作二两　枳实大者三枚，炙

上三味，以水四升，煮取一升二合，去滓分温二服，得利则止。

下利便脓血者，桃花汤主之。

【尤】此治湿寒内淫，脏气不固，脓血不止者之法。赤石脂理血固脱，干姜温胃驱寒，粳米安中益气。崔氏去粳米，加黄连、当归，用治热利，乃桃花汤之变法也。案《崔氏方》名黄连丸，出《外台·伤寒门》。

【鉴】初病下利便脓血者，大承气汤，或芍药汤下之。热盛者白头翁汤清之。若日久滑脱，则当以桃花汤，养肠固脱可也。

桃花汤方

赤石脂一斤，一半剉一半筛，末　干姜二两　粳米一升

上三味，以水七升，煮米令熟，去滓温七合，内赤石脂末方寸匕，日三服。若一服愈，余勿服。

张氏《伤寒宗印》云：石脂色如桃花，故名桃花汤，或曰即桃花石。徐氏《伤寒类方》云：兼末服，取其留滞收涩。

《外台》：《崔氏》疗伤寒后，赤白滞下无数，阮氏桃华汤方。

赤石脂八两，冷多白滞者加四两　粳米一升　干姜四两，冷多白滞加四两，切

上三味，以水一斗，煮米熟汤成，去滓，服一升。不瘥复作。**热多则带赤，冷多则带白。**《伤寒论》《千金》《范汪》同，张仲景《伤寒论》：煮汤，和赤石脂末一方寸匕，服。

《千金》桃花丸，治下冷，脐下搅痛。

干姜　赤石脂各十两

上二味，蜜丸如豌豆，服十丸，日三服，加至二十丸。

《和剂局方》桃花丸，治肠胃虚弱，冷气乘之，脐腹搅痛，下痢纯白，或冷热相搏，赤白相杂，肠滑不禁，日夜无度。方同上，只面和为丸为异。

《肘后方》赤石脂汤，疗伤寒若下脓血者。

于本方中，去粳米，加附子。

《外台》文仲久下痢脓血方。

于本方中，加乌梅。

《千金》大桃花汤，治冷白滞痢腹痛。

于本方，去粳米，加当归、龙骨、牡蛎、附子、白术、人参、甘草、芍药。

热利下重者，白头翁汤主之赵本，作重下。

【程】热利下重，则热客于肠胃。非寒不足以除热，非苦不足以坚下焦，故加一热字，别以上之寒利。【魏】滞下之病多热，不同于泻泄下利之证多寒也，故名之曰热利。而以下重别之。

白头翁汤方《外台》引《千金翼》云，此张仲景《伤寒论》方。

白头翁三两，赵本及《伤寒论》作二两　黄连　黄柏　秦皮各三两

上四味，以水七升，煮取二升，去滓，温服一升，不愈

更服。

钱氏《溯源集》云：白头翁，《神农本经》言其能逐血，止头痛。陶弘景谓其能止毒痢，故以治厥阴热痢。黄连苦寒，能清湿热，厚肠胃，黄柏泻下焦之火，秦皮亦属苦寒，治下痢崩带，取其收涩也。

《外台》《古今录验》白头翁汤，疗寒急下，及滞下方。

本方，去黄柏，加干姜、甘草、当归、石榴皮。

《证类本草》阿胶条引《续传信方》：张仲景调气方，治赤白痢，无问远近，小腹疼痛不可忍，出入无常，下重疼闷，每发面青，手足俱变者。黄连，一两，去毛，好胶，手许大碎，蜡，如弹子大。三味以水一大升，先煎胶令散，次下蜡，又煎令散，即下黄连末，搅相和，分为三服。惟须热吃，冷即难吃，神效。案此方，亦见《玉函经》附遗，名调气饮，用三味，各三钱，知却是系于后人改定，并附备考。

下利后，更烦，按之心下濡者，为虚烦也，栀子豉汤主之。

【程】更烦，言本有烦，不为利除而转甚也。【尤】热邪不从下减，而复上动也，按之心下濡，则中无阻滞可知，故曰虚烦。【鉴】此利后，热遗于胸中也，按之心下濡，虽热而非实热，故用此以清其虚烦。

栀子豉汤方

栀子十四枚　香豉四合绵裹，赵本"绵"作"绢"，非。

上二味，以水四升，先煮栀子，得二升半。内豉，煮取一升半，去滓，分二服，温进一服，得吐则止。详《伤寒论辑义·厥阴篇》，下同。

下利清谷，里寒外热，汗出而厥者，通脉四逆汤主之。

【尤】挟热下利者，久则必伤脾阴。中寒清谷者，甚则并伤肾阳。里寒外热，汗出而厥，有阴内盛而阳外亡之象。通脉四逆

汤，即四逆，加干姜一倍。所谓进而求阳，以收散亡之气也。详
《伤寒论辑义·厥阴篇》。

通脉四逆汤方

附子大者一枚，生用　**干姜**三两，强人可四两　**甘草**二两，炙

上三味，以水三升，煮取一升二合，去滓，分温再服。

【程】厥甚者，脉必绝。附子辛热，用以复脉回阳。下清谷
者，胃必寒。干姜辛温，用以温胃止利。甘草甘平，用以佐姜附
之热，而回厥逆。

下利肺痛，紫参汤主之《本草图经》　"肺痛"二字，作"者"
一字。

【程】肺痛未详，或云肺痛，当是腹痛。《本草》云：紫参，
治心腹积聚，寒热邪气。【鉴】按此文脱简，不释。

紫参汤方

紫参半斤　**甘草**三两

**上二味，以水五升，先煮紫参，取二升。内甘草，煮取一升
半，分温三服。**【原注】疑非仲景方。

气利，诃梨勒散主之。

【尤】气利，气与屎俱失也。诃梨勒，涩肠而利气，粥饮，
安中益肠胃。顿服者，补下治下，制以急也。【鉴】气利，所下
之气秽臭，所利之物稠黏，则为气滞不宜，或下之，或利之，皆
可也。若所利之气不臭，所下之物不黏，则谓气陷肠滑，故用诃
梨勒散，以固肠。或用补中益气，以举陷亦可。

诃梨勒散方

诃梨勒十枚，煨

上一味为散，粥饮和顿服。【原注】疑非仲景方。

【程】寇宗奭曰：诃梨勒，能涩便而又宽肠，涩能治利，宽肠能治气，故气利宜之。调以粥饮者，借谷气以助肠胃也。论曰：仲景治气利，用诃梨勒散。其主治不知其义。及后读《杜壬方》，言气利，里急后重，始知诃梨勒，用以调气。盖有形之伤，则便垢而后重。无形之伤，则气坠而后重。便肠垢者，得诸实，气下坠者，得诸虚，故用诃梨勒，温涩之剂也。唐贞观中，太宗苦气利，众医不效，金吾长张宝藏以牛乳煎荜拨进服之，立瘥。案此见刘禹锡《隋唐嘉话》。荜拨，温脾药也。刘禹锡《传信方》：治气利，用矾石，矾石亦涩气药也。大都气利，得之虚寒，气下陷者，多其用温涩之药可见矣。

案杨氏《直指方》：牛乳汤，治气痢泄如蟹渤，荜拨末二钱，牛乳半升，同煎减半，空腹服。今验之，气坠而后重，气与屎俱失者，其所泄多如蟹渤。程注得《直指》，而义尤明显。

《外台》《广济》，疗呕逆不能多食方。

诃梨勒三两，去核，煨

上一味，捣为散，蜜和丸，空腹服二十九，日二服。以知为度，利多减服，无所忌。

附方

《千金翼》，小承气汤，治大便不通，哕数谵语。方见上。案《千金翼》用枳实五枚。

案尤氏云：即前下利谵语有燥屎之法，虽不赘可也，误。本文主下利，而此条示哕用小承气之法，即上文哕而腹满，后部不利者。《丹溪医案》载：超越陈氏二十余载，因饱后奔走数里，遂患哕病，但食物则连哕百余声，半日不止，饮酒与汤，则不作，至晚发热。如此者二月，脉涩数，以血入气中治之，用桃仁承气汤，加红花煎服，下污血数次，即减。再用木香和中丸，加丁香服之，十日而愈。此亦以攻下治哕之一格也。

《外台》黄芩汤，治干呕下利。《外台》引仲景《伤寒论》，云出第十六卷。

黄芩　人参　干姜各三两　**桂枝**二两　**大枣**十二枚　**半夏**半升

上六味，以水七升，煮取三升，温分三服。

【尤】此与前黄芩加半夏生姜汤治同，而无芍药、甘草、生姜，有人参、桂枝、干姜，则温里益气之意居多。凡中寒气少者，可于此取法焉。

疮痈肠痈浸淫病脉证并治第十八

论一首　脉证三条　方五首

诸浮数脉，应当发热，而反洒淅恶寒，若有痛处，当发其痈。《辨脉法》无"反"字，"处"下有"饮食如常者"五字。"当发其痈"作"蓄积有脓也"。

【尤】浮数脉，皆阳也。阳当发热，而反洒淅恶寒者，卫气有所遏，而不出也。夫卫主行荣气者也，而荣过实者，反能阻遏其卫，若有痛处，则荣之实者已兆，故曰当发其痈。

师曰：诸痈肿欲知有脓无脓，以手掩肿上，热者为有脓，不热者为无脓。脓无间《脉经》有"与"字。

【程】《灵枢经》曰：荣卫稽留于经脉之中，则血涩而不行。不行则卫气从之而不通，壅遏而不得行，故热。大热不止，热胜则肉腐，腐则为脓，故知热聚者则作脓，热未聚者但肿，而未作脓也，皆以手掩知之。

《巢源》云：凡痈经久不复可消者，若按之都牢鞕者，未有脓也。按之半鞕半软者，有脓也。又以手掩肿上，不热者，为无脓，若热甚者为有脓。

陈氏《三因方》引原文云：此亦大略说也。若脉不数不热而疼者，盖发于阴也，不疼尤是恶证，不可不知。

陈氏《外科精要》云：《伍氏方论》曰，凡疮肿以手指从疮旁按，至四畔上赤黑者，按之色不变，脓已结成。又按之随手赤色，此亦有脓。按之白，良久方赤，游毒已息。

陈氏《外科正宗》云：轻按热甚便痛者，有脓且浅且稠。重按微热方痛者，有脓且深且稀。按之陷而不起者，脓未成；按之软而复起者，脓已成。按之都硬不痛者无脓，非是脓，即瘀血也；按之都软不痛者有脓，非是脓，即湿水也。

肠痈之为病，其身甲错，腹皮急，按之濡，如肿状，腹无积聚，身无热，脉数，此为肠内有痈脓，薏苡附子败酱散主之。

【尤】甲错，肌皮干起，如鳞甲之交错，由荣滞于中，故血燥于外也。腹皮急，按之濡，气虽外鼓，而病不在皮间也。积聚为肿胀之根，脉数为身热之候。今腹如肿状，而中无积聚，身不发热，而脉反见数，非肠内有痈，荣郁成热而何。薏苡破毒肿，利肠胃为君。败酱，一名苦菜，治暴热火疮，排脓破血为臣。附子则假其辛热，以行郁滞之气尔。

《巢源》云：肠痈者，由寒温不适，喜怒无度，使邪气与荣卫相干，在于肠内。遇热加之，血气蕴积，结聚成痈，热积不散，血肉腐坏，化而为脓。其病之状，小腹重而微强，抑之即痛，小便数似淋，时时汗出，复恶寒，其身皮肤甲错，腹皮急如肿状。诊其脉，洪数者已有脓也。其脉迟紧者，未有脓也。甚者腹胀大，转侧闻水声，或绕脐生疮，穿而脓出，或脓自脐中出，或大便去脓血，惟宜急治之。又云：大便脓血，似赤白下而实非者，是肠痈也。

薏苡附子败酱散方

薏苡仁十分　附子二分　败酱五分

上三味，杵为末，取方寸匕，以水二升，煎减半，顿服，小便当下。

【魏】薏仁，下气则能泄脓。附子，微用，意在直走肠中屈曲之处可达。加以败酱之咸寒，以清积热。服后以小便下为度者。小便者，气化也，气通则痈脓结者可开，滞者可行，而大便必泄污秽脓血，肠痈可已矣。顿服者，取其快捷之力也。

《千金》肠痈汤

薏苡仁一升　　**牡丹皮**　桃仁各三两　　**瓜瓣仁**二升

上四味㕮咀，以水六升，煮取二升，分再服。

张氏《衍义》云：即《金匮》薏苡附子败酱散之变方也。

《圣惠方》：治肠痈皮肉状如蛇皮，及如错，小腹坚，心腹急方。

即本方，用败酱二两，附子半两，薏苡仁二两半。

上捣粗罗为散，每服三钱，以水中盏，入生姜半分，煎至六分，去滓温服。案本方，仅用方寸匕，似甚少，《圣惠》为是。

肠痈者，少腹肿痞，按之即痛如淋，小便自调，时时发热，自汗出，复恶寒，其脉迟紧者，脓未成，可下之。当有血，脉洪数者，脓已成，不可下也，大黄牡丹汤主之。肠原本作肿，今据赵、程、沈、《金鉴》及《脉经》改之，《脉经》无"痞"字，《巢源》作小便数如淋，无"小便自调"四字。

【程】肿则形于外，痞则着于内。少腹既已痞肿，则肠痈已成，故按之即痛也。如淋者，以小腹为厥阴经脉所过，厥阴脉循阴器，故按少腹而痛引阴茎，有如淋状，而小便则自调也。《灵枢经》曰：有所结，气归之。内既有痈，则荣卫稽留于内，而不卫外，故令有发热汗出，恶寒也。脉迟紧者，则热未聚，而肉未腐，故宜大黄牡丹汤下之，以消其肿痞。若脉洪数，则脓已成，将成溃疡，不可下也。大黄牡丹汤，在"当有血"句下，以古人为文法所拘，故缀于条末。《伤寒论》中多有之，按上证痈在小肠，以小肠在上，痈近于腹，则位深，但腹皮急而按之有如肿形，故用前汤，导其毒从小便而出。此证痈在大肠，以大肠在下，痛隐少腹，其位浅则有痹肿之形，其迹易见，其按即痛，故用大黄牡丹汤，排其脓血从大便而下也。【尤】云不可下者，谓虽下之，而亦不能消之也。大黄牡丹汤，肠痈已成未成，皆得主之。故曰有脓当下，无脓当下血。

大黄牡丹汤方《千金》云：《肘后》名瓜子汤，案今本《肘后》无考

大黄四两　　**牡丹**一两，《千金》用三两　　**桃仁**五十个　　**瓜子**半斤，《千金》用一升　　**芒硝**三合

上五味，以水六升，煮取一升，去滓内芒硝，再煎沸，顿服之。有脓当下，如无脓，当下血。

【程】诸疮疡痛皆属心火，大黄、芒硝，用以下实热。血败肉腐，则为脓。牡丹、桃仁，用以下脓血。瓜子当是甜瓜子，味甘寒，《神农经》不载主治。考之，雷公曰：血泛经过，饮调瓜子，则瓜子亦肠中血分药也。故《别录》主溃脓血，为脾胃肠中，内壅要药。想亦本诸此方。案瓜子，沈以为冬瓜子，盖依时珍治肠痈之说，然古本草无所考，程注为是。

张氏《千金方衍义》云：大黄下瘀血、血闭，牡丹治瘀血留舍。芒硝治五脏积热，涤去蓄结，推陈致新之功，较大黄尤锐；桃仁，治疝瘕邪气，下瘀血、血闭之功，亦与大黄不异。甜瓜瓣，《别录》治腹内结聚，破溃脓血，专于开瘀利气，为内痈脉迟紧，脓未成之专药。

《张氏医通》云：肠痈下血，腹中疗痛，其始发热恶寒。欲验其证，必小腹满痛，小便淋涩，反侧不便，即为肠痈之确候。无论已成未成，俱用大黄牡丹汤，加犀角急服之。

《刘涓子鬼遗方》云：治肠痈，大黄汤。痈之为病，诊小腹肿痞坚，按之则痛。或在膀胱左右，其色或赤，或白色，坚大如掌热，小便欲调，时白汗出，时复恶寒，其脉迟坚者，未成脓

也，可下之，当有血。脉数脓成，不可服此方。

即本方，唯不用瓜子，用芥子。案《千金》引《刘涓子》，不用芥子，必后世传写之讹，而《圣济总录》及《外科正宗》等亦用芥子，《得效方》则用瓜蒌子，并误。

《圣惠》牡丹散，治产后血运，腹满欲狼狈。出《妇人产后门》。

即本方，不用瓜子，用冬瓜子，加生姜。《产育宝庆集》同，云若口噤，则灌之，必效。欲产先煎下，以偏缓急，但不用生姜。

又牡丹散，治肠痈未成脓，腹中痛不可忍。出《肠痈门》，下同。

即本方，加木香、芍药、败酱，用甜瓜子。

又甜瓜子散，治肠痈肿痛，如闷气欲绝。

于本方中，加薏苡、败酱、当归、槟榔。

又赤茯苓散，治肠痈小腹牢强，按之痛，小便不利，时有汗出恶寒，脉迟未未成脓。

于本方中，加赤茯苓。

《奇效良方》梅仁散，治肠痈，里急隐痛，大便闭涩。

于本方，桃仁代梅仁，加犀角。

问曰：寸口脉浮微而涩，法当亡血，若汗出，设不汗者云何？答曰：若身有疮，被刀斧所伤亡血故也。《脉经》无"浮"字，斧作器，赵本，法当然。

【尤】血与汗皆阴也，阴亡则血流不行，而气亦无辅，故脉浮微而涩也。《经》云：夺血者无汗，夺汗者无血。兹不汗出，而身有疮，则知其被刀斧所伤。而亡其血，与汗出不止者，迹虽异，而理则同也。

病金疮，王不留行散主之。

【沈】此金刃所伤，皮肉筋骨，故为金疮，乃属不内外因。

【尤】金疮，金刃所伤而成疮者，经脉斩绝，荣卫沮弛，治之者必使经脉复行，营卫相贯而后已。王不留行散，则行气血，和阴阳之良剂也。

王不留行散方

王不留行十分，八月八日采　蒴藋细叶十分，七月七日采　桑东南根白皮十分，三月三日采　甘草十八分，赵本无"八"字　川椒三分，除目及闭口，去汗　黄芩二分　干姜二分　芍药二分　厚朴二分

上九味，桑根皮以上三味，烧灰存性，勿令灰过，各别杵筛，合治之为散，服方寸匕。小疮即粉之，大疮但服之，产后亦可服。如风寒，桑东根，勿取之，前三物皆阴干百日。

【魏】王不留行为君，专走血分，止血收痛，而且除风散痹，是收而兼行之药，于血分最宜也。佐以蒴藋叶，与王不留行，性共甘平，入血分，清火毒，祛恶气。倍用甘草，以益胃解毒。芍药、黄芩，助清血热。川椒、干姜，助行血瘀。厚朴行中带破，惟恐血乃凝滞之物，故不惮周详也。桑根白皮，性寒，同王不留行、蒴藋细叶，烧灰存性者，灰能入血分，止血也，为金疮血流不止者设也。小疮则合诸药为粉，以敷之，大疮则服之，治内以安外也。产后亦可服者，行瘀血也。风寒之日，桑根勿取者，恐过于寒也。前三物皆阴干百日，存其阴性，不可日曝及火炙也。此金疮家之圣方，奏效如神者也。【沈】金疮，当取生气为本，故用桑东南根，乃得生气而生气血，烧灰存性，取黑色而能止血。

案徐云，若风寒，此属经络邪，桑皮止利肺气，不能逐外邪，故勿取。沈及《金鉴》义同，此解似不允当。王不留行，《本经》云：治金疮，止血逐痛。蒴藋，《本草》不载治金疮，而接骨木一名木蒴藋。《唐本草》云：治折伤，续筋骨，盖其功亦同。桑根白皮，《本经》云：治绝脉。《别录》云：可以缝金

疮，知是三物为金疮之要药。

排脓散方

枳实十六枚　　**芍药**六分　　**桔梗**二分

上三味，杵为散，取鸡子黄一枚，以药散，与鸡黄相等，揉和令相得，饮和服之，日一服。

【尤】枳实，苦寒除热破滞为君，得芍药则通血，得桔梗则利气。而尤赖鸡子黄之甘润，以为排脓化毒之本也。

排脓汤方

甘草二两　　**桔梗**三两　　**生姜**一两　　**大枣**十枚

上四味，以水三升，煮取一升，温服五合，日再服。

【尤】此亦行气血，和营卫之剂。

案以上二方，徐注为疮痈概治之方。沈云：此两方，专治躯壳之内肠胃之痈而设。魏云：排脓散，为疮痈将成未成治理之法也。排脓汤，甘草、桔梗，即桔梗汤。盖上部胸喉之间，有欲成疮痈之机，即当急服也。数说未知孰是。程本、《金鉴》，并不载此两方，似有所见矣。

浸淫疮，从口流向四肢者可治。从四肢流来入口者，不可治。

【鉴】浸淫疮者，浸谓浸浸，淫谓不已，谓此疮浸淫，留连不已也。从口流向四肢者轻，以从内走外也，故曰可治。从四肢流走入口者重，以从外走内也，故曰不可治。【魏】不可治者，难治之义，非当委之不治也。

案《玉机真脏论》：身热肤痛而为浸淫。《汉书·五王传》师古注：浸淫，犹渐染也。《巢源·浸淫疮候》云：浸淫疮，是心家有风热，发于肌肤，初生甚小，先痒后痛，而成疮汁出，侵溃肌肉，浸淫渐阔，乃遍体。其疮若从口出，流散四肢者轻。若从四肢生，然后入口者则重，以其渐渐增长，因名浸淫也。《千金》云：浸淫疮者，浅搔之蔓延长不止，搔痒者初如疥，搔之转生汁相连着是也。又云：疮表里相当，名浸淫疮，乃知此病疥湿疮之属。沈云：脱疽游丹之类。《金鉴》云：犹今之癫疬之类，皆非。《外台》载七方，可参考。

浸淫疮，黄连粉主之【原注】方未见。

【尤】方未见，大意以此为湿热浸淫之病，故取黄连一味为粉，粉之，苦以燥湿，寒以除热也。【魏】按《外科精义》，以一味黄柏散调涂，本此。徐、沈并为黄连一味为粉之方。

《千金》黄连胡粉散

黄连二两　　**胡粉**十分　　**水银**一两

上三味，黄连为末相和，软皮裹熟挼之，自能和合。纵不得成，一家亦得水银，细散入粉中也，以敷乳疮，诸湿疮，黄烂肥疮等。若干著甲，煎为膏，案《外台》《删繁》疗癣疮多汁方同。黄连粉盖此类也。

趺蹶手指臂肿转筋阴狐疝蛔虫病脉证治第十九

论一首　脉证一条　方五首

师曰：病趺蹶，其人但能前，不能却，刺腨入二寸，此太阳经伤也。徐、沈、《金鉴》，趺作跌，篇目同，是。

【沈】此趺蹶，当辨经络而治也。人身足阳明脉络于腿外之前，太阳脉络于腿外侧之后，少阳脉络于腿外侧之中也。跌而致蹶者，足不能行也。然不能行，又当辨其前后治之。但能前者，阳明无伤也。不能却者，乃不能后抵，太阳经脉受伤也，当刺腨入二寸。腨即小腿肚，本属阳明，乃太阳经络所过之处，与阳明经气，曾合于飞阳承筋间，故刺之使太阳、阳明气血和而无滞，则前后如常矣。

案扬子《方言》：跌，蹷也。《说文》：蹷，僵也。程云：跌，足背也。跌蹷，即痹厥之属，恐非。《金鉴》云：证刺俱未详，必有缺文，不释。此说近是。

病人常以手指臂肿动，此人身体眴眴者，藜芦甘草汤主之。

【尤】湿痰凝滞关节则肿，风邪袭伤经络则动。手指臂肿动，身体眴眴者，风痰在膈，攻走肢体，陈无择所谓痰涎留在胸膈上下，变生诸病，手足项背，牵引钓痛，走易不定者是也。藜芦吐上膈风痰，甘草亦能取吐，方虽未见，然大略是涌济耳^{李氏}。

案程云：证未详，方亦缺，不释，《金鉴》同。此固然，然尤引李彣，其义略通，故姑仍之。

藜芦甘草汤方【原注】未见。

转筋之为病，其人臂脚直，脉上下行微弦，转筋入腹者，鸡屎白散主之。此条《脉经》载霍乱篇末。

【沈】此木土不和，风邪而转筋也。风邪乘于脾胃，风湿相搏，以故表里皆病。若风湿盛于经表，则臂脚直，脉上下行而微弦。《经》谓诸暴强直，皆属于风，亦风淫末疾之义也。或中气虚而木邪内逆，直攻于脏，则转筋入腹，当以鸡屎白，下气消积，去风安脾之治，非治臂脚直之方也。【魏】直上下行，全无和柔之象，亦同于痉病中直上下行之意也。

案《金鉴》云：臂同背，古通用。臂脚直，谓足背强直，不能屈伸，是转筋之证也，误。转筋不必足背，故《肘后》有疗两臂脚及胸胁转筋之方。《巢源》云：冷入于足之三阴、三阳，则脚转筋，入于手之三阴、三阳，则手筋转，随冷所入之筋，筋则转。转者，由邪冷之气，击动其筋而移转也。

鸡屎白散方《外台》引《肘后》云：若转筋入腹中转者方。仲景、《经心录》《备急》《集验》《必效》同，出于《霍乱转筋门》。

鸡屎白

上一味为散，取方寸匕，以水六合，和温服。《肘后》云：以水六合，煮三沸，顿服之，勿令病者知之。《外台》同。

案鸡屎白，《别录》云：治转筋，利小便，故取而用之。《素问》用鸡屎醴，治鼓胀，趋利大小便。验之，虽《本草》云微寒无毒，然泻下之力颇峻，用者宜知之。况霍乱转筋，多津液虚燥者，恐非所宜。

阴狐疝气者，偏有小大，时时上下，蜘蛛散主之。

【尤】阴狐疝气者，寒湿袭阴，而睾丸受病，或左或右，大小不同，或上或下，出没无时，故名狐疝。蜘蛛有毒，服之能令人利。合桂枝辛温，入阴而逐其寒湿之气也。

《灵·经脉篇》云：肝足厥阴所生病者，狐疝。葛氏《伤寒直格》云：狐疝，言狐者，疝气之变化，隐见往来，不可测知狐也。陈氏《三因》云：寒疝之气，注入癫中，名曰狐疝，亦属癫病。

蜘蛛散方

蜘蛛十四枚，熬焦　　**桂枝**半两

上二味，为散，取八分一匕，饮和服。日再服，蜜圆亦可。

【程】《别录》云：蜘蛛，治大人小儿瘭，瘭疝也。其性有毒，服之能使人利，得桂枝，引入厥阴肝经，而治狐疝。

《雷敩炮炙论》云：蜘蛛凡使勿用五色者，兼大身上有刺毛生者，并薄小者，以上皆不堪用。须用屋西南有网，身小尻大，腹内有苍黄脓者真也。凡用去头足了，研如膏，投药中用之。今之方法，若仲景炒焦用，全无功矣。

王氏《古方选注》云：蜘蛛，性阴而厉，其功在壳，能泄下焦结气。桂枝，芳香入肝，专散沉阴结疝，阴狐疝偏有大小，时时上下，如狐之出入无定。《四时刺逆从论》云，厥阴滑，为狐疝风。推仲景之意，亦谓阴狐疝气，是阴邪挟肝风，而上下无时也。治以蜘蛛，如批郤导窾。蜘蛛，本草言有毒，人咸畏之。长邑宰林公讳瑛，山海卫人，壮年调理，方用之多年，炙熟其味鲜美，恒得其功。本草言有毒者，南北所产不同耳。

问曰：病腹痛有虫，其脉何以别之？师曰：腹中痛，其脉当沉，若弦反洪大，故有蛔虫。

【尤】腹痛脉多伏，阳气内闭也，或弦者，邪气入中也。若反洪大，则非正气与外邪为病，乃蛔动而气厥也，然必兼有吐涎、心痛等证。如下条所云，乃无疑耳。

蛔虫之为病，令人吐涎，心痛发作有时，毒药不止者，甘草粉蜜汤主之。

【程】巢元方曰：蛔虫长五寸，至一尺，发则心腹作痛，口喜唾涎及清水，贯伤心则死。《灵枢经》曰：虫动则胃缓，胃缓则廉泉开，故涎下，是以令人吐涎也。心痛者，非蛔虫贯心，乃蛔虫上入胃脘即痛，下入胃中即止，是以发作有时也。若毒药不能止，用甘草粉蜜汤，从其性以治之。【尤】吐涎，吐出清水也。心痛，痛如咬啮，时时上下是也。发作有时者，蛔饱而静则痛立止，蛔饥求食则痛腹发也。毒药，即锡粉、雷丸等杀虫之药，毒药者折之，以其恶也。甘草粉蜜汤诱之，以其所喜也。

甘草粉蜜汤方

甘草二两　　粉一两重，赵及诸本无"重"字　　蜜四两

上三味，以水三升，先煮甘草，取二升，去滓内粉，蜜搅令和，煎如薄粥，温服一升，瘥即止。

案粉，诸注以为铅粉。尤云：诱使虫食甘味既尽，毒性旋

发，而虫患乃除，此医药之变诈也，此解甚巧。然古单称粉者，米粉也。《释名》云：粉，分也。研米使分散也。《说文》：粉，敷面者也。徐曰：古敷面，亦用米粉。《伤寒论》猪肤汤，所用白粉，亦米粉耳。故万氏《保命歌括》载本方云：治虫啮心痛毒药不止者，粉，乃用粳米粉。而《千金》诸书，藉以治药毒，并不用铅粉。盖此方非杀虫之剂，乃不过用甘平安胃之品而使蛔安，应验之于患者，始知其妙而已。甘味蛔所喜，东方朔《神异经》云：南方有甘蔗林，其高百丈，围三尺八寸，促节多汁，甜如蜜。咋啮其汁，令人润泽，可以节蛔虫。人腹中蛔虫，其状如蚓，此消谷虫也。多则伤人，少则谷不消，是甘蔗能减多益少，凡蔗亦然，此所以得甘味而平也。

《千金方》：解鸩毒，及一切毒药不止，烦懑方。

即本方。粉，用梁米粉。《千金翼》同，《外台》引《翼》作白梁粉，《圣济总录》用葛粉，《杨氏家藏方》用绿豆粉，《圣济》名甘草饮。

蛔厥者，当吐蛔，令病者静而复时烦，此为脏寒，蛔上入膈，故烦。须臾复止，得食而呕，又烦者，蛔闻食臭出，其人当自吐蛔。案柯氏《来苏集》，作此非脏寒，蛔上入膈，非也。

【尤】蛔厥，蛔动而厥，心痛吐涎，手足冷也。蛔动而上逆，则当吐蛔。蛔暂安而复动，则病亦静而复时烦也。然蛔之所以时安而时上者何也？虫性喜温，脏寒则虫不安而上膈。虫喜得食，脏虚则蛔复上而求食。故以人参姜附之属，益虚温胃为主，而以乌梅椒连之属，苦酸辛气味，以折其上入之势也。

蛔厥者，乌梅圆主之。

乌梅圆方

乌梅三百个　细辛六两　干姜十两　黄连一斤　当归四两　附子六两，炮　川椒四两，去汗　桂枝六两　人参　黄柏各六两

上十味，异捣筛，合治之。以苦酒渍乌梅一宿，去核，蒸之

五升米下，饭熟捣成泥，和药令相得，内臼中，与蜜杵二千下，圆如梧子大。先食饮服十圆，日三服，稍加至二十圆，禁生冷滑臭等物。

【鉴】李彣曰：乌梅味酸，黄连、黄柏味苦，桂枝、蜀椒、干姜、细辛味辛，以蛔得酸则止，得苦则安，得甘则动于上，得辛则伏于下也。然胃气虚寒，人参、附子，以温补之，吐亡津液，当归以辛润之，则蛔厥可愈矣。详《伤寒论辑义·厥阴篇》。

案此方，主胃虚而寒热错杂，以致蛔厥者，故药亦用寒热错杂之品治之。而有胃虚以偏于寒而动蛔者，陶华因立安蛔理中汤主之。即理中汤加乌梅、花椒，出《全生集》。而有胃不虚以偏于热而动蛔者，汪琥因制清中安蛔汤主之。黄连、黄柏、枳实、乌梅、川椒，出《伤寒辨注》。此各取本方之半，而治其所偏也，对证施之，皆有奇效。

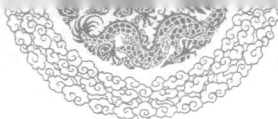

金匮玉函要略方论辑义卷五

妇人妊娠病脉证并治第二十

证三条　方九首①

师曰：妇人得平脉，阴脉小弱，其人渴不能食，无寒热，名妊娠，桂枝汤主之。【原注】方见和中。**于法六十日，当有此证。设有医治逆者，却一月加吐下者，则绝之。** 妊娠，《脉经》作"躯"。此证，作娠。"绝之"下有"方在伤寒中"五字。

【尤】平脉，脉无病也。即《内经》，身有病而无邪脉之意。阴脉小弱者，初时胎气未盛而阴方受蚀，故阴脉比阳脉小弱。至三四月，经血久蓄，阴脉始强。《内经》所谓手少阴脉动者妊子，《千金》所谓三月尺脉数，是也。其人渴，妊子者，内多热也。一作呕，亦通。今妊妇二三月，往往恶阻不能食是已。无寒热者，无邪气也。夫脉无故，而身有病，而又非寒热邪气，则无可施治，惟宜桂枝汤，和调阴阳而已。徐氏云：桂枝汤，外证得之，为解肌，和营卫，内证得之，为化气，调阴阳也。六十日，当有此证者，谓妊娠两月，正当恶阻之时，设不知而妄治，则病气反增，正气反损，而呕泻有加矣。绝之，谓禁绝其医药也。娄全善云：尝治一二妇恶阻病吐，前医愈治愈吐，因思仲景绝之之旨，以炒糯米汤代茶止药，月余渐安。【程】此证有缺文。【鉴】脉平无寒热，用桂枝汤，与妊娠渴不能食者不合，且文义断续不

---

① 只有八首方剂。

278

纯，其中必有脱简。

案楼氏《纲目》云：绝之者，谓绝止医治，候其自安也。予常治一二妇阻病吐，愈治愈逆。因思此仲景绝之旨，遂停药，月余自安，真大哉圣贤之言也。楼所载如此，以炒糯米代茶汤，见于魏注，必有所据。桂枝汤可疑，程注、《金鉴》似是。

妇人宿有癥病，经断未及三月，而得漏下不止，胎动在脐上者为癥害。妊娠六月动者，前三月经水利时胎也，下血者，后断三月衃也。所以血不止者，其癥不去故也。当下其癥，桂枝茯苓圆主之。《脉经》无"宿有癥病"四字，有"妊娠"二字。赵本"害"下有一圈，"衃"作"不血"二字，非。《三因方》作：妇人宿有癥病，妊娠经断未及三月，即动，此癥也。经断三月，而得漏下不止，胎动在脐上者，为癥痼害，当去其癥。案是以意改者，不必有所本也。诸注"害"下为句，魏以"害妊娠"为一句，似是。

【魏】妇人宿有癥病，旧血积聚之邪也。忽而经断，未及三月，即上条六十日以下，见渴不能食证之候也。又忽尔经血至，且得漏下不止之证，以为胎堕乎。胎固在腹中，但动而不安，有欲堕之机矣，是癥之为病，而累及于胎者。如癥在脐下，邪居于上，可以随血漏而癥散，止漏安胎，病去胎全矣。如癥在脐上，邪居于上，虽血漏不止，而癥自沉痼，名为癥痼，势必令胎中之气血，先随血漏而坠，所以可决其害将及于妊娠也。此就宿血积聚，居于胎之上下，以下血漏不止，有无干碍妊娠之义也。再或妊娠六月矣，胎忽动者，此亦宿血痼癥所致，又当明辨其孰为正胎，孰为癥邪而治之。前三月之间，经水顺利，得其正道，无胎应行则行，有胎应止即止，此胎之正也。至三月以后，癥邪为患，忽而漏血不止，此血非关胎血，乃断经之后，三月之血闭而未行，于癥邪之所在，必加添积聚，成为血衃，所以漏下不止，而自与胎不相涉也。惟久久不止，方害及于胎耳。血不止而痼不去，必累害于胎，当下其癥。癥自下而胎自存，所谓有物无殒者，亦此义也。胎与衃之辨，当于血未断之前三月求之。前三月经水顺利，则经断必是胎。前三月有曾经下血者，则经断必成衃。此说较前注之说，明畅易晓，附载于此，以质高明。【鉴】此示人妊娠有病当攻病之义也。此条文义不纯，其中必有缺文，姑存其理可也。方氏曰：胎动、胎漏皆下血，而胎动有腹痛，胎漏无腹痛，故胎动宜行气，胎漏宜清热。

楼氏《纲目》云：凡胎动多在当脐，今动在脐上，故知是也。

桂枝茯苓丸方

桂枝　茯苓　牡丹去心**　桃仁**去皮尖，熬**　芍药**各等分

上五味末之，炼蜜和丸，如兔屎大，每日食前服一丸，不知，加至三丸。

【程】牡丹、桃仁以攻癥痼，桂枝以和卫，芍药以和荣，茯苓以和中，五物相需，为治妊娠有癥痼之小剂。【徐】此方去癥之力，不独桃仁。癥者阴气也，遇阳则消，故以桂枝扶阳，而桃仁愈有力矣，其余皆养血之药也。

案桂枝，取之于通血脉，消瘀血，犹桃核承气中所用。《张氏医通》改作桂心，非也。《千金·恶阻篇》茯苓圆注：《肘后》云，妊娠忌桂，故熬。庞安时云：桂炒过，则不损胎也。此等之说，不必执拘。陈氏《伤寒五法》云：桂枝不伤胎，盖桂枝轻而薄，但能解发邪气，而不伤血，故不堕胎。案《炮炙论》序曰：大豆许，取重十两鲤目比之。如兔屎，十二两鲤目。梧桐子，十四两鲤目。知兔屎小于梧桐子。

《妇人良方》：夺命圆，专治妇人小产，下血至多，子死腹中，其人憎寒，手指、唇口、爪甲青白，面色黄黑，或胎上抢心，则闷绝欲死，冷汗自出，喘满不食，或食毒物，或误服草药，伤动胎气，下血不止。胎尚未损，服之可安，已死，服之可下。此方的系异人传授，至妙。《准绳》云：此即仲景桂枝茯苓圆。

即本方，以蜜圆如弹子大，每服一圆，细嚼淡醋汤送下。速

进二圆，至胎腐烂腹中，危甚者，立可取出。

《济阴纲目》：催生汤，候产母腹痛腰痛，见胞浆下方服。

即本方，水煎热服。

妇人怀娠六七月，脉弦发热，其胎愈胀，腹痛恶寒也，少腹如扇，所以然者，子脏开故也。当以附子汤温其脏。【原注】方未见。愈胀，《脉经》作腹。"扇"下有"之状"二字。

【尤】脉弦发热，有似表邪，而乃身不痛，而腹反痛，背不恶寒，而腹反恶寒，甚至少腹阵阵作冷，若或扇之者然。所以然者，子脏开不能合，而风冷之气乘之。夫脏开风入，其阴内胜，则其脉弦为阴气，而发热，且为格阳矣。胎胀者，内热则消，寒则胀也。【徐】子脏者，子宫也，开者不敛也，宜以附子汤温其脏。原方失注，想不过《伤寒论》中附子，合参苓术芍之附子汤耳。

案《金匮》云：方缺，文亦不纯，必有残缺，然尤注义通，今从之。《张氏医通》云：妊娠脉弦为虚寒，虚阳散外，故发热，阴寒内逆，故胎胀。腹痛恶寒者，其内无阳，子脏不能司闭藏之令，故阴中觉寒气，习习如扇也。用附子汤，以温其脏，则胎自安。世人皆以附子为堕胎百药长，仲景独用以为安胎圣药，非神而明之，莫敢轻试也。

师曰：妇人有漏下也，有半产后，因续下血都不绝者，有妊娠下血者。假令妊娠腹中痛，为胞阻，胶艾汤主之。阻，《脉经》作漏。半产，《脉经》作中生。

【鉴】五六月堕胎者，谓之半产。妇人有漏下、下血之疾，至五六月堕胎，而下血不绝者，此癥痼之害也。若无癥痼，下血惟腹中痛者，为胞阻。胞阻者，胞中气血不和，而阻其化育也，故用芎归胶艾汤，温和其血，血和而胎育也。【程】漏下者，妊娠经来，《脉经》以阳不足，谓之激经也。半产者，以四五月堕胎，堕胎必伤其血海，血因续下不绝也。若妊娠下血腹中痛，为胞阻，则用胶艾汤以治。

《巢源》云：漏胞者，谓妊娠数月而经水时下，此由冲脉、任脉虚，不能约制太阳、少阴之经血故也。冲任之脉，为经脉之海，皆起于胞内。手太阳，小肠脉也，手少阴，心脉也，是二经为表里，上为乳汁，下为月水。有娠之人，经水所以断者，壅之以养胎，而蓄之为乳汁。冲任气虚，则胞内泄漏，不能制其经血，故月水时下，亦名胞阻，漏血尽则人毙也。

芎归胶艾汤方【原注】一方加干姜一两，《胡洽》治妇人胞动，无干姜

芎䓖　阿胶　甘草各二两　**艾叶　当归**各三两　**芍药**四两　**干地黄**案原本缺两数，唯徐、沈、尤用六两。《千金》，干地黄四两、艾叶三两，余各二两，《外台》引《集验》同

上七味，以水五升，清酒三升，合煎取三升，去滓，内胶令消尽，温服一升，日三服，不瘥更作。

【程】胶艾主乎安胎，四物主乎养血，和以甘草，行以酒势。血能循经养胎，则无漏下之患。【魏】用芎䓖行血中之凝，阿胶、甘草、当归、地黄、芍药五味，全补胞血之虚，艾叶温子脏之血。寒证见，加干姜；热证见者，干姜烧灰存性，温经散寒，开凝通阻，而血反止矣。干姜之加，乃注中所增，实不易之药。余治妇人经血，屡试屡效者也。故竟僭而添入方中，高明鉴焉。

《千金》胶艾汤，治妊娠二三月，上至七八月，其人顿仆失据，胎动不安，伤损腰腹，痛欲死。若有所见，及胎奔上抢心短气方。《外台》引《集验》同，即本方。

又《损伤门》大胶艾汤，治男子伤绝，或从高堕下，伤五脏，微者唾血，及金疮伤经方。即本方，加干姜。煮法后云：此汤治妇人产后，崩伤下血过多，虚喘欲死，腹中激痛，下血不止者，神良。

又治妊娠二、三月，上至八、九月，胎动不安，腰痛已有所见方。

即本方，去芍药、地黄，不用清酒。

又治产后下赤白，腹中绞痛方。

即本方，无芎䓖。

《和剂局方》：胶艾汤，治劳伤血气，冲任虚损，月水过多，淋沥漏下，连日不断，脐腹疼痛，及妊娠将摄失宜，胎动不安，腹痛下坠。或劳伤胞络，胞阻漏血，腰痛闷乱。或因损动胎上抢心，奔冲短气，及因产乳冲任气虚，不能约制，经血淋沥不断，延引日月，渐成羸瘦。即本方。

《妇人良方》陈氏六物汤，治血痢不止，腹痛难忍。

即本方，去甘草。

又四物汤，治妇人经病或先或后，或多或少，疼痛不一，腰足腹中痛，或崩中漏下，或半产恶露多，或停留不出。妊娠腹痛，下血，胎不安，产后块不散，或亡血过多，或恶露下，服之如神。

即本方，去阿胶、艾叶、甘草。

此药不知起于何代，或云始自魏华佗。今《产宝方》，乃朱梁时节度巡官昝殷所撰。其中有四物散，国朝太平兴国中，修入《圣惠方》者数方，自后医者易散为汤。自皇朝以来，名医于此四物中，增损品味随意，虚实寒热，无不得其效者，然非只妇人之疾可用而已。施氏医方《祖剂》云：仲景芎归胶艾汤，乃四物汤之祖剂也。中间已具四物，后人裁而用之。

妇人怀娠，腹中疞痛，当归芍药散主之。娠，赵本作妊，徐、沈、尤同。

【尤】按《说文》：疞，音绞，腹中急也。乃血不足，而水反侵之也。血不足而水侵，则胎失其所养，而反得其所害矣，腹中能无疞痛乎。芎归芍药，益血之虚，苓术泽泻，除水之气。赵氏曰：此因脾土为木邪所客，谷气不举，湿气下流，搏于阴血而痛，故用芍药多他药数倍，以泻肝木，亦通。

当归芍药散方

当归三两　芍药一斤　茯苓四两　白术四两　泽泻半斤

芎䓖半斤，一作三两

上六味，杵为散，取方寸匕，酒和，日三服。

【程】腹中无因而作痛，或邪热所干，或胎气壅盛。用茯苓之淡以渗之，泽泻之咸以泄之，白术之甘以补之。和以酒服者，藉其势以行药力。日三服，则药力相续，而腹痛自止。

案《金鉴》云：妊娠腹中急痛，用此方，未详其义，必是脱简，不释。此说却可疑。

《三因方》：本方煎法后云，《元和纪用经》曰，本六气经纬圆，能祛风补劳，养真阳，退邪热，缓中，安和神志，润泽容色，散邪寒、温瘴、时疫。安期先生，赐李少君久饵之药，后仲景增减，为妇人怀妊腹痛方。本方用芍药四两，泽泻、茯苓、川芎各一两，当归、白术各二两，亦可以蜜元服。案此说涉荒诞，不可信据。

《和剂局方》：当归芍药散，治妊娠腹中绞痛，心下急满，及产后血晕，内虚气乏，崩中久痢，常服通畅血脉，不生痈疡，消痰养胃，明目益津。即本方。《妇人良方》同。

妊娠，呕吐不止，干姜人参半夏丸主之。

【魏】妊娠呕吐不止者，下实上必虚，上虚胸胃必痰饮凝滞，而作呕吐，且下实，气必逆而上冲，亦能动痰饮而为呕吐。方用干姜，温益脾胃，半夏开降逆气，人参补中益气，为丸缓以收补益之功用，治虚寒之妊娠家，至善之法也。

《张氏医通》云：此即所谓恶阻痛也。先因脾胃虚弱，津液留停，蓄为痰饮，至妊二月之后，浊阴上冲，中焦不胜其逆，痰饮遂涌，中寒乃起，故用干姜止寒，人参补虚，半夏、生姜治痰散逆也。

干姜人参半夏丸方

干姜　人参各一两　　半夏二两

上三味，末之，以生姜汁糊为丸，如梧子大，饮服十丸，日三服。

【程】寒在胃脘，则令呕吐不止，故用干姜散寒，半夏、生姜止呕，人参和胃。半夏、干姜，能下胎。娄全善曰：余治妊阻病，累用半夏，未尝动胎，亦有故无殒之义。临病之工，何必拘泥。【尤】此益虚温胃之法，为妊娠中虚，而有寒饮者设也。夫阳明之脉，顺而下行者也。有寒则逆，有热亦逆，逆则饮必从之。而妊娠之体，精凝血聚，每多蕴而成热者矣。按《外台》方，青竹茹、橘皮、半夏各五两，生姜、茯苓各四两，麦冬、人参各三两，为治胃热，气逆呕吐之法，可补仲景之未备也。

《圣惠》半夏丸，治妊娠恶阻病，醋心，胸中冷，腹痛不能饮食，辄吐青黄汁方。

即本方，三味等分，捣罗为末，以地黄汁浸，蒸饼和丸，如梧桐子大，每服不计时候，以粥饮下十丸。

妊娠小便难，饮食如故，当归贝母苦参丸主之。

【尤】小便难，而饮食如故，则病不由中焦出，而又无腹满身重等证，则更非水气不行，知其血虚热郁，而津液涩少也。《本草》：当归，补女子诸不足。苦参入阴利窍，除伏热。贝母能疗郁结，兼清水液之源也。

当归贝母苦参丸方　【原注】男子，加滑石半两，诸注本，删此七字，唯魏本有。

当归　贝母　苦参各四两

上三味，末之，炼蜜丸，如小豆大，饮服三丸，加至十丸。

《张氏医通》云：此小便难者，膀胱热郁，气结成燥，病在下焦，所以饮食如故，用当归以利血润燥，贝母以清肺开郁，苦参以利窍逐水，并入膀胱，以除热结也。

案贝母，《本经》、甄权并云，治产难，而《外台·子痫门》《小品》葛根汤方后云：贝母令人易产。若未临月者，升麻代之。此说虽不可信，然足见其亦有利窍之功。本方所用，盖取之于利窍耳。《金鉴》云：方证不合，必有脱简，不释。殆不考药性也。

时氏《产经》苦参圆，主疗与原文同。

当归　贝母　苦参各三两　滑石半两

上为末，蜜圆如小豆大，以米饮下二十圆。

妊娠有水气，身重小便不利，洒淅恶寒，起即头眩，葵子茯苓散主之。

【沈】此胎压卫气不利致水也。【鉴】妊娠外有水气，则浮肿，洒淅恶寒，水盛贮于肌肤，故身重。内有水气，则小便不利，水盛阻遏，阳气上升，故起即头眩也。用葵子、茯苓者，是专以通窍利水为主也。

《妇人良方》云：《产宝》论曰，夫妊娠肿满，由脏气本弱，因产重虚，土不克水，血散入四肢，遂致腹胀，手足面目皆浮肿，小便秘涩。陈无择云：凡妇人宿有风寒冷湿，妊娠喜脚肿，俗为皱脚。亦有通身肿满，心腹急胀，名曰胎水。《巢源》名子满体肿。

葵子茯苓散方

葵子一斤　茯苓三两

上二味，杵为散，饮服方寸匕，日三服，小便利则愈。

《张氏医通》云：膀胱者，主藏津液，气化出溺，外利经脉，上行至头，为诸阳之表。今膀胱气不化，水溺不得出，外不利经脉，所以身重洒洒恶寒，起即头眩，但利小便，则水去而经气行，表病自愈。用葵子，直入膀胱，以利癃闭，佐茯苓以渗水道也。

《千金》治妊娠小便不利方。即本方。《外台》引《千金翼》，主疗亦同。《千金》注，引本经，文同。

《妇人良方》：葵子散，治妊娠小便小利，身重恶寒，起则眩晕，及水肿者。王子亨云：妊娠小便不通，特避寒药。又名茯苓汤。

葵子五两　茯苓三两

上二味，为末，每服二钱，米饮调下，小便利则愈。

时氏《产经》云：如不通，恐是转胞①，加发灰少许调服，极妙。葵子用黄葵子。

《圣惠方》：葵子散，治妊娠身体浮肿，小便不利，洒淅恶寒。

即本方，加汉防己，凡三味，各二两。

妇人妊娠，宜常服当归散主之。《脉经》此下有"即易产无疾苦"六字。

【尤】妊娠之后，最虑湿热伤动胎气，故于芎归芍药养血之中，用白术除湿，黄芩除热。丹溪称黄芩、白术，为安胎之圣药。夫芩术非能安胎者，去其湿热，而胎自安耳。【鉴】妊娠无病，不须服药，若其人瘦而有热，恐耗血伤胎，宜常服此以安之。

当归散方

当归　黄芩　芍药　芎藭各一斤　**白术**半斤

① 胞：原作"肥"，据文义改。

上五味，杵为散，酒饮服方寸匕，日再服。妊娠常服即易产，胎无苦疾，产后百病悉主之。汪氏《医学原理》有人参。

方氏《丹溪心法附余》云：此方养血清热之剂也。瘦人血少有热，胎动不安，素曾半产者，皆宜服之，以清其源而无患也。

王氏《明医杂著》云：调理妊娠，在于清热养血，条实黄芩为安胎圣药，清热故也，暑月宜加之。养胎全在脾胃，譬犹悬钟于梁，梁软则钟下坠，折则堕矣。故白术补脾，为安胎君药。

《外台》：《古今录验》术汤，疗妊娠卒得心痛欲死，《千金》治妊娠腹中满痛，又心不得饮食。

即本方，去芎䓖、当归。上三味，切，以水六升。煮取二升半，分三服，半日全尽，微下水，令易生。

《易简方》：治经三、四月不行，或一月再至。

即本方，加山茱萸。

妊娠养胎，白术散主之。

【尤】妊娠伤胎，有因湿热者，亦有因湿寒者，随人脏气之阴阳，而各异也。当归散，正治湿热之剂。白术散，白术、牡蛎燥湿，川芎温血，蜀椒去寒，则正治湿寒之剂也。仲景并列于此，其所以诏示后人者，深矣。

白术散方【原注】见《外台》，《外台》引《古今录验》云：裴伏张仲景方。

白术　芎䓖　蜀椒三分，去汗　**牡蛎**《外台》白术、芎䓖各四分，牡蛎二分

上四味，杵为散，酒服一钱匕，日三服，夜一服。但苦痛，加芍药。心下毒痛，倍加芎䓖。心烦吐痛，不能食饮，加细辛一两，半夏大者二十枚。服之后，更以醋浆水服之。若呕，以醋浆水服之，复不解者，小麦汁服之。已后渴者，大麦粥服之。病虽愈，服之勿置。"苦痛"，徐云脱一"腹"字，沈本作"苦腹痛"。"吐

痛"，《外台》作"吐唾"，为是。

【程】白术主安胎为君，芎劳主养胎为臣，蜀椒主温胎为佐，牡蛎主固胎为使。按瘦而多火者，宜用当归散。肥而有寒者，宜用白术散。不可混施也。芍药能缓中，故苦痛者加之。芎劳能温中，故毒痛者倍之。痰饮在心膈，故令心烦吐痛，不能食饮，加细辛破痰下水，半夏消痰去水，更服浆水以调中。若呕者，复用浆水，服药以止呕，呕不止，再易小麦汁以和胃。呕止而胃无津液作渴者，食大麦粥，以生津液。病愈服之勿置者，以大麦粥能调中补脾，故可常服，非指上药可常服也。

徐云：予治迪可弟妇，未孕即痰嗽见血，既孕而不减，人瘦。予以此方治之，因其腹痛，加芍药两大剂，而痰少嗽止，人爽胎安。

《和剂局方》：白术散，调补冲任，扶养胎气，治妊娠宿有风冷，胎痿不长，或失于将理，动伤胎气，多致损堕怀孕。常服壮气益血，保护胎脏。即本方，《三因》同。

《妇人良方》白术圆主疗同前《局方》白术散

即本方，加阿胶、地黄、当归。上为末，蜜为圆，如梧子，米饮吞三、四十圆，酒醋汤亦可。

妇人伤胎怀身，腹满不得小便，从腰以下，重如有水气状，怀身七月，太阴当养不养，此心气实，当刺泻劳宫及关元，小便微利则愈。【原注】见《玉函》，《玉函》"伤胎"作"伤寒"，"关元"作"小肠之募"，无"微利"之"微"字。

【程】七月手太阴肺经养胎，金为火乘，则肺金受伤，而胎失所养。又不能通调水道，故有腹满不得小便，从腰以下有如水气状也。劳宫穴在手心，厥阴心主穴也，泻之则火不乘金矣。关元穴在脐下，为小肠之募，泻之则小便通利矣。此穴不可妄用，刺之能落胎。

案《金鉴》云，文义未详，此穴刺之落胎，必是错简，不释。此说固是，然依《玉函》，伤胎，作伤寒，乃义稍通。徐子才《逐月养胎方》云：妊娠七月，手太阴脉养，可针灸其经。

妇人产后病脉证治第二十一

论一首　证六条　方八首

问曰：新产妇人有三病，一者病痉，二者病郁冒，三者大便难，何谓也。师曰：新产血虚，多汗出，喜中风，故令病痉。亡血复汗，寒多，故令郁冒。亡津液胃燥，故大便难。案痉，沈、尤、《金鉴》作痉，为是，详痉病中。

【尤】痉，筋病也。血虚汗出，筋脉失养，风入而益其劲也。郁冒，神病也。亡阴血虚，阳气遂厥而寒，复郁之，则头眩而目瞀也。大便难者，液病也。胃藏津液，而渗灌诸阳。亡津液胃燥，则大肠失其润，而便难也。三者不同，其为亡血伤津则一，故皆为产后所有之病。【程】产后血晕者，为郁冒，又名血厥。

产妇郁冒，其脉微弱，呕不能食，大便反坚，但头汗出。所以然者，血虚而厥，厥而必冒，冒家欲解，必大汗出，以血虚下厥，孤阳上出，故头汗出。所以产妇喜汗出者，亡阴血虚，阳气独盛，故当汗出，阴阳乃复。大便坚，呕不能食，小柴胡汤主之。【原注】方见呕吐中。

【尤】郁冒虽有客邪，而其本则为里虚，故其脉微弱也。呕不能食，大便反坚，但头汗出，津气上行，而不下逮之象。所以然者，亡阴血虚，孤阳上厥，而津气从之也。厥者必冒，冒家欲解，必大汗出者，阴阳乍离，故厥而冒，及阴阳复通，汗乃大出而解也。产妇新虚，不宜多汗，而此反善汗出者，血去阴虚，阳受邪气而独盛，汗出则邪去，阳弱而后与阴相和，所谓损阳而就阴是也。小柴胡主之者，以邪气不可不散，而正虚不可不顾，惟此法为能解散客邪，而和利阴阳耳。【鉴】大便坚，呕不能食，用小柴胡汤，必其人舌有苔，身无汗，形气不衰者，始可。故病得解，自能食也。若有汗，当减柴胡，无热当减黄芩，呕则当倍姜半，虚则当倍人参，又在临证之变通也。

案《巢源》云：运闷之状，心烦，气欲绝是也。亦有去血过多，亦有下血极少，不令运闷。若去血过多，血虚气极如此而运闷者，但烦闷而已。若下血过少，而气逆者，则血随气上掩于心，亦令运闷。则烦闷而心满急，二者为异。亦当候其产妇，血下多少，则知其产后应运与不运也。然烦闷不止，则毙人。巢氏所论如此，知产后血晕，自有两端。其去血过多而晕者，属气脱。其证眼闭口开，手撒手冷，六脉微细或浮是也；下血极少而晕者，属血逆，其证胸腹胀痛，气粗，两手握拳，牙关紧闭是也。此二者证治霄壤，服药一差，生死立判，宜审辨焉。而本条所论，别是一证。《活人书·妊娠伤寒门》载此条于三物黄芩汤之后，则知是专治妇人草蓐伤风，呕而不能食者。若以小柴胡汤为产后郁冒之方，则误人殆多矣。

病解能食，七八日更发热者，此为胃实，大承气汤主之。见痉病中。《脉经》作此为胃热气实，程、《金鉴》、《脉经》，并接前条为一条。

【沈】此即大便坚呕不能食，用小柴胡汤，而病解能食也。病解者，谓郁冒已解。能食者，乃余邪隐伏胃中，风热炽盛而消谷，但食入于胃，助起余邪复盛，所以七八日，而更发热，故为胃实。是当荡涤胃邪为主，故用大承气，峻攻胃中坚垒，俾无形邪相随有形之滞，一扫尽出则病如失。仲景本意，发明产后气血虽虚，然有实证，即当治实，不可顾虑其虚，反致病剧也。

产后腹中㽲痛，当归生姜羊肉汤主之。并治腹中寒疝，虚劳不足。方见寒疝中。

【程】产后血虚有寒，则腹中急痛。《内经》曰：味厚者为阴，当归、羊肉味厚者也，用以补产后之阴，佐生姜以散腹中之寒，则疗痛自止。夫辛能散寒，补能去弱，三味辛温补剂也，故并主虚劳寒疝。【魏】妊娠之疗病，胞阻于血寒也。产后腹中疗痛者，里虚而血寒也。一阻一虚，而治法异矣。【尤】当归、生姜温血散寒。孙思邈云：羊肉止痛，利产妇。

《千金》当归汤，治妇人寒疝，虚劳不足。若产后腹中绞痛。

即本方加芍药。注云：《子母秘录》有甘草。

《丹溪心要》云：当产寒月，脐下胀满，手不可犯，寒入产门故也。服仲景羊肉汤，二服愈。

《严氏济生》：当归羊肉汤，治产后发热自汗，肢体痛，名曰蓐劳。

即本方，加人参、黄芪。

产后腹痛，烦满不得卧，枳实芍药散主之。

【鉴】产后腹痛，不烦不满，里虚也。今腹痛烦满，不得卧，里实也。气结血凝而痛，故用枳实破气结，芍药调腹痛。枳实炒令黑者，盖因产妇气不实也。并主痈脓，亦因血为气凝，久而腐化者也。佐以麦粥，恐伤产妇之胃也。

【尤】产后腹痛，而至烦满不得卧，知血郁而成热，且下病而碍上也，与虚寒疗痛不同矣。枳实烧令黑，能入血行滞，同芍药为和血止痛之剂也。【魏】大麦粥，取其滑润宜血，且有益胃气也。

枳实芍药散

枳实烧令黑，勿大过　**芍药**等分

上二味，杵为散，服方寸匕，日三服。并主痈肿，以麦粥主之。

案朱震亨云：芍药产后禁用，程此辨其误，极是，今不繁引。又案此前排脓散中，去桔梗，不用鸡子黄，用麦粥，立方之意稍近，故并治痈肿乎。

师曰：产妇腹痛，法当以枳实芍药散。假令不愈者，此为腹中有干血著脐下，宜下瘀血汤主之，亦主经水不利。

【鉴】产妇腹痛，属气结血凝者，枳实芍药散以调之。假令服后不愈，此为热灼血干，著于脐下而痛，非枳实、芍药之所能治也，宜下瘀血主之。下瘀血汤，攻热下瘀血也，并主经水不通，亦因热灼血干故也。

下瘀血汤方

大黄三两，赵本作二两　　**桃仁**二十枚　　**䗪虫**二十枚，熬，去足

上三味末之，炼蜜和为四丸，以酒一升，煎一丸，取八合，顿服之，新血下如豚肝。

【程】䗪虫，主下血闭，咸能软坚也。大黄，主下瘀血，苦能泄滞也。桃仁，亦下瘀血，滑以去着也。三味相合，以攻脐下干血。【魏】此类于抵当汤丸之用，亦主经水不利，无非通幽开积之治也。和酒为丸者，缓从下治也。【徐】既曰新血，又曰如豚肝，骤结之血也。

案徐氏《兰台轨范》云："新"字当作"瘀"字，此说颇有理。

产后七八日，无太阳证，少腹坚痛，此恶露不尽。不大便，烦躁发热，切脉微实，再倍发热，日晡时烦躁者不食，食则谵语，至夜即愈，宜大承气汤主之。热在里，结在膀胱也。见痉病中。《脉经》，"烦躁发热"四字作"四五日趺阳脉"六字，"食则谵语至夜即愈"八字作"谵语利之则愈"六字。

【程】太阳伤寒，热结膀胱，则蓄血，小腹坚痛。今产后非太阳证，而小腹亦坚痛者，此恶血未尽，热在里，结在膀胱也，

宜下瘀血汤辈。若不大便，烦躁发热，则热不在膀胱，有热在胃，切其脉亦数实也。日晡时，阳明向王时也。当向王时，是以再倍发热烦躁，则胃中实矣。胃实则不能食，故食则谵语，转增其实也，宜大承气汤下之。此条前后简错，热在里八字，当在恶露不尽之下，未有大承气汤，而下膀胱血结也。至夜即愈四字，衍文，《脉经》无。《金鉴》同，但以至夜即愈，不为衍文，以再倍二字为衍。【鉴】李彣曰：此一节具两证在内，一是太阳蓄血证，一是阳明里实证。因古人文法错综，故难辨也。无太阳证，谓无表证也。少腹坚痛者，以肝脏血，少腹为肝经部分，故血必结于此，则坚痛亦在此。此恶露不尽，是为热在里，结在膀胱，此太阳蓄血证也，宜下去瘀血。若不大便，烦躁，脉实，谵语者，阳明里实也，再倍发热者，热在里，蒸蒸发于外也。阳明旺于申酉戌，日晡是阳明向旺时，故烦躁不能食。病在阳而不在阴，故至夜则愈。此阳明腑病也，宜大承气汤以下胃实。

案尤云：盖谓不独血结于下，而亦热聚于中也。若但治其血，而遗其胃，则血虽去而热不除，即血亦未必能去。而大承气汤中，大黄枳实，均为血药。仲景取之者，盖将一举而两得之，此解不可从，李注似允当。

产后风，续之数十日不解，头微痛，恶寒，时时有热，心下闷，干呕汗出，虽久，阳旦证续在耳，可与阳旦汤。【原注】即桂枝汤，方见下利中。《脉经》作妇人产得风，心下闷作心下坚，徐、沈作产后中风续续。

【徐】此段言产后中风，淹延不愈，而表里杂见者，仍当去其风也。谓中风之轻者，数十日不解，似乎不可责表。然头疼恶寒汗出，时有热，皆表证也。心下闷，干呕，太阳之邪欲内入，而内不受也。今阳旦证仍在，阳旦汤何不可与，而因循以致误也。

案阳旦汤，徐、沈、尤、《金鉴》为桂枝汤加黄芩，而魏则据《伤寒论》证象阳旦条，为桂枝加附子，并误，唯程依原注为是。

《张氏医通》云：举此与上文承气汤，为表里之例。

产后中风，发热，面正赤，喘而头痛，竹叶汤主之。喘而，《千金》作喘气。头痛，《圣济》作头目昏痛。

【尤】此产后表有邪，而里适虚之证。若攻其表，则气浮易脱，若补其里，则表多不服。竹叶汤，用竹叶、葛根、桂枝、防风、桔梗解外之风热，人参、附子固里之脱，甘草、姜枣，以调阴阳之气，而使其平，乃表里兼济之法。凡风热外淫，而里气不固者，宜于此取则焉。【沈】产后最易变为柔痉，故发热头痛，虽属太阳表证，恐隐痉病之机，所以方后云，头项强，加大附子一枚。

案《金鉴》云：产后中风之下，当有"病痉者"之三字，始与方合。若无此三字，则人参、附子，施之于中风发热可乎。而又以竹叶命名者，何所谓也。且方内有"头项强，用大附子"之文，本篇有证无方，则可知必有脱简，此注恐非。是方盖防发痉之渐，若至直发痉，则难奏效也。

竹叶汤方

竹叶一把，《千金》作一握　葛根三两　防风案《千金》用二两
桔梗　桂枝　人参　甘草各一两　附子一枚，炮。《活人书》不用
大枣十五枚　生姜五两

上十味，以水一斗，煮取二升半，分温三服，温覆使汗出。头项强，用大附子一枚，破之如豆大，前药扬去沫。呕者，加半夏半升，洗。《千金》，"分"上有"去滓"二字，无"一枚"以下十二字。"前"，赵本作"煎"。徐注"豆大"下云，该是"入"字，案据徐则豆下句。

【程】产后血虚，多汗出，喜中风，故令病痉。今证中未至

背反张，而发热，面赤头痛，亦风痉之渐，故用竹叶主风痉，防风治内痉，葛根治刚痉，桂枝治柔痉，生姜散风邪，桔梗除风，辛以散之之剂也。邪之所凑，其气必虚，佐人参以固卫，附子以温经，甘草以和诸药，大枣以助十二经，同诸风剂，则发中有补，为产后中风之大剂也。颈项强急，痉病也，加附子以散寒。呕者，风拥气逆也，加半夏以散逆。

《张氏医通》云：此桂枝汤，去芍药，加竹叶、葛防、桔梗、人参。因方后所加附子向来混入方内，案《医通》载本方，去附子，盖本于《活人书》。

又云，附子恐是方后所加，治颈项强者，以邪在太阳禁固其筋脉，不得屈伸，故用附子，温经散寒。扬去沫者，不使辛热上浮之气，助其虚阳上逆也。若邪在胸而呕，加半夏治之。上言破之如豆，入前药，旧本作如豆大，今如徐忠可驳正。

妇人乳中虚，烦乱呕逆，安中益气，竹皮大丸主之。乳，《脉经》作产。

【程】胃者，水谷气血之海，产后则血气虚，而胃气逆，故烦乱呕逆。【尤】妇人乳中虚，烦乱呕逆者，乳子之时，气虚火胜，内乱而上逆也。

案乳中，盖在草蓐之谓，故《脉经》作产中。而沈云：乳者，乳子之妇也。魏云：乳即血也，初产血虚。沈云："乳"下，当有"闭"字，谓乳闭而不通也。《金鉴》云：此条文义证药未详。张璐云：乳中虚，言乳哺而乳汁去多，并误。

竹皮大丸方 《活人》云：治虚烦。载之于丈夫诸方中

生竹茹二分　**石膏**二分　**桂枝**一分　**甘草**七分　**白薇**一分

上五味，末之，枣肉和丸弹子大，以饮服一丸，日三夜二服。有热者，倍白薇。烦喘者，加柏实一分。《活人书》，柏实作枳实。

【程】竹茹甘寒，以除呕啘。石膏辛寒，以除烦逆。白薇咸寒，以治狂惑邪气。夫寒则泥膈，佐桂枝以宣导；寒则伤胃，佐甘草以和中。有热倍白薇，白薇咸寒，能除热也；烦喘，加柏实，柏实辛平，能治喘也。用枣肉为丸者，统和诸药，以安中益气也。

武氏《济阴纲目》云：中虚不可用石膏，烦乳不可用桂枝。此方以甘草七分，配众药六分，又以枣肉为丸，仍以一丸饮下，可想其立方之微，用药之难，审虚实之不易也。仍饮服者，尤虑夫虚虚之祸耳。用是方者亦当深省。

产后下利虚极，白头翁加甘草阿胶汤主之。《脉经》，作热痢重下，新产虚极。《千金》"利虚"间有"兼"字。

【尤】伤寒热利下重者，白头翁汤主之，寒以胜热，苦以燥湿也。此亦热利下重，而当产后虚极则加阿胶救阴。甘草补中生阳，且以缓连柏之苦也。

案《金鉴》云：此条文义证药不合，不释。盖以其虚极而用苦寒之品也。

白头翁加甘草阿胶汤方 《千金》名白头翁汤

白头翁　甘草　阿胶各二两　秦皮　黄连案《千金》各二两
柏皮各三两

上六味，以水七升，煮取二升半，内胶令消尽，分温三服。

《张氏医通》云：伤寒厥阴证，热利下重者，用白头翁汤，苦寒治热，以坚肠胃。此产后气血两虚，故加阿胶、甘草，然下利血滞也。古人云：血行则利自止。此方岂独治产后哉。

附方

《千金》三物黄芩汤，治妇人在草蓐，自发露得风，四肢苦烦热，头痛者，与小柴胡汤。头不痛但烦者，此汤主之。《千金》，类者作烦热。

黄芩一两　**苦参**二两　**干地黄**四两，《千金》，二两上有"各"字

上三味，以水六升，煮取二升，温服一升，多吐下虫。《千金》"六升"下有"去滓"二字。

【徐】在草蓐，是未离产所也。自发露得风，是揭盖衣被，稍有不慎而暂感也。产后阴虚，四肢在亡血之后，阳气独盛，又得微风，则苦烦热。然表多则上入而头痛，当以上焦为重，故主小柴胡和解。若从下受之，而湿热结于下，则必生虫，头不痛，故以黄芩消热为君，苦参去风杀虫为臣，而以地黄补其元阴为佐。曰多吐下虫，谓虫得苦参，必不安，其上出下出，未可知也。

案《别录》云：苦参除伏热。本方所用，盖不在杀虫，当考《千金·伤寒杂治门》。

《千金》内补当归建中汤，治妇人产后虚羸不足，腹中刺痛不止，吸吸少气。或苦少腹中急摩痛，引腰背，不能食饮，产后一月，日得服四五剂为善，令人强壮宜。《千金》"刺"作"疞"，"中急"作"拘急"，无"摩"字，"宜"作"方"。

当归四两　**桂枝**三两　**芍药**六两，《千金》作五两　**生姜**三两，《千金》作六两　**甘草**五两　**大枣**十二枚，《千金》作十八枚

上六味，以水一斗，煮取三升，分温三服，一日令尽。若大虚加饴糖六两，汤成内之于火上，暖令饴消。若去血过多，崩伤内衄不止，加地黄六两，阿胶二两，合八味。汤成内阿胶，若无当归，以芎劳代之。若无生姜，以干姜代之。案内衄，《千金》作内竭，非也。《千金翼》与本条同。《巢源》云：吐血有三种，一曰内衄，出血如鼻衄，但不从鼻孔出，或去数升，乃至斛，是也。"若无生姜"以下，《千金》无。

【沈】产后体虽无病，血海必虚，若中气充实，气血虽虚，易能恢复。或后天不能生血，充于血海，则见虚羸不足，但血海

虚，而经络之虚，是不待言。因气血不利而瘀，则腹中刺痛不止。冲任督带内虚，则少腹中急摩痛，引腰背。脾胃气虚，则吸吸少气，不能食饮，故用桂枝汤，调和营卫。加当归欲补血之功居多，若大虚加胶饴，峻补脾胃，而生气血。若去血过多，崩伤内衄，乃血海真阴大亏，故加地黄、阿胶以培之。方后云：无生姜，以干姜代之，乃温补之中，兼引血药入血分生血，其义更妙。

《张氏医通》云：按此即黄芪建中之变法，彼用黄芪，以助外卫之阳，此用当归以调内营之血，两不移易之定法也。

《千金》**芍药汤，治产后苦少腹痛方。**

即小建中汤，用胶饴八两。

妇人杂病脉证并治第二十二

论一首　脉证合十四条　方十四首①

妇人中风七八日，续来寒热，发作有时，经水适断，此为热入血室，其血必结，故使如疟状，发作有时，小柴胡汤主之。方见呕吐中。"来"，《伤寒论·太阳下篇》作"得"。"断"下，有"者"字。

【程】妇人伤寒中风，六经传变治例，与男子同法。唯经水适来适断，热入血室，与夫胎前产后，崩漏带下，则治有殊也。妇人经行之际，当血弱气尽之时，邪气因入血室，与正气相搏，则经为之断，血为之结也。血结则邪正分争，往来寒热，休作有时，与小柴胡解表里，而散血室之邪热。【尤】仲景单用小柴胡汤，不杂血药一味，意谓热邪解而乍结之血自行耳。详《伤寒论辑义·太阳中篇》，以下二条同。

---

①　有方有药者为十三首。

许氏《本事方》，小柴胡加地黄汤，治妇人室女，伤寒发热，或发寒热，经水适来，或适断，昼则明了，夜则谵语，如见鬼状。亦治产后恶露方来，忽尔断绝。

即于小柴胡汤，加生干地黄。

辛亥中寓居毗陵，学官王仲礼其妹病伤寒，发寒热，遇夜则如有鬼物所凭。六七日忽昏塞，涎响如引锯，牙关紧急，瞑目不知人，疾势极危，召予视。予曰：得病之初，曾值月经来否。其家云：月经方来，病作而经遂止。得一二日，发寒热，昼虽静，夜则有鬼祟，从昨日来，涎生不省人事。予曰此热入血室证也。仲景云：妇人中风，发热恶寒，经水适来，昼则明了，暮则谵语，如见鬼状，发作有时，此名热入血室，医者不晓，以刚剂与之，遂致胸膈不利，涎潮上脘，喘急息高，昏冒不知人，当先化其涎，后除其热。予急以一呷散投之，两时顷涎下得睡，省人事，次授以小柴胡加地黄汤，三服而热除，不汗而自解矣。一呷散，大天南星一味，选腊辰日制，详见于本书。

妇人伤寒发热，经水适来，昼日明了，暮则谵语，如见鬼状者，此为热入血室，治之无犯胃气，及上二焦，必自愈。《脉经》注，"二焦"字疑。

【程】伤寒发热，又值经水适来之时，则寒邪乘虚而入，搏于血室。夫邪去阳入阴，则昼日明了，阴被其邪，故暮则谵语，如见鬼状也。无者，禁止之辞，犯胃气以禁下言也，上二焦以禁汗吐言也。今邪在血室中，则非汗吐下所宜矣。上章以往来寒热如疟，故用小柴胡，以解其邪。下章以胸胁下满，如结胸状，故刺期门，以泻其实。此章则无上下二证，似待其经行血去，邪热得以随血出而解也。

妇人中风，发热恶寒，经水适来，得七八日，热除脉迟，身凉和，胸胁满，如结胸状。谵语者，此为热入血室也，当刺期门，随其实而取之。太阳下篇，"得"下有"之"字。

【程】发热恶寒，则风邪在表，未入于里，值经水适来，至七八日，则邪热乘虚而内入，入则表证罢，故脉迟，身凉和也。胸胁者，肝之部分。《灵枢经》曰：厥阴根于大敦，结于玉英，络于膻中。其正经，则布胁肋，以肝藏血，邪入血室，故令胸胁满，如结胸状也。肝藏魂，热搏于阴，故令谵语也。期门者，肝之募，刺之以泻其实。

许氏《本事方》云：一妇人患热入血室证，医者不识，用补血调气药涵养数日，遂成血结胸。或劝用前药。予曰：小柴胡用已迟，不可行也。无已则有一焉，刺期门穴斯可矣，予不能针，请善针者治之，如言而愈。或者问曰：热入血室，何为而成结胸也？予曰：邪气传入经络，与正气相搏，上下流行，或遇经水适来适断，邪气乘虚，而入血室，血为邪迫，上入肝经，肝受邪则谵语，而见鬼，复入膻中，则血结于胸也。何以言之？妇人平居，水当养于木，血当养于肝也。方未受孕，则下行以为月水；既妊娠，则中蓄之以养胎；及已产，则上壅之以为乳，皆血也。今邪逐血，并归肝经，聚于膻中，结于乳下，故手触之则痛，非汤剂可及，故当刺期门也。《活人书》：海蛤散，治血结胸。海蛤、滑石、甘草各一两，芒硝半两。上为末，每服二钱，鸡子清调下。

阳明病，下血谵语者，此为热入血室。但头汗出，当刺期门，随其实而泻之，濈然汗出者愈。详《伤寒论辑义·阳明篇》。者，《太阳中篇》作则。

【尤】阳明之热，从气而之血，袭入胞宫，即下血而谵语。盖冲任之脉，并阳明之经，不必乘经水之来，而后热得入之，故彼为血去而热入，此为热入而血下也。但头汗出者，阳通而闭在阴也。此虽阳明之热，而传入血室，则仍属肝家，故亦当刺期门，以泻其实。刺已，周身濈然汗出，则阴之闭者亦通，故愈。

妇人咽中，如有炙脔，半夏厚朴汤主之。脔，《脉经》作腐。

【尤】此凝痰结气，阻塞咽嗌之间。《千金》所谓咽中帖帖，如有炙肉，吞不下，吐不出者是。【鉴】咽中如有炙脔，谓咽中有痰涎，如同炙肉，咯之不出，咽之不下者，即今之梅核气病也。此病得于七情，郁气凝涎而生。故用半夏、厚朴、生姜，辛以散结，苦以降逆；茯苓佐半夏，以利饮行涎；紫苏芳香，以宣通郁气，俾气舒涎去，病自愈矣。此证男子亦有，不独妇人也。

《巢源》云：咽中如炙肉脔者，此是胸膈痰结，与气相搏，逆上咽喉之间，结聚状如炙肉之脔也。

半夏厚朴汤方【原注】《千金》作胸满心下坚，咽中帖帖，如有炙肉，吐之不出，吞之不下。案今本，"肉"下有"脔"字。

半夏一升　**厚朴**三两　**茯苓**四两，赵作二两　**生姜**五两

干苏叶二两，《千金》云：一方无干苏叶，生姜

上五味，以水七升，煮取四升，分温四服，日三，夜一服。

《圣惠方》：半夏散，治咽喉中，如有炙腐。

于本方中，加枳壳、诃黎勒皮。

王氏《易简》，四七汤，治喜、怒、悲、恐、惊之气，结成痰涎，状如破絮，或如梅核，在咽喉之间，咯不出，咽不下，此七气之所为也。或中脘痞满，气不舒快，或痰涎壅盛，上气喘急，或因痰饮中节，呕吐恶心，并宜服之。即本方。

又云：妇人情性执著，不能宽解，多被七气所伤，遂致气填胸臆，或如梅核，上塞咽喉，甚者满闷欲绝，产妇尤多。此证服此剂，间以香附子药，久服取效。妇人恶阻，尤宜服之。间以红圆子尤效，一名厚朴半夏汤，一名大七气汤。

《瑞竹堂经验方》：四七汤，治妇人女子，小便不顺，甚者，阴户疼痛。

于本方，加香附子、甘草，煎成，加琥珀末调服。

《仁斋直指》：桂枝四七汤，治风冷寒邪，搏心腹作痛。

于本方，合桂枝汤，加枳壳人参。

又四七汤，治惊忧气遏上喘。即本方。

又加减七气汤，治气郁呕吐。

于本方，合《千金》七气汤。桂枝、半夏、人参、甘草、大枣、生姜，去紫苏。

又加味四七汤，治心气郁滞，豁痰散惊。

于本方，加茯神、远志、甘草、石菖、大枣。

《三因》七气汤，治喜、怒、忧、思、悲、恐、惊七气郁发，致五脏互相刑克，阴阳反戾，挥霍变乱，吐利交作，寒热眩晕，痞满咽塞。

于本方，加桂枝、芍药、陈皮、人参、大枣。

孙氏《三吴医案》云：张溪亭乃眷，喉中梗梗有肉，如炙脔，吞之不下，吐之不出，鼻塞头运，耳常啾啾不安，汗出如雨，心惊胆怯，不敢出门，稍见风即遍身疼，小腹时疼，小水淋沥而疼，脉两寸皆短，两关滑大，右关尤搏指，此梅核气症也。以半夏四钱，厚朴一钱，紫苏叶一钱五分，茯苓一钱三分，姜三分，水煎食后服。每用此汤，调理多效。

妇人脏躁，喜悲伤欲哭，象如神灵所作，数欠伸，甘麦大枣汤主之。

【鉴】脏，心脏也，心静则神藏。若为七情所伤，则心不得静，而神躁扰不宁也，故喜悲伤欲哭，是神不能主情也。象如神灵所凭，是心不能神明也。即今之失志癫狂病也。数欠伸，喝欠也。喝欠烦闷，肝之病也。母能令子实，故证及也。

案沈、尤以脏为子宫，甚误。

甘草小麦大枣汤方 《三因》名小麦汤，《袖珍》名甘草汤。

甘草三两　小麦一升　大枣十枚

上三味，以水六升，煮取三升，温分三服，亦补脾气。 案温分，徐、沈、尤作分温，是。

【程】《内经》曰：悲则心系急，甘草、大枣者，甘以缓诸急也。小麦者，谷之苦者也。《灵枢经》曰：心病者，宜食麦。是谷先入心矣。

案《素问》以小麦为心之谷，《千金》云小麦养心气，本方所主，正在于此。而《金鉴》云方义未详，必是讹错，此说大误。验之于病者，始知立方之妙也。

许氏《本事方》云：乡里有一妇人，数欠，无故悲泣不止，或谓之有祟，祈禳请祷备至，终不应。予忽忆有一证云妇人脏躁云云，急令治药，尽剂而愈。古人识病制方，种种妙绝如此，试而后知。

陈氏《妇人良方》云：乡先生程虎卿内人，妊娠四五个月，遇昼则惨戚悲伤，泪下数欠，如有所凭，医与巫兼治，皆无益。仆年十四，正在斋中习业，见说此证，而程省元惶惶无计，仆遂告之。管先生伯同说，记忆先人曾说此一证，名曰脏躁悲伤，非大枣汤不愈。虎卿借方看之，甚喜对证，笑而治药，一投而愈矣。

妇人吐涎沫，医反下之，心下即痞，当先治其吐涎沫，小青龙汤主之。涎沫止，乃治痞，泻心汤主之。"妇人"下《千金》有"霍乱呕逆"四字，"泻心汤"上《千金》有"甘草"二字。

【尤】吐涎沫，上焦有寒也，不与温散，而反下之，则寒内入而成痞，如伤寒下早例也。然虽痞而犹吐涎沫，则上寒未已，不可治痞，当先治其上寒，而后治其中痞，亦如伤寒例，表解乃可攻痞也。【魏】泻心汤，在《伤寒论》中，为方不一，亦当合《伤寒论》中痞证诸条，参观之，而求其治法。

小青龙汤方见肺痈中

泻心汤方见惊悸中，案惊悸所载，即三黄泻心汤，此恐不然，据《千金》当是甘草泻心汤

　　妇人之病，因虚积冷结气，为诸经水断绝，至有历年。血寒积结胞门，寒伤经络。凝坚在上，呕吐涎唾，久成肺痈，形体损分。在中盘结，绕脐寒疝。或两胁疼痛，与脏相连；或结热中，痛在关元。脉数无疮，肌若鱼鳞，时著男子，非止女身。在下未多，经候未匀，令阴掣痛，少腹恶寒。或引腰脊，下根气街，气冲急痛，膝胫疼烦，奄忽眩冒，状如厥癫。或有忧惨，悲伤多嗔，此皆带下，非有鬼神。久则羸瘦，脉虚多寒，三十六病，千变万端。审脉阴阳，虚实紧弦，行其针药，治危得安，其虽同病，脉各异源，子当辩记，勿谓不然。徐云，未多之未字，疑误。程、尤作来多，程云谓崩带之属，《金鉴》亦作来多，云来字当是未字。本条皆经水断绝之病，若系来多，则与上文不合，是传写之讹。案撰《金鉴》者，何不考之《正脉》等本，可疑。沈、魏并仍原文。令阴，赵本作冷阴，非。

　　【鉴】此条为妇人诸病纲领，其病之所以异于男子者，以其有月经也。其月经致病之根源，则多因虚损，积冷，结气也。三者一有所感，皆能使经水断绝，至有历年寒积胞门，以致血凝气结，而不行者。先哲云：女子以经调为无病，若经不调，则变病百出矣。以下皆言三者阻经之变病，其变病之不同，各因其人之脏腑经络，寒热虚实之异也。如寒外伤经络，其人上焦素寒，则凝坚在上，故上焦胸肺受病也。形寒伤肺，则气滞阻饮，故呕吐涎唾也。若其人上焦素热，寒同其化，久则成热，热伤其肺，故成肺痈，而形体损瘦也。若其人中焦素寒，则在中盘结，故绕脐疝痛也。或两胁疼痛，是中焦之部，连及肝脏故也。或其人中焦素热，则不病寒疝，而病结热于中矣。中热故不能为寒疝，而绕脐之痛，仍在关元也。其人脉数当生疮，若无疮则热必灼阴，皮肤失润，故肌粗若鱼鳞也。然此呕吐涎唾，寒疝疼痛，肌若鱼鳞等病，亦时着男子，非止女子病也。在下未多，谓经候不匀，而血不多下也。邪侵胞中，乃下焦之部，故病阴中掣痛，少腹恶寒也。或痛引腰脊，下根气街急痛，腰膝疼烦，皆胞中冲任为病，所以必然也。或痛极奄忽眩冒，状如厥癫，亦痛甚之常状也。若其人或有忧郁悲伤多嗔之遇，而见此眩昏厥癫之证，实非有鬼神也。凡此胞中冲任血病，皆能病带，故谚曰：十女九带也。然带下病久，津液必伤，形必羸瘦，诊其脉虚，审其多寒，岂止病此三十六病，而千变万端矣。虽千变万端，然审脉阴阳虚实紧弦，与病参究，行其针药，治危得安也。其有病虽同，而脉不同者，则当详加审辨。故曰子当辨记，勿谓不然也。【尤】甚则奄忽眩冒，状如厥癫，所谓阴病者，下行极而上也。或有忧惨悲嗔，状如鬼神者，病在阴则多怒，及悲愁不乐也，而总之曰此皆带下。带下者，带脉之下。古人列经脉为病，凡三十六种，皆谓之带下病，非今人所谓赤白带下也。三十六病者，十二癥，九痛，七害，五伤，三痼也。

案《史记·扁鹊传》云：过邯郸，闻贵妇人，即为带下医。知古所称带下，乃腰带以下，经血诸疾之谓也。《金鉴》云：此皆带下一句，当在非有鬼神之下，文义相属，是传写之讹。此说非也。本条隔句押韵，如依《金鉴》而改之，则失上下押韵之法，不可从也。《巢源》云：诸方说三十六疾者，十二癥，九痛，七害，五伤，三痼，不通是也。又云：张仲景所说三十六疾，皆由子脏冷热劳损，而挟带下，起于阴内，条目混漫，与诸方不同。据巢氏此言，则本条所谓三十六疾，今无所考矣。

问曰：妇人年五十所，病下利数十日不止，暮即发热，少腹里急，腹满，手掌烦热，唇口干燥何也？师曰：此病属带下，何以故。曾经半产，瘀血在少腹不去。何以知之，其证唇口干燥，故知之。当以温经汤主之。案沈、尤所字下句，所许同，即日晡所之所。诸家或接下句，义不通。

【程】下利，当是下血。【鉴】所病下利之利字，当是血字，文义相属，必是传写之讹。李曰：妇人年五十，则已过七七之期，任脉虚，大冲脉_{大冲脉，即太冲脉衰，}天癸竭，地道不通时也。所病下利，据本文带下观之，当是崩淋下血之病。盖血属阴，阴虚故发热。暮亦属阴也。任主胞胎，冲为血海，二脉皆起于胞宫，而出于会阴，正当少腹部分，冲脉侠脐上行，故冲任脉虚，则少腹里急，有干血，亦令腹满。《内经》云：任脉为病，女子带下瘕聚是也。手背为阳，掌心为阴，乃手三阴过脉之处，阴虚故掌中烦热也。阳明脉侠口环唇，与冲脉会于气街，皆属于带脉。《难经》云：血主濡之，以冲脉血阻不行，则阳明津液衰少，不能濡润，故唇口干燥，断以病属带下。以曾经半产，少腹瘀血不去，则津液不布，新血不生，此则唇口干燥之所由生也。

温经汤方

吴茱萸_{三两} **当归** **芎䓖** **芍药**_{各二两} **人参** **桂枝** **阿胶** **牡丹皮**_{去心} **生姜** **甘草**_{各二两} **半夏**_{半升} **麦门冬**_{一升，去心}
上十二味，以水一斗，煮取三升，分温三服。亦主妇人少腹寒，久不受胎，兼取崩中去血。或月水来过多，及至期不来。_{取，徐、沈、尤并作治，是。}

【程】妇人有瘀血，当用前证下瘀血汤。今妇人年五十，当天癸竭之时，又非下药所宜，故以温药治之，以血得温即行也。经寒者温以茱萸、姜桂，血虚者益以芍药、归芎，气虚者补以人参、甘草，血枯者润以阿胶、麦冬，半夏用以止带下，牡丹用以逐坚癥，十二味为养血温经之剂，则瘀血自行，而新血自生矣。故亦主不孕崩中，而调月水。

《千金》：治崩中下血，出血一斛，服之即断。或月经来过多，及过期不来，服之亦佳方。即本方，《外台》引《千金》名温经汤。_{斛作斗。}

《和剂局方》：温经汤，治冲任虚损，月候不调，或来多不断，或过期不来，或崩中去血，过多不止。又治曾经损娠，瘀血停留，少腹急痛，发热下利，手掌烦热，唇干口燥，及治少腹有寒，久不受胎。即本方。《医学入门》，名大温经汤。

王氏《易简》云：若经血不调，血脏冷痛者，当用小温经汤，即本方。别本，以当归、附子二味，等分，白水煎服，不载本方。案已名小温经汤，恐非本方。

《百一选方》正经汤

于本方，去芎䓖、甘草，加熟地黄。

带下，经水不利，少腹满痛，经一月再见者，土瓜根散主之。案《本草纲目》土瓜条，"经"下补"或"字，义尤明。《金鉴》改"再"作"不"字，非。

【尤】妇人经脉流畅，应期而至，血满则下，血尽复生，如月盈则亏，月晦复朏也。惟其不利，则蓄泄失常，似通非通，欲止不止。经一月，而再见矣。少腹满痛，不利之验也。土瓜根，主内痹，瘀血月闭，䗪虫蠕动逐血，桂枝、芍药行荣气，而正经脉也。

土瓜根散方【原注】阴㿗肿，亦主之

土瓜根　芍药　桂枝　䗪虫各三分

上四味，杵为散，酒服方寸匕，日三服。

【程】土瓜根，破瘀血，而兼治带下，故以为君。䗪虫下血闭，以为臣。芍药通顺血脉，以为佐。桂枝通行瘀血，以为使。癫疝亦凝血所成，故此方亦治㿗肿。

寸口脉弦而大，弦则为减，大则为芤，减则为寒，芤则为虚，寒虚相搏，此名曰革。妇人则半产漏下，旋覆花汤主之。

【尤】本文已见虚劳篇中。此去男子亡血失精句，而益之曰旋覆花汤主之，盖专为妇人立法也。详《本草》，旋覆花，治结气，去五脏间寒热，通血脉。葱，主寒热，除肝邪。绛帛，入肝理血，殊与虚寒之旨不合。然而肝以阴脏，而含少阳之气，以生化为事，以流行为用。是以虚不可补，解其郁聚，即所以补寒，不可温行其血气。即所以温固，不可专补其血，以伤其气。亦非

必先散结聚，而后温补，如赵氏、魏氏之说也，【鉴】此条详在《伤寒论·辨脉法篇》，错简在此。旋覆花汤主之一句，亦必是错简。半产漏下，则气已下陷，焉有再用旋覆花下气之理。

旋覆花汤方

旋覆花三两　　葱十四茎　　新绛少许

上三味，以水三升，煮取一升，顿服之。

妇人陷经漏下，黑不解，胶姜汤主之【原注】臣亿等校诸本，无胶姜汤方，想是妊娠中胶艾汤。《楼氏纲目》云：即芎归胶艾汤。一云，加干姜一两。

【鉴】李彣曰：陷经漏下，谓经脉下陷，而血漏下不止，乃气不摄血也。黑不解者，瘀血不去，则新血不生，荣气腐败也。然气血喜温恶寒，用胶姜汤，养气血则气盛血充，推陈致新，而经自调矣。按此条文义，必有缺误。胶姜汤，方亦缺，姑采此注，以见大意。【尤】陷经，下而不止之谓，黑则因寒而色瘀也。胶姜汤，方末见，然补虚温里止漏，阿胶干姜二物已足。林亿云，恐是胶艾汤，按《千金》胶艾汤，有干姜，似可取用。

《巢源》载五色漏下，其五曰：肾脏之色黑，漏下黑者，是肾脏之虚损，故漏下而挟黑色也。

妇人少腹满，如敦状，小便微难，而不渴，生后者，此为水与血俱结在血室也，大黄甘遂汤主之。"如敦状"，《脉经》作"敦敦状更"四字。注：《要略》云，满而热。案徐、沈，生改经，误。

【尤】敦，音对。按《周礼》注：盘以盛血，敦以盛食。盖古器也。少腹满，如敦状者，言少腹有形高起，如敦之状，与《内经》"胁下大如覆杯"之文略同。小便难，病不独在血矣。不渴，知非上焦气热不化。生后，即产后。产后得此，乃是水血并结，而病属下焦也。故以大黄下血，甘遂逐水，加阿胶者，所以去瘀浊，而兼安养也。

案《周礼·天官玉府》：若合诸侯，则共珠槃玉敦。郑注：敦，盘类。古者以槃盛血，以敦盛食。尤注本于此。又《广雅·释器》：盘，盂也。《尔雅·释丘》，郭注：敦，盂也。知本条如敦状，谓如盘盂之形也。《脉经》如敦敦状，而《千金》云：阴交石门，主水胀水气，行皮中，小腹皮敦敦然，小便黄。则《脉经》似是。然"如"字，竟无着落。沈云：人敦而不能起，言其下重之情也。《金鉴》云：敦，大也。皆于文义，不相叶，今从尤注。

大黄甘遂汤方

大黄四两　　甘遂二两　　阿胶二两

上三味，以水三升，煮取一升，顿服之，其血当下。

妇人经水不利下，抵当汤主之。【原注】亦治男子膀胱满急，有瘀血者。

【尤】经水不利下者，经脉闭塞而不下，比前条下而不利者，有别矣。故彼兼和利，而此专攻逐也。然必审其脉证并实，而后用之。不然，妇人经闭，多有血枯脉绝者矣。虽养冲任，犹恐不至，而可强责之哉。【鉴】妇人经水不利下，言经行不通利快畅下也，乃妇人恒有之病。不过活瘀导气，调和冲任，足以愈之。今曰抵当汤主之，夫抵当重剂，文内无少腹结痛，大便黑，小便利，发狂善忘，寒热等证，恐药重病轻，必有残缺错简，读者审之。

抵当汤方

水蛭三十个，熬　　虻虫三十枚，熬，去翅足　　桃仁二十个，去皮尖
大黄三两，酒浸

上四味为末，以水五升，煮取三升，去滓，温服一升。

《千金》：桃仁煎，治带下，月经闭不通。

本方，去蛭，加朴硝五两。

《千金翼》：抵当汤，治妇人月水不利，腹中满，时自减，并男子膀胱满急方。

本方，去虻虫，加虎杖二两。一云虎掌。

又杏仁汤，治月水不调，或一月再来，或两月、三月不来，或月前，或月后闭塞不通。

于本方加杏仁三十枚。《千金》同。

李氏《必读》，代抵当汤，行瘀血。如血老而甚者，去归地，加蓬术。

生地黄　当归尾　穿山甲各三钱　**绛香**一钱五分　**肉桂**去皮，一钱　**桃仁**去皮尖，炒，二钱　**大黄**去皮，三钱　**芒硝**八分

水二钟，煎一钟，血在上，食后服，血在下，食前服。

《张氏医通》云：水蛭如无，以陵鲤甲，生漆涂炙，代之。

又代抵当丸，治虚人蓄血，宜此缓攻。

于前方，去绛香，加蓬术为末，蜜丸。蓄血在上部者，丸如芥子，黄昏去枕仰卧，以津咽之，令停喉，以搜逐瘀积。在中部食远，下部空心，俱丸如梧子，百劳水煎汤下之。汪氏《医方集解》同，但去绛香、莪术、芒硝，用玄明粉。

妇人经水闭不利，脏坚癖不止，中有干血，下白物，矾石丸主之。

【沈】脏，即子宫也。坚癖不止，"止"当作"散"字，坚癖不散，子宫有干血也。白物者，世谓之白带也。【魏】脏坚之脏，指子宫也。脏中之脏，指阴中也。【尤】脏坚癖不止者，子脏干血，坚凝成癖，而不去也。干血不去，则新血不荣，而经闭不利矣。由是蓄泄不时，胞宫生湿，湿复生热，所积之血，转为湿热所腐，而成白物，时时自下。是宜先去其脏之湿热，矾石却水除热，合杏仁破结，润干血也。

矾石丸方

矾石三分，烧　　杏仁一分

上二味末之，炼蜜和丸，枣核大，内脏中，剧者再内之。

【程】矾石酸涩，烧则质枯。枯涩之品，故《神农经》以能止白沃，亦涩以固脱之意也。杏仁者，非以止带，以矾石质枯，佐杏仁一分，以润之。使其同蜜，易以为丸，滑润易以内阴中也。此方专治下白物而设，未能攻坚癖，下干血也。

妇人六十二种风，及腹中血气刺痛，红蓝花酒主之。

【尤】妇人经尽产后，风邪最易袭入腹中，与血气相搏，而作刺痛。刺痛，痛如刺也。六十二种未详。红蓝花，苦辛温，活血止痛，得酒尤良。不更用风药者，血行而风自去耳。

红蓝花酒方【原注】疑非仲景方

红蓝花一两

上一味，以酒一大升，煎减半，顿服一半，未止再服。

《外台》《近效》，疗血晕绝不识人，烦闷方。

红蓝花三两，新者佳。以无灰清酒半升，童子小便半大升，煮取一大盏，去滓，候稍冷服之。

《妇人良方》：红蓝花酒，疗血晕绝不识人，烦闷，言语错乱，恶血不尽，腹中绞痛，胎死腹中。

红蓝花一两。上为末，分二服，每服酒二盏，童子小便二盏，煮取盏半，候冷分为二服，留滓再并煎。一方无童便。本出《肘后》。徐氏《胎产方》治产后血晕昏迷，心气绝。

妇人腹中诸疾痛，当归芍药散主之。

【徐】此言妇人之病，大概由血，故言诸疾痛，皆以术、苓、泽、归、芍、芎主之。谓即有因寒者，亦不过稍为加减，非真以此方概腹中诸痛也。【鉴】诸疾腹痛，谓妇人腹中诸种疾痛也。既曰诸疾痛，则寒热虚实，气食等邪，皆令腹痛。岂能以此一方，概治诸疾痛耶。当归芍药散主之，必是错简。

当归芍药散方见前妊娠中

妇人腹中痛，小建中汤主之。

【徐】此言妇人之病，既已由血，则虚者多，从何补起，唯有建中之法为妙。谓后天以脾胃为本，胃和而饮食如常，则自能生血而痛止也。小建中，即桂枝汤加饴糖也。言外见当扶脾以统血，不当令借四物之类耳。前产后附《千金》内补当归建中汤，正此意也。

小建中汤方见前虚劳中。

《朱氏集验方》：加味建中汤，治女人虚败腹痛。

于本方中，加当归、琥珀、木香。

施圆《端效方》：大加减建中汤，治妇人胎前产后，一切虚损，月事不调，脐腹疗痛，往来寒热，自汗，口干烦渴。于黄芪建中汤，去胶饴，加当归、川芎、白术。

问曰：妇人病饮食如故，烦热不能卧，而反倚息者何也。师曰：此名转胞，不得溺也。以胞系了戾，故致此病。但利小便则愈。宜肾气圆主之。以胞以下，《脉经》作此人故脉盛，头举身满，今反羸瘦，头举中空，感胞系了戾，故致此病，但利小便则愈。宜服肾气圆，以中有茯苓故也。方在虚劳中。

【尤】饮食如故，病不由中焦也。了戾与缭戾同，胞系缭戾，而不顺，则胞为之转，胞转则不得溺也。由是下气上逆，而倚息，上气不能下通，而烦热不得卧。治以肾气者，下焦之气肾主之。肾气得理，庶缭者顺，戾者平，而闭乃通耳。

《巢源》云：胞转之病，由胞为热所迫，或忍小便，俱令水气还迫于胞，屈辟不得充张，外水应入，不得入内，溲应出，不得出，内外壅胀不通，故为胞转。其状小腹急痛，不得小便，甚者至死。张仲景云：妇人本肥盛，且举自满，全羸瘦，且举空减。胞系了戾，亦致胞转。朱氏《格致论》引"妇人本肥盛"云云，而曰其义未详。案了，缭并音聊。缭，缠也，绕也。《千金》有"四肢痿躄缭戾"等文，舒氏《女科要诀》云：了戾者，绞纽也。

肾气丸方

干地黄八两　　薯蓣四两　　山茱萸四两　　泽泻三两　　茯苓三两
牡丹皮三两　桂枝　附子炮，各一两。《千金翼》用桂、附各二两

上八味末之，炼蜜和丸，梧子大，酒下十五丸，加至二十五丸，日再服。详于虚劳及消渴中，当参考。

【鉴】赵良曰：此方在虚劳中，治腰痛，小便不利，小腹拘急。此亦用之，何也？盖因肾虚用之也。用此补肾则气化，气化则水行而愈矣。然转胞之病，岂尽由下焦肾虚，气不化出致耶。或中焦脾虚，不能散精归于胞，及上焦肺虚，不能下输布于胞，或胎重压其胞，或忍溺入房，皆足成此病，必求其所因，以治之也。

李彣曰：方名肾气丸者，气属阳，补肾中真阳之气也。内具六味丸，壮肾水，以滋小便之源，附桂益命门火，以化膀胱之气，则薰蒸津液，水道以通，而小便自利，此所以不用五苓散，而用肾气丸也。

蛇床子散方　温阴中坐药，《脉经》作妇人阴寒，温阴中坐药，蛇床子散主之。徐、程、魏、尤、《金鉴》并同。

蛇床子仁

上一味，末之，以白粉少许，和合相得，如枣大，绵裹内之，自然温。合，赵作令，是。

【徐】坐，谓内入阴中，如生产谓坐草之坐也。【程】白粉，即米粉，借之以和合也。【尤】阴寒，阴中寒也，寒则生湿，蛇

床子温以去寒，合白粉燥以除湿也。此病在阴中，而不关脏腑，故但内药阴中自愈。

案《千金》注云：坐药，即下著坐导药。

少阴脉滑而数者，阴中即生疮。阴中蚀疮烂者，狼牙汤洗之。

【尤】脉滑者湿也，脉数者热也，湿热相合，而系在少阴，故阴中即生疮，甚则蚀烂不已，狼牙味酸苦，除邪热气，疗疮，恶疮，去白虫，故取治是病。

案龚氏《外科百效》云：如因妇人子宫，有败精带浊，或月水未净，与之交合，后又未洗，男子肾虚，邪秽滞气，遂令阴茎连睾丸肿疮，小便如淋，名阴蚀疮。然妇人亦有之。据此则阴浊，乃霉疮之属已。

狼牙汤方 《外台》引《千金》云：疗人阴虫疮方。案《千金》云：治阴中痒入骨困方。与《外台》所引异

狼牙三两，《千金》作两把

上一味，以水四升，煮取半升。以绵缠箸，如茧浸汤沥阴中，日四遍。

《外台》《古今录验》妇人阴蚀，苦中烂伤，狼牙汤。

狼牙三两，哎咀，以水四升，煮取半升，去滓，内苦酒，如鸡子中黄一杯煎沸，适寒温，以绵濡汤，以沥疮中，日四、五度即愈。

胃气下泄，阴吹而正喧，此谷气之实也。膏发煎导之。

【尤】阴吹，阴中出声，如大便失气之状，连续不绝，故曰正喧。谷气实者，大便结而不通，是以阳明下行之气，不得从其故道，而乃别走旁窍也。猪膏发煎，润导大便，便通，气自归矣。

案《金鉴》云："膏发煎导之"五字，当是衍文。此"谷气

315

之实也"之下，当有"长服诃黎勒丸"之六字。后阴下气，谓之气利，用诃黎勒散。前阴下气，谓之阴吹，用诃黎勒丸。文义始属，药病相对。盖诃黎勒丸，以诃黎勒固下气之虚，以厚朴、陈皮平谷气之实，亦相允合。方错简在《杂疗篇》内。此说未知是否，姑附之。

萧氏《女科经纶》云：按妇人阴吹证，仲景以为谷气实，胃气下泄所致，此之病机，有不可解。云来注云：胃实肠虚，气走胞门，亦是随仲景之文，而诠之也。夫人谷气胃中，何尝一日不实，而见阴吹之证者，未之尝闻。千百年之书，其阙疑可也。予甲寅岁，游峡右。有友吴禹仲来询云：此镇有一富室女，阴户中时簌簌有声，如后阴之转失气状，遍访医者，不晓此何病也。予曰：阴吹证也，仲景之书有之。禹仲因叹予之读书之博。案阴吹非罕见之病，简前年疗一诸侯夫人患此证，寻为瘳，药罔效而没。

膏发煎方 见黄胆中

小儿疳虫蚀齿方【原注】疑非仲景方

雄黄　葶苈

上二味，末之，取腊日猪脂，熔以槐枝，绵裹头四五枚，点药烙之。 案《本草纲目》二味等分，日，作月。

【程】小儿胃中有疳热，则虫生而牙齗蚀烂。雄黄味辛，葶苈味苦，辛苦能杀虫故也。按张仲景有《口齿论》一卷，案见宋《艺文志》，今未之见，岂被处简脱于此耶。而妇人方后，不应有小儿方也。

案《玉函经》第八卷末，亦载治小儿药三方。盖另有幼科书，而亡佚者，此类岂其遗方耶。

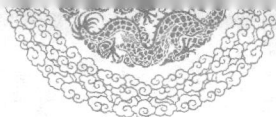

金匮玉函要略方论辑义卷六

杂疗方第二十三[①]案以下三篇，魏、尤并不载

论一首　证一条　方二十二首

退五脏虚热，四时加减柴胡饮子方

冬三月，加柴胡八分　白术八分　大腹槟榔四枚，并皮子用　陈皮五分　生姜五分　桔梗七分

春三月，加枳实　减白术共六味

夏三月，加生姜三分　枳实五分　甘草三分，共八味

秋三月，加陈皮三分　共六味

上各哎咀，分为三贴，一贴以水三升，煮取二升，分温三服，一人行四五里，进一服，如四体壅，添甘草少许。每贴分作三小贴，每小贴，以水一升，煮取七合温服，再合滓，为一服，重煮，都成四服【原注】疑非仲景方。

【鉴】此方证不属，不释。

案程不载此方，盖为宋人所附也。

长服诃梨勒丸方【原注】疑非仲景方。

诃梨勒赵有"煨"字　陈皮　厚朴各三两

上三味末之，炼蜜丸如梧子大，酒饮服二十丸，加至三十丸。

【程】二味破气行气之剂，不可长服，宜审之。

案《本草》云：诃梨勒，破胸膈结气。

三物备急丸方【原注】见《千金》，司空裴秀为散用，亦可。先和成汁，乃倾口中，令从齿间得入，至良验。《千金》云：张仲景三物备急圆，司空裴秀为散用，治心腹诸卒暴百病方。"先和"上有"口已噤可"四字，《外台》《古今》诸家丸方门同。

大黄一两 　**干姜**一两 　**巴豆**一两，去皮心，熬，外研如脂。外，《外台》作别。沈，脂作泥

上药各须精新，先捣大黄、干姜为末，研巴豆内中，合治一千杵，用为散，蜜和丸亦佳。密器中贮之，莫令歇。主心腹诸卒暴百病。若中恶客忤，心腹胀满，卒痛如锥刺，气急口噤，停尸卒死者，以暖水若酒，服大豆许三、四丸。或不下，捧头起，灌令下咽，须臾当瘥。如未瘥更与三丸，当腹中鸣，即吐下便瘥。若口噤，亦须折齿灌之。"歇"下，徐、沈并《千金》有"气"字，程本、《金鉴》作泄。

【鉴】方名备急者，以备暴然诸腹满，腹急痛，及中恶客忤，噤闭卒死者也。若口噤，亦须折齿灌之，是恐人不急救，则死之义。然不如后人管吹入鼻之法为良。李彣云：人卒得病欲死者，皆感毒厉邪阴不正之气而然，三物相须，能荡邪安正，或吐或下，使秽气上下分消，诚足备一时急需也。

案停尸无考，盖是即遁尸。《巢源》云：遁尸者，言其停遁在人肌肉血脉之间，瘥后复发，停遁不消，故谓之遁尸也。

《千金》月令抵圣备急丸，主干霍乱，心腹百病，痓痛等方。

即本方，丸如绿豆大，每服空心服三丸，快利为度。

《外台》许仁则巴豆等三味丸，疗干霍，心腹胀满，搅刺疼痛，手足逆冷，甚者流汗如水，大小便不通，求吐不出，求痢不下，须臾不救，便有性命之虑。

巴豆一百枚，熬，去心皮 　**干姜**二两，《崔氏》以芒硝五两代，与

《千金》同　大黄五两

上药，先捣干姜、大黄为散，后别捣巴豆如膏，和前二味，同捣令调，细下蜜丸，以饮下。初服三丸，如梧子大，服讫数捼，用令转动，速下利，良久不觉，则以热饮投之良。

又《古今录验》，三味备急散，本疗卒死感忤，宫泰以疗人卒上气，呼吸气得下喘逆，瘥后已为常用方出食饮水上气方。

即本方，合捣下筛，服半钱七，得吐下则愈。

又《古今录验》，司空三物备急散，疗卒死及感忤，口噤不开者。即本方，出卒死。

又《崔氏》备急散，疗卒中恶，心痛胀满，欲吐短气方。

大黄二两　桂心四分　巴豆一分，去皮熬研

上三味，捣筛为散，取一钱七，以汤七合和服，当吐下，即愈，甚妙。《肘后》《千金》治遁尸尸疰，心腹刺痛不可忍方，三味酢和如泥，敷病上。

《千金翼》解散雷氏千金丸。

即本方，去干姜，加硝石，炼蜜和丸，如小豆许，饮服一丸，日二，以利为度。

《圣惠方》备急丸，治霍乱心腹疰痛，冷气筑心即本方。

又治因食热饱，及饮冷水过多，上攻肺脏，喘急不已。

即本方，用巴豆一分，余同。

又治干霍乱心腹疠痛，气短急，四体闷，不吐利，烦惋难忍，此名干霍乱，斯须不救，即杀人，急治方。

即本方，加吴茱萸一两，用干姜三分，大黄一两，巴豆三枚。上件药捣罗为末，入巴豆，令匀。炼蜜和捣一、二百，圆如梧桐子大，每服以粥饮下十五圆，须臾更以热茶投之，当吐利，即瘥。

《圣济总录》备急丸，治霍乱卒暴心腹痛即本方。

《十便良方》返魂丹，治肠内一切卒暴百病同上。

《全生指迷论》云：若寒热如疟，不以时度，肠满膨脝，起则头晕，大便不通，或时腹痛，胸膈痞闷，此由宿谷停留不化，结于肠间，气道不舒，阴阳反乱，宜备急圆。同上，出《幼幼新书·疟疾寒热交作门》）。

《本事方》治痼冷在肠胃间，连年腹痛泄泻，休作无时，服诸热药不效。宜先取去，然后调治，易瘥，不可畏虚以养病也，宜温脾汤。即《千金方》温脾汤去人参，加厚朴、桂枝。不要晚食，分三服，温服自夜至晓，令尽，不快，食前更以干姜圆佐之。

即本方，加人参各等分。

上炼蜜为圆，如梧子大，服前汤时，用汤吞下一圆，米饮亦得。

《御药院方》备急圆，治积聚头痛。

即本方，圆如豌豆大，米饮下一圆，羸人服半圆绿豆大，以大便利为度。

《澹寮集验方》云：曾有妇人，热而大便秘，脉实，子死腹中，已致昏不知人，医用备急元，胎下人活。

李氏《脾胃论》：备急丹主疗分量同《千金》等，妇人有孕，不可服。如所伤饮食，在胸膈闷，兀兀欲吐，反覆闷乱，以物探吐去之。

李氏《辨感论》云：易张先生，又名独行丸，乃急剂也。又云：名备急大黄丸。

程氏《医学心悟》云：独行丸，治中食至甚，胸高满闷，吐法不效，须用此药攻之。若昏晕不醒，四肢僵硬，但心头温者，抉齿灌之。即本方。三味各一钱，研细，姜汁为丸，如黄豆大，每服五七丸，用姜汤化下。若服后泻不止者，用冷粥汤饮之，即止。

治伤寒令愈不复，紫石寒食散方。【原注】见《千金翼》。案《千金翼》云，张仲景紫石寒食散，《巢源·寒食散发候》云仲景经有紫石英方，盖指此方。

紫石英　白石英　赤石脂　钟乳研炼，赵研作碓　**瓜蒌根　防风　桔梗　文蛤　鬼臼**十分　**太一余粮**十分，烧　**干姜　附子**炮，去皮　**桂枝**去皮，各四分

上十三味，杵为散，酒服方寸匕。《千金翼》有人参一两，为十四味，服下有三字。

【鉴】方未详，不释。

救卒死方《肘后》冠"张仲景诸要方"六字，《千金》治卒魇死。

薤捣汁，灌鼻中《千金》，捣韭汁，灌鼻孔中，剧者灌两耳。注，张仲景云，灌口中。

【鉴】卒然昏死，皆尸蹶也。薤白，类蒜而小，北人谓之小根菜，南人谓之钩乔，是也。其味极辛，捣汁灌鼻，亦通窍取嚏之意也。

又方，雄鸡冠，割取血，管吹内鼻中《肘后》，"雄"上有"丹"字。**猪脂，如鸡子大，苦酒一升，煮沸灌喉中。鸡肝及血涂面上，以灰围四旁，立起。**《肘后》，"肝"作"冠"，恐非。**大豆二七粒，以鸡子白，并酒和，尽以吞之。**

【鉴】雄鸡冠血及肝、卵白、猪脂、大豆、酒、醋等物，无非用阳物以胜阴祟也。管吹内鼻中，谓将鸡冠血，或合热酒，含在不病人口内，以苇管或笔管，插入病人鼻孔中，使气连药吹之，其药自能下咽，气通嚏自开也。

《肘后》云：凡卒死中恶，及尸蹶，皆天地及人身自然阴阳之气，忽有乖离否隔，上下不通，偏竭所致。故虽涉死境，犹可治而生，缘气未都竭也。当尔之时，兼有鬼神于其间，故亦可以符术而获济者。

《巢源》云：卒死者，由三虚，而遇贼风所为也。三虚，谓乘年之衰一也，乘月之空二也，失时之和三也。人有此三虚，而为贼风所伤，使阴阳偏竭于内，则阳气阻隔于外，二气拥闭，故

暴绝如死也。若腑脏气未绝者，良久乃苏，然亦有挟鬼神之气，而卒死者，皆有顷邪退乃活也。

救卒死而壮热者方

矾石半斤，以水一斗半，煮消，以渍脚，令没踝。

【程】厥阳独行，故卒死而壮热。岐伯曰：血之与气，并走于上，则为大厥，厥则暴死。矾石，收涩药也，以之浸足，而收敛其厥逆之气。

救卒死而目闭方《肘后》同，《外台》引《备急》。

骑牛临面，捣薤汁灌耳中，吹皂荚末鼻中，立效。

【程】按葛洪《肘后方》，治卒魇不寤，以青牛蹄，或马蹄，临人头上，即活。则骑牛临面，系厌恶驱邪法也。目闭者，邪气内著也。灌薤汁，以辟邪安魂。吹皂荚，以取嚏开窍。

救卒死而张口反折者方。《肘后》《外台》，口，引《备急》作目。

灸手足两爪后，十四壮了，饮以五毒诸膏散。【原注】有巴豆者，《外台》，"爪"下有"各"字，注四字为原文，《肘后》同。

【程】灸手足两爪后，当是灸两手足爪后，其文则顺。以十爪甲为十二经之终始，灸之以接引阳气，而回卒死。此恶气中于太阳，令卒死而开口反张也。五毒诸膏散，方未见。

案《肘后·卒死门》云：有三物备急丸散，及裴公膏，救卒死尤良。裴氏五毒神散膏，见于百病备急散膏，无巴豆。而《千金》加巴豆、莽草、薤白，为裴公八毒膏。所谓五毒诸膏散，盖此类也。五毒，《周礼》郑注：石胆、丹砂、雄黄、矾石、慈石。今考五毒膏、八毒膏，但用丹砂、雄黄耳，其余并他品，而为五味、八味也。

救卒死而四肢不收，失便者方

马屎一升，水三斗，煮取二斗，以洗之。又取牛洞【原注】稀粪也一升，温酒灌口中，灸心下一寸，脐上三寸，脐下四寸，各一百壮，瘥。洗之，《外台》作洗足。

【程】卒死而四肢不收者，无阳以行四末也。失便者，正气衰微，不能约束便溺也。物之臭者，皆能解毒杀邪，故以牛马粪，及后条狗粪治之。心下一寸，当是上脘穴；脐上三寸，当是中脘穴；脐下四寸，当是关元穴，灸之以复三焦之阳，而回其垂绝之气。

救小儿卒死，而吐利，不知是何病方。

狗屎一丸，绞取汁，以灌之。无湿者，水煮干者取汁。《肘后》用马屎，沈本无"干者"二字。

【鉴】凡屎皆发阳气，用狗屎，亦取发阳气也。

尸蹷，脉动而无气，气闭不通，故静而死也，治方。【原注】脉证见上卷。徐熔《附遗》云见上卷，即第三页，问曰：寸口脉沉大而卒厥证一条是也。案《肘后》《外台》，冠"张仲景云"四字。

菖蒲屑，内鼻两孔中吹之，令人以桂屑著舌下。《肘后》《外台》"舌下"下有"又云扁鹊法治楚王效"九字。案《说苑》扁鹊治虢太子尸厥，子明吹耳。《三因方》名内鼻散。

【程】《甲乙经》曰：尸蹷者，死不知人，脉动如故。《伤寒论》曰：尸蹷者，令人不仁，即气闭不通，静而死之谓也。菖蒲内鼻中，以通其肺气，桂内舌下，以开其心窍。心肺开，则上焦之阳自能开发，尸蹷之疾可愈。

又方《外台》，宋本云：《集验》疗尸厥方，《肘后》《千金》、文仲、《备急》《必效》同，此本出《素问》。

剔取左角发方寸，烧末酒和，灌令入喉，立起。方寸，《肘后》作方二寸，《外台》宋本作方寸匕，烧灰以酒和。剔，《素问》作鬄，音剃，同剃。《韩非子》：婴儿不剔首则腹痛。

【程】《内经》曰：邪客于手足少阴、太阴，足阳明之络，此五络，皆会于耳中，上络左角，五络皆竭，令人身脉皆动，而形无知也。其状若尸，或曰尸厥。以竹管吹其两耳，鬄其左角之发，方一寸，燔治，饮以美酒一杯，不能饮者灌之，立已。见

《缪刺论》。今仲景亦剔左角之发治者，以左角为阳气之所在，五络之所绕，五络皆竭，故剔其五络之血余以治之。和以酒灌者，助药力而行气血也。

《肘后》云：尸蹶之病，卒死而脉犹动，听其耳中，循循如啸声，而股间暖是也。耳中虽然啸声，而脉动者，故当以尸蹶救之。《巢源》云：尸厥者，阴气逆也。此由阳脉卒下坠，阴脉卒上升，阴阳离居，荣卫不通，真气厥乱，客邪乘之，其状如死，犹微有息而不常，脉尚动而形无知也。听其耳内，循循有如啸之声，而股间暖者是也。

救卒死客忤死，还魂汤主之方。《肘后》无方名，冠"张仲景诸要方"六字，《三因》名追魂汤。【原注】《千金方》云：主卒忤鬼击，飞尸，诸奄忽，气绝无复觉，或已无脉，口噤拗不开。去齿下汤，汤下口不下者，分病人发左右，捉搦肩引之，药下，复增取一升，须臾立愈。案《千金》"无脉"作"死"一字，无"拗"字。"捉搦"，作"捉踏"。"取"下有"尽"字。

麻黄三两，去节，一方四两，《肘后》《千金翼》用四两　　**杏仁**去皮尖，七十个　　**甘草**一两，炙，【原注】《千金》，用桂心二两。案《外台》引《肘后》，疗中恶，短气欲绝方，用桂心二两。今本《肘后》不用桂

上三味，以水八升，煮取三升，去滓，分令咽之，通治诸感忤。《外台》引《肘后》云：通疗诸昏客忤良，《集验》、张文仲《备急》同。

【徐】凡卒死及客忤死，总是正不胜邪，故阳气骤闭而死。肺朝百脉，为一身之宗，麻黄、杏仁，利肺通阳之君药，合炙甘以调中，故为救卒死主方，名曰还魂汤，著其功也。【鉴】中恶客忤，便闭里实者，仲景用备急丸，可知无汗表实者，不当用备急丸通里，当用还魂汤以通表也。通里者，抑诸阴气也，通表者，扶诸阳气也。昧者不知，以麻黄为入太阳发汗之药，抑知不温覆取汗，则为入太阴通阳之药也。阳气通动，魂可还矣。

又方《肘后》，冠张仲景诸要方，《外台》引《肘后》

韭根一把 **乌梅**二七个，《肘后》作二十个 **吴茱萸**半升，炒，《肘后》作半斤

上三味，以水一斗煮之，以病人栉内中，三沸，栉浮者生，沉者死。煮取三升，去滓，分饮之。水一斗，《外台》作劳水一升。

【徐】韭根有薤白之功，乌梅有开关之力，吴茱萸能降浊阴，阴降而关开，则魂自还，故亦取之。然栉浮则生，沉则死。盖栉为本人日用之物，气之所及也，浮则其人阳气未绝，沉则久已有阴无阳，故主死。然仍分饮之，信栉无宁信药耳。

【程】方亦可解，而栉之浮沉，则不可解也。

《肘后》云：客忤者，中恶之类也，多于道间门外得之，令人心腹绞痛，胀满气冲心胸，不即治亦杀人。又云，客者客也，忤者犯也，谓客气犯人也。

救自缢死，旦至暮虽已冷，必可治，暮至旦小难也，恐此当言忿气盛故也。然夏时夜短于昼，又热，犹应可治。又云：心下若微温者，一日以上犹可，治之方。"救"，《外台》作"仲景云"三字。"忿"，赵本、《外台》作"阴"，为是。案《巢源》云：自缢死，旦至暮，虽已冷，必可治。暮至旦，则难治。此谓其昼则阳盛，其气易通，夜则阴盛，其气难通，可以证也。治之方，《外台》作"活"一字。

徐徐抱解，不得截绳，上下安被卧之，一人以脚踏其两肩，手少挽其发，常弦弦勿纵之，一人以手按据胸上，数动之，一人摩捋臂胫屈伸之。若已僵，但渐渐强屈之，并按其腹。如此一炊顷，气从口出，呼吸眼开，而犹引按莫置，亦勿苦劳之，须臾可少桂汤及粥清含与之，令濡喉，渐渐能咽，及稍止。若向令两人以管吹其两耳罙好，此法最善，无不活者。据，程《金鉴》作揉。及稍，《外台》作乃稍。"若向"二字，程《金鉴》作"更"一字，《外台》作"兼"一字。"罙"，程《金鉴》作"朵"，无"好"字，《外台》作弥，赵本音释，深，莫分切，深入也。并义难通，《外台》为是。

【鉴】观此谆谆告切，仲景仁心，惟恐人畏其繁琐，而不治

也。此法尝试之，十全八九，始知言果不谬。弦弦犹言紧紧也，揉胸按腹，摩臂胫屈伸之，皆引导其气之法也。

《巢源》云：徐徐捧下，其阴阳经络，虽暴壅闭，而脏腑真气，故有未尽，所以犹可救疗。故有得活者，若见其悬柱，便忽遽截断其绳，旧云则不可救。此言气已壅闭，绳忽暴断，其气虽通，而奔走运闷，故则气不能还，即不得复生。《千金》治自缢死方：凡救自缢死者，极须按定其心，勿截绳，手抱起，徐徐解之。心下尚温者，以氍毹覆口鼻，两人吹其两耳。

《肘后》疗自缢死，心下尚微温，久犹可治方：徐徐抱解其绳，不得断之，悬其发，令足去地五寸许，塞两鼻孔，以芦管内其口中至咽，令人嘘之。有顷，其腹中砻砻，或是通气也。其举手捞人，当益坚捉持，更递嘘之。若活了能语，乃可置。若不得悬发，可中分发，两手牵强耳。又方，皂荚末，葱叶吹其两鼻孔中，逆出复内之。又方，以芦管吹其两耳，极则易人吹，取活乃止。若气通者，以少桂汤，稍稍咽之，徐徐乃以少粥清与之。出《外台》，今本《肘后》无考。

管氏《五绝治法》云：徐徐放下，将喉气管捻圆，揪发向上揉擦，用口对口接气，粪门用火筒吹之，以半夏、皂角搐鼻，以姜汁调苏合香丸灌之，或煎木香细辛汤，调灌亦得。如苏可治。绳小痕深，过时身冷者不治。程氏《医学心悟》云：予尝见自暮至旦，而犹救活者，不可轻弃也。顾氏《疡医大全》云：必须心口尚温，大便未下，舌未伸出者救活。

案桂汤，诸书无考，盖此单味桂枝煎汤耳。而《洗冤录》引本经之文，后载官桂汤方，未知何本，录下备考。

《洗冤录》官桂汤

广陈皮八分　**厚朴**　**半夏**各一钱　**肉桂**　**干姜**各五分　**甘草**三分

凡中暍死，不可使得冷，得冷便死，疗之方。《外台》引《肘后》，今本《肘后》无考。

屈草带，绕暍人脐，使三两人溺其中，令温亦可，用热泥和屈草亦可，扣瓦碗底按，及车缸以著暍人，取令溺，须得流去，此谓道路穷卒无汤，当令溺其中。欲使多人溺，取令温。若汤便可与之，不可泥及车缸，恐此物冷。暍既在夏月，得热泥土暖车缸，亦可用也《外台》屈草带，作屈革带。按，及作若脱，著暍人，作"暍著人脐上"。须得，作不得。令溺其中，作令人溺其中。欲使上有"仲景云"三字。若汤间，有"有"字。与之下，有"仲景云"三字。"不可"下有"用"字。

【程】中暍不可得冷，犹被冻不可沃以热汤，寒热拒隔，反为大害。《本草》：车辖一名车缸，即车轴铁辖头。

《巢源》云：夏月炎热，人冒涉途路，热毒入内，与五脏相并，客邪炽盛，或郁瘀不宣，致阴气卒绝，阳气暴壅，经络不通，故奄然闷绝，谓之暍。然此乃外邪所击，真脏未坏，若遇便治救，气宣则苏。夫热暍不可得冷，得冷便死，此谓外卒以冰触其热，蕴积于内，不得宣发故也。

《三因方》云：中暑闷倒，急扶在阴凉处，切不可与冷，当以布巾衣物等蘸热汤，熨脐中及气海，续以汤淋布上，令彻脐腹，暖即渐惺。如仓卒无汤处，掬道上热土于脐上，仍拨开作窝子，令人更溺于其中，以代汤。急嚼生姜一大块，冷水送下，如已迷乱闷，嚼大蒜一大瓣，冷水送下，如不能嚼，即用水研灌之，立醒。

叶氏《避暑录话》云：道路城市间，中暑昏仆而死者，此皆虚人劳人，或饥饱失节，或素有疾，一为暑气所中，不得泄则关窍皆窒，非暑气使然，气闭塞而死也。大蒜一握，道上热土，杂研烂，以新水和之，滤去滓，抉其齿灌之，有顷即苏。

救溺死方《外台》引《小品》云疗溺死，若身尚暖者方。

取灶中灰两石余，以埋人，从头至足，水出七孔，即活。

【鉴】尝试蝇子落水而死者，用灶灰埋之自活。案出《本草纲目》冬灰条。

李彣曰：灶灰得火土相生之气，以埋人，则外温卫气，而内渗水湿，故能使水出七孔而活。

《巢源》云：人为水所没溺，水从孔窍入，灌注脏腑，其气壅闭故死。若早拯救得出，即泄沥其水，令气血得通，便得活。经半日及一日，犹可活。气若已绝，心上暖，亦可活。《千金》治落水死方，以灶中灰，布地令厚五寸。以甑侧着灰上，令死者伏于甑上，使头少垂下，炒盐二方寸匕，内竹管中，吹下孔中，即当吐水。水下因去甑，下死者着灰中，壅身，使出鼻口，即活。又方，掘地作坑，熬数斛灰，内坑中，下死人，覆灰，湿彻即易，勿令大热愽人，灰冷更易，半日即活。

上疗自缢溺暍之法，并出自张仲景为之，其意殊绝，殆非常情所及，本草所能关，实救人之大术矣。伤寒家，数有暍病，非此遇热之暍，【原注】见《外台》《肘后》目。案《外台》引《肘后》，今本《肘后》无考。"意"下有"理"字，程所能下句，"实"作"系"，《外台》作亦非本草之所能开悟，"实"下有"拯"字，程本无"数"字，《外台》作"别复"二字。又"暍病"下有"在上仲景论中"六字，程之"暍"下有"详之"二字，沈本、《金鉴》不载此条。原注"目"字疑是"同"字，讹，俞本无"目"字，是。

案《三因方》云：伤暑中暍，其实一病，但轻重不同。新校正《要略》者，乃云伤寒家别有暍病，非也。又《本草纲目》人尿附方，引此条，亦为林亿语，并误。殊不知此《肘后》文，《外台》已引之，疏亦甚。

治马坠，及一切筋骨损方。【原注】见《肘后》方。案今本《肘后》无考，《千金·伤损门》治腕折瘀血，三味桃仁汤方注，引《肘后》云，"仲景方用大黄"云云，详注下。

大黄一两，切，浸汤成下。《肘后》用三两　**绯帛**如手大，烧灰　**乱发**如鸡子大，烧灰用　**久用炊单布**一尺，烧灰，《肘后》"一尺"上有"方"字　**败蒲**一握，三寸。《肘后》"寸"下有"切"字　**桃仁**四十九

个，去皮尖，熬　甘草如中指节，炙剉

上七味，以童子小便，量多少，煎汤成，内酒一大盏，次下大黄，去滓，分温三服。先剉败蒲席半领，煎汤浴，衣被盖覆，斯须通利数行，痛楚立瘥，利及浴水赤，勿怪，即瘀血也。《肘后》"先"字作"别"，"斯"字，作"服药"二字。

【徐】从高坠下，虽当救损伤筋骨为主，然顿跌之势，内外之血，必无不瘀。瘀不去则气不行，气不行则伤不愈。故以桃仁、大黄，逐瘀为主，绯帛，红花之余，乱发，血之余，合童便以消瘀血，败蒲亦能破血行气，故入煎。能疗腹中损伤瘀血。汤浴能活周身血气。然筋骨瘀血，必有热气滞郁，故以炊单布，受气最多，而易消者，以散滞通气，从其类也。加少炙甘草，补中以和诸药也。

《千金》桃仁汤　治腕折瘀血方

桃仁四十枚　乱发一握　大黄如指节大，一枚

上三味，以布方广四寸，以绕乱发烧之，咬咀，大黄、桃仁，以酒三升，煮取一升，尽服血尽出。

禽兽鱼虫禁忌并治第二十四

论辨二首　合九十法　方二十一首

《金鉴》云：《金匮要略》廿四、廿五两门，原列在卷末，其文似后人补入，注家或注或删，但传世已久，难以削去，兹仍附原文，另为一篇，以存参考云。

凡饮食滋味，以养于生，食之有妨，反能为害。自非服药炼液，焉能不饮食乎。切见时人不闲调摄，疾疢竞起。若不因食而生，苟全其生，须知切忌者矣。所食之味，有与病相宜，有与身为害，若得宜则益体，害则成疾，以此致危，例皆难疗。凡煮药

饮汁，以解毒者，虽云救急，不可热饮，诸毒病得热更甚，宜冷饮之。若不因食之"若"字，徐云恐是"无"字，沈云恐是"莫"字。

【程】凡物之毒者，必热，热饮则助其毒势也。

案王充《论衡·言毒篇》云：夫毒，太阳之热气也，中人人毒，人食凑漤者其不堪任也，不堪任则谓之毒矣。又云：天下万物，含太阳气而生者，皆有毒螫，在虫则为蝮蛇蜂虿，在草则为巴豆冶葛，在鱼则为鲑与鲅鲥，乃知毒物皆热也。

肝病禁辛，心病禁咸，脾病禁酸，肺病禁苦，肾病禁甘。春不食肝，夏不食心，秋不食肺，冬不食肾，四季不食脾。辩曰：春不食肝者，为肝气王，脾气败，若食肝则又补肝，脾气败尤甚，不可救。又肝王之时，不可以死气入肝，恐伤魂也。若非王时，即虚以肝补之佳，余脏准此。伤，原本、徐、程、沈作复，今依赵本、《金鉴》改定。

【程】上段以生克言，下段以禁忌言。六畜六兽，圣人以之养生事死，其食忌，亦不可不察。

案《汉书·艺文志》：《神农黄帝食禁》十二卷，此篇所载，岂其遗欤。

凡肝脏自不可轻啖，自死者弥甚。《肘后》云：捣附子末，服一刀圭，日三服。

【鉴】谓诸畜兽临杀之时，必有所惊，肝有所忿，食之俱不利，故曰不可轻啖。如兽自死者，必中毒，或疫疠而死，更不可食也。

《外台》引张文仲云：又食生肝中毒方，服附子方寸匕，日三，须以生姜汤服之，不然自生其毒。

案《三元延寿书》云：临死惊气入心，绝气归肝，俱不可多食，必伤人。

凡心皆为神识所舍，勿食之，使人来生，复其报对矣。

【程】畜兽虽异于人，其心亦神识所舍，勿食之，生杀果报，谅不诬也。

凡肉及肝，落地不着尘土者，不可食之。

猪肉落水浮者，不可食。

【程】皆涉怪异，食之必有非常之害，下见水自动，热血不断，尘土不污，并同。

诸肉及鱼，若狗不食，鸟不啄者，不可食。 "诸"徐、沈作"猪"，非也，下同。

【鉴】凡禽兽不食之肉，必有毒，不可食之。

诸肉不干，火炙不动，见水自动者，不可食。 "不动"，程、《金鉴》作"而动"。"食"下，程有"之"字。

肉中有如朱点者，不可食之。

【鉴】朱点恶血所聚，此色恶不食也。

六畜肉，热血不断者，不可食之。

父母及身本命肉，食之令人神魂不安。

【程】仁人孝子，当自识之。

隋萧吉《五行大义》云：十二属，并是斗星之气，散而为人之命，系于北斗，是故用以为属。春秋运斗枢曰：枢星散为龙马，旋星散为虎，机星散为狗，摧星散为蛇，玉衡散为鸡兔鼠，阖阳散为羊牛，摇光散为猴猿，此等皆上应天星，下属年命也。

食肥肉及热羹，不得饮冷水。

【鉴】食肥肉热羹，后继饮冷水，冷热相搏，腻膈不行，不腹痛吐利，必成痞变，慎之慎之。

诸五脏及鱼，投地尘土不污者，不可食之。

秽饭、馁肉、臭鱼，食之皆伤人。

【程】物已败腐，必不宜于脏腑，食之则能伤人，臭恶不食也。

自死肉，口闭者，不可食之。

【程】自死既已有毒，口闭则其毒不得泄，不可食之。

六畜自死，皆疫死，则有毒，不可食之。

【鉴】疫毒能死六畜，其肉必有疫毒，故不可食。

兽自死北首，及伏地者，食之杀人。

【程】首，头向也。凡兽向杀方以自死，及死不僵直斜倒，而伏地者，皆兽之有灵知，故食之杀人。檀公曰：狐死正丘首，豹死首山，乐其生，不忘本也。兽岂无灵知者邪。

食生肉，饱饮乳，变成白虫。【原注】一作血蛊。

【程】生肉非人所食，食生肉而饮乳汁，西北人则有之。脾胃弱者，未有不为虫为蛊。鉴食生肉饱，即食乳酪，则成湿热，必变生白虫。

疫死牛肉，食之令病洞下，亦致坚积，宜利药下之。

【鉴】疫死羊肉有毒，不可食。食之若洞泻，为其毒自下，或致坚积，宜下药利之。

脯肉藏米瓮中，有毒，及经夏食之，发肾病。

【鉴】脯肉藏米瓮中，受湿热郁蒸之气，及经夏已腐者，食之腐气入肾，故发肾病。

治自死六畜肉中毒方。案据《千金》，"治"下脱"食"字。

黄药屑，捣服方寸匕。《千金》云，水服黄柏末方寸匕。

治食郁肉漏脯，中毒方。【原注】郁肉，密器盖之，隔宿者是也。漏脯，茅屋漏下沾着者是也。

烧犬屎，酒服方寸匕，每服人乳汁，亦良。饮生韭汁三升，亦得。《肘后》，"犬"作"人"，"韭"作"薤"，"升"下有"以少水和之"五字。

《巢源》云：郁肉毒者，谓诸生肉及熟肉，内器中，密闭头，其气壅积不泄，则为郁肉，有毒。不幸而食之，乃杀人。其轻者，亦吐利，烦乱不安。又云：凡诸肉脯，若为久故茅草屋漏所浸，则有大毒。食之三日，乃成暴症，不可治。《千金》注：张文仲云，茅室诸水，迷脯为漏脯。又云：肉闭在密器中，经宿者为漏脯。

治黍米中藏干脯，食之中毒方。《肘后》云，此是郁脯。

大豆浓煮汁，饮数升即解，亦治狸肉漏脯等毒。"狸"，《肘后》及《外台》引张文仲作"诸"。《千金》不载此方，云，曲一两，盐两撮，以水一升，煮服之良。

治食生肉中毒方。

掘地深三尺，取其下土三升，以水五升，煮数沸，澄清汁，饮一升即愈。

【程】三尺以上曰粪，三尺以下曰土，土能解一切毒，非只解肉毒也。【鉴】地浆能解诸毒，掘得黄土，有泉渗出，谓之地浆，三尺大概言也。未见黄土，皆秽土，得黄土，乃可取用。

案《证类本草》弘景地浆注云：此掘地作坎，深三尺，以新汲水沃入，搅浊少顷，取清用之，故曰地浆，亦曰土浆。《金鉴》之说，未见所本。

治六畜鸟兽肝，中毒方《外台》引张文仲同。

水浸豆豉，绞取汁，服数升愈。

【程】豆豉，为黑大豆所造，能解六畜、胎子诸毒。案本于《别录》，豆豉主治。

马脚无夜眼者，不可食之。

【程】夜眼，在马前两足膝上，马有此能夜行，一名附蝉尸。【鉴】凡马皆有夜眼，若无者，其形异，故勿食之。

《本纲》张鼎云：马生角，马无夜眼，白马青蹄，白马黑头者，并不可食，令人癫。

食酸马肉，不饮酒则杀人。程本，酸作骏。徐沈云，酸当作骏，出《秦穆公·岐下野人传》。盖马肉无不酸者。《外台》引张文仲亦作骏。

【程】马肉苦冷有毒，故饮酒以解之。孟诜曰：食马肉，毒发心闷者，饮清酒则解，饮浊酒则加。韩非子曰：秦穆公亡骏马，见人食之。穆公曰：食骏马肉，不饮酒者杀人，即饮之酒。居三年，食骏马肉者，出死力解穆公之围。

案穆公事，又见《吕氏春秋》，而《巢源亦》云：凡骏马肉，及马鞍下肉，皆有毒，不可食之，食之则死，程注为是。

马肉不可熟食，伤人心。

【鉴】马属火，肉热火甚，恐伤心，当冷食之。

马鞍下肉，食之杀人《外台》引文仲，《千金》，黄帝云：白马鞍下，乌色彻肉里者，食之伤人五脏。

【程】马鞍下肉，多臭烂有毒，食之必杀人。

白马黑头者，不可食之。《外台》引《肘后》，下同。

白马青蹄者，不可食之。

【程】《虎钤经》曰：白马青蹄，皆马毛之利害者，骑之不利人，若食之，必能取害也。

马肉、豚肉共食饱，醉卧，大忌。

【鉴】马肉属火，豚肉属水，共食已属不和，若醉饱即卧，则伤脾气，故曰大忌。

《本纲》孟诜云：马肉同肉食，成霍乱。

驴马肉，合猪肉食之，成霍乱。

【程】诸肉杂食，伤损肠胃，撩乱脏腑，故成霍乱。

马肝及毛，不可妄食，中毒害人。

【程】马肝及毛，皆有大毒，不可妄食。马肝，一名悬烽。

王充《论衡》云：马肝，气勃而毒盛，故食走马肝杀人。

治马肝毒，中人未死方。《外台》引张文仲云，仲景同。

雄鼠屎二七粒，末之，水和服，日再服。【原注】屎尖者是。是，程作雄。《肘后》《千金》《外台》，并作两头尖。

【程】马禀火气而生，火不能生水，故有肝无胆，而木脏不足，故食其肝者死。汉武帝云：食肉无食马肝。又云：文成食马肝而死。韦庄云：食马留肝，则其毒可知矣。马食鼠屎，则腹胀，故用鼠屎而治马肝毒，以物性相制也。

案食肉无食马肝，见《史记·儒林传》，景帝语，程误。又云，乃是武帝语。

又方

人垢取方寸匕，服之佳。

【程】人垢，汗所结也，味咸有毒，亦以毒解毒之意。【鉴】
人垢，即人头垢也，用方寸匕酒化下，得吐为佳。

案《千金》云：治食野菜马肝肉，诸脯肉毒方，取头垢，
如枣核大，吞之起死人。《肘后》云：食六畜鸟兽，㑞头垢一钱
匕。《外台》引张文仲云：服头垢一钱匕瘥，仲景《千金》同。
又本草附方，自死肉毒，故头巾中垢一钱，热水服取吐。《大
明》云：头垢，中蛊毒、蕈毒，米饮或酒化下，并取吐为度。依
以上诸方，则《金鉴》为是。然人垢亦吐人，见《儒门事亲》。

治食马肉中毒，欲死方。《外台》引张文仲云，食马肉洞，下欲死
者方，仲景同。案《肘后》亦同。

香豉二两，《外台》作二百粒　　**杏仁**三两，《外台》作二十枚

上二味，蒸一食顷，熟杵之服，日再服。《外台》作上二味，
合于炊饮中，蒸之，捣丸服之，立瘥。《肘后》作蒸之五升饭下，熟合捣
之，两朝服令尽。

【程】香豉解毒，杏仁利气，则毒可除。

又方

煮芦根汁饮之，良。《千金》云，芦根汁，饮以浴即解。

【鉴】芦根味甘性寒，解诸肉毒。

疫死牛，或目赤或黄，食之大忌。

【程】牛疫死而目赤黄者，疫厉之毒不去也，食之大忌。

牛肉共猪肉食之，必作寸白虫。《千金》《黄帝》云。

【程】牛肉性滞，猪肉动风，入胃不消，酿成湿热，则虫生
也。亦有共食而不生虫者，视人之胃气何如耳。

青牛肠，不可合犬肉食之。

【程】青牛，水牛也。其肠性温，犬肉性热，温热之物，不

可合食。

牛肺，从三月至五月，其中有虫，如马尾，割去勿食，食则损人。

【程】春夏之交，湿热蒸郁，牛感草之湿热，则虫生于胃，而缘入肺窍，故勿食之。

牛羊猪肉，皆不得以楮木桑木，蒸炙食之，令人腹内生虫。

【鉴】古人炼药，多用桑柴火，楮实子，能健脾消水，楮木亦可烧用，何以蒸炙诸肉食之，即生虫乎，其或物性相反也。

啖蛇牛肉杀人，何以知之。啖蛇者，毛发向后顺者是也。

《巢源》云：凡食牛肉有毒者，由毒蛇在草，牛食因误啖蛇则死。亦有蛇吐毒著草，牛食其草亦死，此牛肉有大毒。

治啖蛇牛肉，食之欲死方。

饮人乳汁一升，立愈。

又方，以泔洗头，饮一升愈。牛肚细切，以水一斗，煮取一升，暖饮之，大汗出者愈。

【程】藏器曰：北人牛瘦，多以蛇从鼻灌之，其肝则独，乳汁能解独肝牛肉毒。啖蛇牛，当是独肝牛也。以泔洗头饮者，取头垢能吐其毒也。以牛肚煮服者，取其同类相亲，同气相求，大发其汗，以出其毒也。【鉴】用牛肚不甚善。

《本草》人乳条，《别录》云：解独肝牛肉毒，合浓豉汁服之，神效。案牛肚即牛胃。

《本纲》牛胃附方，引本方。

治食牛肉中毒方。

甘草，煮汁饮之，即解。《肘后》云饮一二升。

【程】甘草，能解百毒。

羊肉，其有宿热者，不可食之。

【程】羊之五脏皆平温，唯肉属火而大热，人宿有热者，不可食之。

时珍云：羊肉大热，热病及天行病，疟疾病后，食之必发热致危。

羊肉不可共生鱼酪食之，害人。《千金》《黄帝》云。

【程】生鱼，鲊之属。酪，乳之属。生鱼与酪，食尚成内瘕，加以羊肉食之，必不益也。

羊蹄甲中，有珠子白者，名羊悬筋，食之令人癫。徐、沈"悬"上无"羊"字，《千金》《黄帝》云。

【程】【鉴】此义未详。

白羊黑头，食其脑，作肠痈。《千金》《黄帝》云，下同。

【程】羊脑有毒，食之发风疾，损精气，不唯作肠痈也。方书只用为外敷药。

羊肝共生椒食之，破人五脏。

【鉴】羊肝生椒，皆属于火，共食恐损伤人五脏。

猪肉共羊肝和食之，令人心闷。

【程】猪肉能闭血脉，与羊肝合食，则滞气，故令人心闷。

猪肉以生胡荽同食，烂人脐。

【程】胡荽损精神，发痼疾。猪肉令人乏气少精，发痼疾，宜其不可共食，若烂脐则不可解。

猪脂不可合梅子食之。

【鉴】猪脂滑利，梅子酸涩，性相反也，故不可合食。

猪肉和葵食之少气。

【程】葵性冷利，生痰助风，猪肉令人乏气。合食之，非只于少气也。【鉴】此义未详。

鹿肉，不可和蒲白作羹食之，发恶疮。肉，原本作人，今依徐、程、沈、《金鉴》改。和，《金鉴》作合，《千金》《黄帝》云。

【程】鹿肉，九月已后，至正月已前堪食。他月食之，则发冷痛。蒲白，想是蒲笋之类，当详之。【鉴】发恶疮，此义未详。

案《本草》苏敬云：香蒲可作荐者，春初生取白为菹。又苏颂云：其中心入地，白蒻大如匕柄者，生啖之。知是蒲白，乃蒲蒻，一名蒲笋。

麋脂及梅李子，若妊妇食之，令子青盲，男子伤精。《外台》引《肘后》云，麋脂不可合梅李食。

【程】麋脂忌梅李，故不可合食。按麋蹄下有二窍，为夜目。《淮南子》曰：孕女见麋而子四目，今食麋脂而令子青盲，物类相感，了不可知，其于胎教，不可不慎也。又麋脂能痿阳伤精，麋角能兴阳益髓，何一体中而性治顿异耶。

案李时珍云：麋似鹿而色青黑，大如小牛，肉蹄，目下有二窍为夜目。程云：蹄下有二窍恐误。

獐肉，不可合虾及生菜梅李果食之，皆病人。

【程】獐肉，十二月，至七月食之，动气。虾能动风热，生菜梅李动痰，合食之，皆令人病。

痼疾人，不可食熊肉，令终身不愈。

【程】张鼎云：腹中有积聚寒热者，食熊肉，永不除。

白犬，自死不出舌者，食之害人。

【鉴】凡犬死，必吐舌，惟中毒而死，其舌不吐，毒在内也，故食之害人。

食狗鼠余，令人发瘘疮。

【程】余，狗鼠之剩食也，其涎毒在食中，人食之则毒散于筋络，令发瘘疮。

《巢源》《养生方》云：正月勿食鼠残食，作鼠瘘，发于颈项，或毒入腹，下血不止。或口生疮，如有虫食。

治食犬肉不消，心下坚，或腹胀，口干大渴，心急发热，妄语如狂，或洞下方。《千金》同。

杏仁一升，合皮，熟研用

以沸汤三升，和取汁，分三服，利下肉片，大验。

【程】犬肉，畏杏仁，故能治犬肉不消。近人以之治狂犬咬，皆此意。

妇人妊娠，不可食兔肉、山羊肉及鳖、鸡、鸭，令子无声音。

【程】妊娠食兔肉，则令子缺唇，食羊肉则令子多热，食鳖鱼则令子项短，不令无声音也。若食犬肉，则令子无声音。鸡鸭肉，胎产需以补益，二者不必忌之。

【鉴】此数者，妊妇皆不当食也。

案二说未详孰是，故两存之。

兔肉，不可合白鸡肉食之，令人面发黄。《外台》引《肘后》云：兔肉不可杂獭肉及白鸡心食。

【鉴】二物合食，动脾气而发黄，故不可合食。

《千金》《黄帝》云：兔肉和獭肝食之，三日必成遁尸，共白鸡肝心食之，令人面失色，一年成瘅黄。

兔肉，著干姜食之，成霍乱。

【程】兔肉味酸，干姜味辛，辛能胜酸，故合食之，成霍乱。陶弘景曰：并不可与橘芥同食，二味亦辛物也。

凡鸟自死，口不闭，翅不合者，不可食之。《外台》引《肘后》，闭作开。

【程】鸟自死，必敛翅闭口。若张翅开口，其死也异，其肉也必毒，不可食之。

诸禽肉，肝青者，食之杀人。

【程】青者，必毒物所伤，故食之能杀人。

鸡有六翮四距者，不可食之。《千金》引《黄帝》作六距，《本草》引《食疗》作六指。

【鉴】距，鸡脚爪也。形有怪异者，有毒，故不可食。

乌鸡白首者，不可食之。

【鉴】色有不相合者，有毒，不可食。

鸡不可共葫蒜食之，滞气。【原注】一云鸡子。案葫蒜即大蒜。

【程】鸡，能动风，蒜。能动痰。风痰发动，则气壅滞。

山鸡不可合鸟兽肉食之。

【程】山鸡，鸴鸡也。小于雉而尾长，人多畜之樊中，性食虫蚁而有毒，非唯不可共鸟兽肉同食，即单食亦在所忌也。

雉肉，久食之，令人瘦。

【程】雉肉有小毒，发疮疥，生诸虫，以此则令人瘦。

鸭卵不可合鳖肉食之。

【程】鸭卵性寒，发冷气，鳖肉性冷，亦发冷气，不可合食。

妇人妊娠，食雀肉，令子淫乱无耻。《金鉴》，"肉"下有"饮酒"二字，案此依陶弘景注而补之。

【程】雀性最淫，《周书》云：季秋雀入大水为蛤，雀不入水，国多淫泆，物类相感，理所必然。妊娠当戒食之，古慎胎教也。

雀肉，不可合李子食之。

【程】雀肉壮阳益气，得李子酸涩，则热性不行，故不可共食。

燕肉勿食，入水为蛟龙所啖。

【程】《淮南子》曰：燕入水为蜃蛤。高诱注：谓蛟龙嗜燕，人食燕者，不可入水。而祈祷家，用燕召龙，能兴波祈雨，故名游波。雷公曰：海竭江枯，投游波而立泛，其召龙之说，似亦有之也。

鸟兽有中毒箭死者，其肉有毒，解之方。

大豆煮汁，及盐汁，服之解。

【程】箭药多是射罔毒，射罔乃乌头所熬，大豆汁能解乌头毒，故也。咸能胜热，故盐亦解其毒。

《巢源》云：射猎人多用射罔药涂箭头，以射虫鹿，伤皮则死，以其有毒故也。人获此肉，除箭处毒肉不尽，食之则被毒致死。其不死者，所误食肉处去毒箭远，毒气不深，其毒则轻。虽不死，犹能令人困闷吐利，身体痹不安。罔药以生乌头捣汁，用作之是也。

案《肘后》云：肉有箭毒，以蓝汁大豆，解射罔毒。又《外台》引张文仲云：禽兽有中毒箭死者，其肉有毒，可以蓝汁大豆，解射罔也。依此则"盐"是"蓝"之讹，字形相似也。

《千金》云：甘草解百药毒，方称大豆汁解百药毒，余试之大悬，绝不及甘草。又能加之为甘豆汤，其验尤奇。

鱼头正白，如连珠，至脊上，食之杀人。 _{以下四条，《外台》引《肘后》。}

鱼头中，无腮者，不可食之，杀人。 【程】能杀人，详《酉阳杂俎》。

鱼无肠胆者，不可食之，三年阴不起，女子绝生。

鱼头，似有角者，不可食之。

鱼目合者，不可食之。

【鉴】以上皆怪异之形色，必有毒也。

六甲日，勿食鳞甲之物。

【程】六甲日，有六甲之神以直日，食鳞甲，则犯其忌也。

《本草》思邈云：损人神。

鱼不可合鸡肉食之。《外台》引《肘后》。

【程】今人常合食之，亦不见为害。或飞潜之物，合食所当忌耶。或过之不消，则鱼能动火，鸡能动风，能令作病耶。

《本草》弘景云：鸡同鱼汁食，成心瘕。

鱼不得合鸬鹚肉食之。《外台》引《肘后》。

【程】鸬鹚食鱼物，相制而相犯也，不可合食。

《本草》孟诜云：鸬鹚性制鱼，若合食不利人。

鲤鱼鲊，不可合小豆藿食之，其子不可合猪肝食之，害人。

【程】鲤鱼鲊，小豆藿，味皆咸，咸能胜血，故陶弘景云：合食成消渴。其子合猪肝食，伤人神。【鉴】小豆藿，即小豆叶也。

鲤鱼，不可合犬肉食之《外台》引《肘后》，"犬"上有"白"字。

【程】鲤鱼犬肉，俱令热中，不可合食。

鲤鱼，不可合猴雉肉食之。一云：不可合猪肝食。《外台》引《肘后》，雉肉作猪肝。

【程】鲫鱼，同猴雉肉猪肝食，生痈疽。

鳀鱼合鹿肉生食，令人筋甲缩。《外台》引《肘后》云：鳀鱼不可合鹿肉食之。

【程】鳀鱼，鲇鱼也。鳀鱼鹿肉，皆能治风，生食反伤其筋脉，致令筋甲缩。

青鱼鲊，不可合生葫荽，及生葵并麦酱食之。酱，原本作中，今依程本、《金鉴》改之，《外台》引《肘后》作酱。

【程】青鱼鲊，不益人。葫荽生葵，能动风，发痼疾，必与青鱼鲊不相宜。鲊味咸，麦酱亦咸，合食必作消渴。

鲔鳝，不可合白犬血食之。

【程】鲔鳝，为无鳞鱼。白犬血，为地厌，非唯不可合食，抑卫生家所当忌也。又鲔鳝善窜，能动风，白犬血，性热能动火，是不可合食。

龟肉，不可合酒果子食之。《外台》引《肘后》云：不可合瓜，及饮酒。

【程】仲景以龟肉忌酒果子，而苏恭以龟肉酿酒，治大风。陶弘景曰：龟多神灵，人不可轻杀，更不可轻噉也。果子，亦不知何果。

鳖目凹陷者，及厌下有王字形者，不可食之。凹，赵作回，非。厌，赵及《外台》引《肘后》作压，程、《金鉴》作腹。

【程】《淮南子》曰：鳖无耳，以目为听，目凹陷则历年多，而神内守，故名曰神守。若有王字，则物已灵异矣，食之有害。

案厌压，并与厣同，《唐韵》：厣，于琰反，腹下厣。

其肉不得合鸡鸭子食之。《外台》引《肘后》，赵"其"上有"又"字。

【程】鳖肉令人患水，鸡子令人动风，鸭子令人气短，不可合食。

龟鳖肉，不可合苋菜食之。《外台》引《肘后》。

【程】龟鳖肉，皆反苋菜，食之成鳖瘕。

陶弘景云：昔有人，剉鳖，以赤苋同包，置湿地，经旬皆成生鳖。

虾无须，及腹下通黑，煮之反白者，不可食之。《外台》引《肘后》。

【程】虾无须，虾失之形，腹黑，必虾之毒，色白反虾之色，物既反常，必不可食。

食鲙，饮乳酪，令人腹中生虫为瘕。

【程】鲙，乃生鱼所作，非胃弱所宜。乳酪之性，黏滞，合而食之，则停留于胃，为瘕为虫也。

鲙，食之在心胸间不化，吐复不出，速下除之，久成癥病，治之方。

橘皮一两　　**大黄**二两，《肘后》《千金》用三两　　**朴硝**二两

上三味，以水一大升，煮至小升，顿服即消。案据《千金》，大升当二升，小升当一升。

【程】橘皮能解鱼毒，硝黄能下癥瘕。

《千金》治食鱼鲙，及生肉，在胸膈中不化，吐之不出，便成癥瘕方。

厚朴三两　　**大黄**二两

上二味，咬咀，以酒二升，煮取一升，尽服立消。人强者，

倍大黄，用酒三升，煮取二升，再服之。

又治食鱼鲙不消方

大黄三两，切　朴硝二两

上二味，以酒二升，煮取一升，顿服之。注云：仲景方有橘皮一两。

《肘后》食猪肉，遇冷不消，必成虫癥，下之方。

大黄、朴硝各一两，芒硝亦佳，煮取一升，尽服之。若不消，并皮研杏子，汤三升和，三服，吐出，神验。

食鲙多不消，结为癥病，治之方。《外台》引《肘后》，作疗食鲙过多，冷不消，不疗，必成虫瘕。

马鞭草

上一味，捣汁饮之。或以姜叶汁，饮之一升，亦消。又可服吐药吐之。《外台》引《肘后》作马鞭草，捣绞取汁，饮一升，即消去。亦宜服诸吐药吐之。《千金》同，云生姜亦良。

【程】马鞭草，味苦寒，下癥瘕破血。姜叶，亦能解鱼毒。

食鱼后，食毒，两种烦乱，治之方。《千金》注引《肘后》云：治食鱼中毒，面肿烦乱者。今本，面肿以下无。

橘皮

浓煎汁，服之即解。《千金》云，煮橘皮，停极冷饮立验。

【程】《神农经》曰：橘皮，主胸中瘕热逆气，通神明，鱼毒食毒，俱可解。

食鯸鮧鱼中毒方。徐、沈无鮧字，非。

芦根

煮汁服之，即解，《肘后》云：食鲈鱼肝及鯸鮧鱼中毒，剉芦根，煮汁，饮一二升，良。

【鉴】鯸鮧即河豚鱼，味美，其腹腴，呼为西施乳，头无腮，身无鳞，其肝毒血杀人，脂令舌麻，子令腹胀，眼令目花，惟芦根汁能解之。【程】河豚，畏芦根，故其汁可解其毒。

《巢源》云：此鱼肝，及腹内子，有大毒，不可食，食之往往致死。

蟹目相向，足斑，目赤者，不可食之。《外台》引《肘后》。

【程】蟹骨眼而相背，相向者其蟹异，足斑目赤者，其蟹毒，故不可食。

食蟹，中毒治之方。

紫苏

煮汁，饮之三升。紫苏子，捣汁饮之，亦良。徐、沈脱"子"字。

《外台》引《肘后》疗食蟹，及诸肴膳中毒方。浓煮香苏，饮汁一升解。本仲景方，《证类本草》引《金匮》方，"三升"下云，"以子汁饮之，亦治凡蟹未经霜多毒"。

又方

冬瓜汁，饮二升，食冬瓜，亦可。

【程】紫苏，冬瓜，并解鱼蟹毒。

傅肱《蟹谱》云：不可与柿子同食，发霍乱。孟诜云：大黄、紫苏、冬瓜汁，解之即瘥。

凡蟹，未遇霜多毒，其熟者乃可食之。《外台》引《肘后》者作煮。

【程】未遇霜者，霜降节前也，节前食水莨菪，故有毒。霜降节后，食稻将蛰，则熟而味美，乃可食也。莨菪，生水滨，有大毒。

《巢源》云：此蟹食水莨，水莨有大毒，故蟹亦有毒，则闷乱欲死。若经霜已后，遇毒，即不能害人。未被霜蟹，煮食之，则多有中毒令人闷乱，精神不安。《肘后》云：是水莨所为。彭蜞亦有毒，蔡谟食之几死。《本草》云：未被霜，甚有毒。食水莨菪所致，人中之多死。霜后将蛰，故味美，乃可食之。案熟字，《外台》《巢源》为熟煮之义，然蟹非可生食物，则其不熟煮者，人亦不食，因疑熟，或是蛊之讹。

蜘蛛，落食中，有毒勿食之。

【程】蜘蛛有毒，落食中，或有尿，有丝，黏食上，故不可食。

凡蜂蝇虫蚁等，多集食上，食之致瘘。

【程】蜂蝇虫蚁，禀湿热而有毒，集食上而人食之，湿热之毒，传于肌肉，致生瘘疮。

案《巢源》：有蜂瘘、蝇瘘、蚁瘘，皆由饮食内有蜂蝇等，因误食之，毒入于五脏，流出经络，变生诸瘘，证证各异，今不繁引。

果实菜谷禁忌并治第二十五

果子生食，生疮。

【程】诸果之实，皆成于夏秋，禀湿热之性，食之故令生疮。

果子落地经宿，虫蚁食之者，人大忌食之。

【程】落地经宿，则果坏，虫蚁食之，则果毒，在人大忌食之，令人患九漏。

生米，停留多日，有损处，食之伤人。

【程】有损处，谓为虫鼠所食，皆有毒，故伤人。

桃子，多食令人热，仍不得入水浴，令人病淋沥寒热病。 沈无"寒"字，程、《金鉴》作"寒热淋沥病"，并非。

【程】桃实，酸甘辛，生于春则味酸，成于夏则酸甘，成于秋则酸辛，其性热，故多食令人热也。若多食，而入水浴，则酸味不得内泄，多令人癥，水寒之气，因而外客，故令人寒热也。

案淋沥，寒热连绵不已之谓。《肘后》云：尸注，大略使人寒热淋沥，恍恍默默，不的知其所苦。又《外台》云：劳极之病，吴楚谓之淋沥是也。程及《金鉴》以为癃，误。《千金》《黄帝》云：饱食桃，入水浴，成淋病，此是别义。

杏酪不熟，伤人。《金鉴》：一云杀人。

【程】古人杏酪，以酒蜜酿成，亦有甘草生姜汁熬成者。以杏仁有毒，半生半熟，皆能害人也。今人另有制法。

案杏酪，一名杏酥。藏器云：服之润五脏，去痰嗽，生熟吃俱可。若半生半熟，服之杀人。《金鉴》为杏、酪二物，误。

梅多食，坏人齿。《千金·食治》同。

【程】梅实，能致津液，津液出则骨伤，以肾主五液，齿为肾之标故也。案时珍发明详论此理，程注本之，当参考。

案《本草》：食梅齿齼者，嚼胡桃肉解之，盖胡桃补肾也。

李不可多食，令人胪胀。

【鉴】李味酸涩，若多食，则中气不舒，故令人腹胀。

林擒，不可多食，令人百脉弱。《千金》同。

【程】林擒，酸涩而闭百脉，故多食，令人百脉弱。

橘柚，多食，令人口爽不知五味。

【程】橘柚，味酸能恋膈，生痰聚饮，饮聚膈上，则令口淡不知味。【鉴】《尚书》注：小曰橘，大曰柚。二者其味皆酸而性寒，若过食则口虽爽，而五味不知焉。

案时珍云：橘皮，下气消痰，其肉生痰聚饮，表里之异如此。程注本之，但爽字未妥。案《尔雅·释言》：爽，差也，忒也。《老子》：五味令人口爽，乃为口失味之义。

梨不可多食，令人寒中，金疮、产妇亦不宜食。《千金》云：金疮、产妇勿食，令人萎困寒中。

【程】梨性大寒，故令人寒中，寒能凝血脉，故金疮产妇，不宜食。

樱桃、杏，多食伤筋骨。

【鉴】樱桃、杏，味酸性寒，若过食则伤筋骨。《内经》云：

酸则伤筋。寒主伤骨，故伤筋骨。

安石榴不可多食，损人肺。肺，徐沈作腹，《千金》与原文同。

【鉴】安石榴，味酸涩，酸涩则气滞。肺主气，宜利而不宜滞，滞则伤损矣，故不可过食也。

《本草》，震亨云：榴者，留也，其汁酸，性滞恋成痰。

胡桃，不可多食，令人动痰饮。《千金》云：动痰饮，令人恶心，吐水吐食。

【程】胡桃，能润肺消痰，今令人动痰饮，何也？以胡桃性热，多食则煎熬津液，而为痰饮矣。

生枣，多食令人热渴，气胀寒热，羸瘦者，弥不可食，伤人。《千金·食治》同。

【程】生枣，味甘辛，气热，以辛热则令人渴，甘则令人气胀也。羸弱者，内热必盛，而脾胃必虚，故弥不可食。

食诸果中毒，治之方。

猪骨烧过，"过"，赵作"灰"，《金鉴》二字作"煅黑"。

上一味末之，水服方寸七。亦治马肝漏脯等毒。

【程】猪骨，治诸果毒，亦治马肝漏脯毒，其义不可晓。

【鉴】以猪骨治果子毒，物性相制使然。治马肝毒者，以猪畜属水，马畜属火，此水克火之义也。治漏脯毒者，亦骨肉相感之义也。

木耳赤色，及仰生者勿食。菌仰卷，及赤色者，不可食。《证类》引《金匮》《玉函》，"耳"下"赤"字作"青"。

【程】木耳诸菌，皆覆卷，仰卷则变异，色赤则有毒，故不可食。

食诸菌中毒，闷乱欲死，治之方。

人粪汁，饮一升，土浆，饮一二升。

大豆，浓煮汁饮之，服诸吐利药，并解。

【鉴】李彣曰：闷乱欲死，毒在胃也。服吐利药，并解使毒气上下分消也。

《巢源》云：凡园圃所种之菜，本无毒，但蕈菌等物，皆是草木变化所生，出于树者为蕈，生于地者为菌，并是郁蒸湿气变化所生，故或有毒者。人食遇此毒，多致死甚疾速，其不死者，犹能令烦闷吐利，良久始醒。

《千金》治食山中树菌中毒方。

人屎汁，服一升良。

又解诸菌毒。

掘地作坑，以水沃中搅令浊，澄清饮之，名地浆。

《本草》，陈藏器云：菌冬春无毒，秋有毒，有蛇虫从下过也。夜中有光者，欲烂无虫者，煮之不熟者，煮讫照人无影者，上有毛，下无纹者，仰卷赤色者，并有毒杀人。中其毒者，地浆及粪清解之。

宋周密《癸辛杂识》云：嘉定乙亥岁，杨和王坟上感慈庵僧德明，游山得奇菌，归作糜供家，毒发，僧行死者十余人，德明亟尝粪获免。有日本僧定心者，宁死不污，至肤理拆裂而死。

清吴林《吴蕈谱》云：镜水忍可禅师，在宁国山中，一日与僧三四人，食蕈俱中毒，刹那间二便频遗，身软口呿，正穷急时，欻有市药者上山，僧众言其故，随以甘草浓煎灌之，同时获愈。又阳山西花巷有人在一荒墩上，采菌一丛，煮而食之，卒然毒发，肤如琉璃，使人往采蕈处察之，见菌丛生如故，即掘见一古塚，满中是蛇，即以甘草煎汤啜之，寻愈。故余每于腊月中粪坑内，浸甘草人中黄，以治蕈毒。及天行疫毒，伏气热病，痘科毒甚不能贯浆者，悉有神效。其法，用甘草为末，将毛竹筒一段，两头留节，刮去青皮，节上开一窍，纳甘草于中，仍以芭蕉叶柄削针闭窍，浸粪坑中四十九日，须至立春日取出阴干，任用。

食枫树菌，而笑不止，治之以前方。树笑并原本作柱哭，今据程本、《金鉴》改之。

【程】弘景曰：枫木上生者，令人笑不止，以地浆解之。【鉴】李彣曰：心主笑，笑不止，是毒气入心也。

张氏《医说》云：四明温台间山谷，多生菌，然种类不一，食之间有中毒，往往至杀人者，盖蛇毒气所薰蒸也。有僧教掘地，以冷水搅之令浊，少顷取饮者，皆得全活。此方见《本草》。陶隐居注，谓之地浆，亦治枫树菌，食之笑不止，俗言食笑菌者。居山间，不可不知此法。案陶谷《清异录》云：菌蕈，有一种，食之令人得干笑疾，士人戏呼为笑矣乎。此间无枫树，然间有食菌而笑不已者，此岂所谓笑矣乎者耶。

误食野芋，烦毒欲死，治之方。【原注】以前方，其野芋根，山东人名魁芋，人种芋三年不收，亦成野芋，并杀人。

【程】野芋三年不收，又名梠芋，味辛冷有毒，只可敷摩疮肿。人若食之，中其毒，土浆、豆汁、粪汁，俱可解也。

《本草》陶弘景云：野芋形叶与芋相似，芋种三年不采，成梠音吕芋，并能杀人，误食之，烦闷垂死者，惟以土浆及粪汁、大豆汁饮之，则活矣。程注摩敷疮肿，出于时珍。

蜀椒闭口者有毒，误食之，戟人咽喉，气病欲绝，或吐下白沫，身体痹冷，急治之方。"病"，《肘后》作"便"。《外台》作"戟人咽，使不得出气，便欲绝"。《肘后》，"下"字无。

肉桂煎汁饮之。《肘后》无"肉"字。多饮冷水一二升。《肘后》"多"作"若"，《外台》同。或食蒜。《肘后》作"大蒜"。或饮地浆。《肘后》云"慎不可饮热，杀人"。或浓煮豉汁饮之，并解。《外台》引《肘后》云"又急饮酢，又食椒，不可饮热，饮热杀人"。

【程】蜀椒气大热，有毒，味辛麻，闭口者毒更甚，辛则戟人咽喉，麻则令人吐下白沫，身体痹冷也。冷水、地浆、豉汁寒凉能解热毒。其桂蒜大热，而《肘后》诸方亦云解椒毒，不知其义。岂因其气欲绝，身体冷痹而用耶。【鉴】如桂与蒜，皆大辛大热之物，通血脉，辟邪秽，以热治热，是从治之法也。

正月勿食生葱，令人面生游风。

【程】正月甲木始生，人气始发，葱能走头面，而通阳气，反引风邪，而病头面，故令生游风。

案游风，未详。《千金》头面风鸱头酒，治风头眩转，面上游风方。又菊花散，治头面游风方。又《本事方》知母汤，治游风攻头面，或四肢作肿块，此似指头风眩运。又《千金·面药门》有治面上风方，即指鼻皰等。此云生游风，则当是鼻皰、面𪩘、粉刺等之谓。

三月勿食蓼，伤人肾。

【程】扁鹊云：食蓼，损髓少气减精，二月木正王，若食蓼以伤肾水，则木不生，故二月勿食。

三月勿食小蒜，伤人志性。《千金》《黄帝》云。

【程】小蒜，辛热有毒，三月为阳气长养之时，不可食此夺气伤神之物。

四月、八月，勿食胡荽，伤人神。

【程】胡荽，荤菜也，辛芳之气，损人精神。四月心火正王，八月肺将敛，以心藏神，而肺藏魄，食此走散之物，必能伤神也。

五月，勿食韭，令人乏气力。

【程】韭菜，春食则香，夏食则臭，脾恶臭而主四肢，是以令人乏气力。

案春香夏臭，出于寇宗奭。

五月五日，勿食一切生菜，发百病。《千金》《黄帝》云。

【程】五月五日，为天中节，为纯阳日，人当养阳以顺令节。若食生菜，则伐天和，故生百病。

六月、七月，勿食茱萸，伤神气。《千金》引《黄帝》，气下有"起伏气"三字。

【程】六、七月，阳气尽发，吴茱萸辛热，辛能走气，故伤神气。

八月、九月，勿食姜，伤人神。

【程】八、九月，人气收敛，姜味辛发，食之则伤神也。《云笈七签》曰：九月食生姜，成痼疾。孙真人曰：八九月，食姜，至春多患眼，损筋力，减寿。朱晦菴有"秋姜夭人天年"之语，谓其辛走气泻肺也。

案秋不食姜，令人泻气，出于《本纲》李杲之说。

十月勿食椒，损人心，伤心脉。《千金》《黄帝》云，案自正月止于勿食椒，《外台》引仲景方。

【程】《内经》曰：九月、十月，人气在心，椒能走气伤心，故伤心脉。

十一月、十二月，勿食薤，令人多涕唾。

【程】薤白，气味冷滑，能引涕唾，非独十一月、十二月然也。

四季勿食生葵，令人饮食不化，发百病，非但食中，药中皆不可用，深宜慎之。

【程】脾王四季，生葵冷滑，非脾所宜，发病之物，药饵中，皆不宜也。

时病瘥未健，食生菜，手足必肿。《千金》引《黄帝》，"必"下有"青"字。

【程】时病，热病也。热病新瘥，而脾胃尚弱，食生菜，则伤脾，故令手足浮肿。

夜食生菜，不利人。

【程】夜食生菜，则易停留而难转化，不利于人也。

十月勿食被霜生菜，令人面无光，目涩，心痛腰疼，或发心疟。疟发时，手足十指爪皆青，困委。《千金》《黄帝》云。

【程】《道藏》云：六阴之月，万物至此归根复命，以待来复，不可食寒冷，以伐天和。生菜性冷，经霜则寒，寒冷之物，能损阳气，食之能发上证。

《素问·刺疟论》云：心疟者，令人烦心，甚欲得清水，反寒多，不甚热，刺手少阴。《三因》云：病者心烦，欲饮清水，反寒多，不甚热，乍来乍去，以喜伤心，心气耗散所致，名曰心疟。

葱韭初生芽者，食之伤人心气。

【程】萌芽含抑郁之气未伸，食之能伤心气。

饮白酒，食生韭，令人病增。

【鉴】酒多湿，韭性热，湿热相合，令人病增。

生葱，不可共蜜食之，杀人，独颗蒜弥忌。

【程】孙真人曰：葱同蜜食，令人利下。独蒜，气味辛臭，与蜜更不宜也。

案《本草》、思邈曰：烧葱同蜜食，壅气杀人。又云：大蒜，合蜜食杀人。

枣合生葱食之，令人病。

【程】枣与葱食，令人五脏不和。【鉴】此义未详。

生葱和雄鸡、雉、白犬肉食之，令人七窍经年流血。

【鉴】李彣曰：此皆生风发火之物，若合食则血气更淖溢不和，故七窍流血。

食糖蜜，后四日内，食生葱韭，令人心痛。韭，赵作蒜。

【程】蜜，与葱韭蒜，皆相反。虽食蜜后四日内，尤忌之，相犯仍令人心痛。

《千金》《黄帝》云：食生葱，即啖蜜，变作下利，食烧葱，并啖蜜，拥气而死。案糖，《说文》：饴也。《方言》：饧谓之糖。明是糖与蜜各别，程、《金鉴》言蜜而不及糖何。

夜食诸姜蒜葱等，伤人心。

【鉴】人之气，昼行于阳，而夜行于阴，夜食辛物，以扰乎阳，则伤上焦心膈之阳气也。

芜菁根，多食，令人气胀。《千金》同。

【程】芜菁，即蔓菁也，多食动气。

案多食动气，出于宗奭。

薤，不可共牛肉作羹食之，成瘕病，韭亦然《千金》《黄帝》云。

【程】薤韭牛肉，皆难克化之物，积而不消，则为癥瘕。

莼多食，动痔疾。食，原本，沈作病，非，今改之。《千金》同。

【程】李廷飞曰：莼性滑，故发痔疾。【鉴】滑而易下，故发痔疾。

野苣，不可同蜜食之，作内痔。《千金》引《黄帝》无内字，《本纲》引《本经》作肉痔。

【程】野苣，苦荬也，性苦寒，能治痔，与蜜同食，复生内痔，物性相忌，则易其性也。

白苣，不可共酪同食，作䘌虫。《千金》引《黄帝》，无䘌字。

【程】白苣苦寒，乳酪甘寒，合食停于胃中，则生蚀䘌。

时珍云：白苣处处有之，似莴苣而叶色白，拆之有白汁，四月开黄花，如苦荬结子。

黄瓜，食之发热病。

【程】黄瓜，动寒热虚热，天行热病后，皆不可食。案此注本于孟诜。

案藏器曰：胡瓜北人避石勒讳，改呼黄瓜，至今因之，而今此称黄瓜，则避石勒讳之说，难信欤。

葵心，不可食，伤人。叶尤冷，黄背赤茎者，勿食之。

【程】葵心有毒，其叶黄背赤茎者，亦有毒，不可食。

案弘景云：葵叶尤冷利，不可多食。葵心，此犹莼心，桃叶心之心，谓葵菜嫩心也。

胡荽，久食之，令人多忘。《千金》同。

【程】胡荽，开心窍伤神，久食之，故令人多忘。

病人，不可食胡荽及黄花菜。

【鉴】胡荽，耗气，黄花菜，破气耗血，皆病人忌食。

案《本纲》：黄瓜菜，一名黄花菜，始出于汪颖《食物本草》。《本经》所指，未知此物否。

芋不可多食，动病。案《千金》云：动宿冷。

【程】芋难克化，滞气困脾案此注，本于宗奭。

妊妇，食姜令子余指。

【程】余指，六指也。姜形如列指，物性相感也。

《博物志》云：妊娠啖生姜，令儿多指。

蓼多食，发心痛。

【程】孙真人曰：《黄帝》云，食蓼过多，有毒，发心痛，以气味辛温故也。

蓼，和生鱼食之，令人夺气阴咳疼痛。咳，程、《金鉴》作核，是。

【程】生鱼，鲊之属，合食则相犯，令人脱气，阴核痛。【鉴】阴核痛，亦湿热致病耳。

案《千金》云：《黄帝书》曰，食蓼过多，有毒发心痛，和生鱼食，令人脱气，阴核痛，求死。又《黄帝》云：食小蒜，啖生鱼，令人夺气，阴核疼，求死。阴核，即阴丸也。

芥菜，不可共兔肉食之，成恶邪病。《千金》《黄帝》云。

【程】芥菜，昏人眼目，兔肉，伤人神气，合食必为恶邪之病。

小蒜多食，伤人心力。

【程】小蒜，辛温有小毒，发痼疾，多食气散，则伤心力。

食躁或躁方或，赵徐作式

豉

浓煮汁饮之。

【程】豉汁，虽能解毒，而躁字有误。【鉴】食躁或躁者，即令人食后时或恶心，欲吐不吐之病也，故以豉汤吐之。

钩吻，与芹菜相似，误食之杀人，解之方。【原注】《肘后》云与茱萸、食芹相似。今本、《肘后》，"芹"作"芥"，无"茱萸"二字。《千金》引《肘后》云，钩吻、茱萸、食芥相似。《外台》引《肘后》云，钩吻与食芹相似。《肘后》又云此非钩吻。

荠苨八两

上一味，水六升，煮取二升，分温二服。【原注】钩吻、生地傍无他草，其茎有毛，以此别之。案此注，《千金》《外台》，引《肘后》，接前与食芹相似为一条。《千金》云，煮取三升，冷如人体，服五合，日三夜二，凡煮荠苨，惟令浓佳。《肘后》《外台》无此文。

案《外台》引《肘后》又云：此多生篱埒水渎边，绝似茶，人识之无敢食，但不知之，必是钩吻。按《本草》：钩吻，一名野葛，又秦钩吻，乃并入药用非此。又一种，叶似黄精，唯花黄茎紫，亦呼为钩吻，不可食。故经方引与黄精为比，言其形色相似也。《本经》所谓与芹菜相似者，别是一种。陶氏于《本草》，则云钩吻是毛茛，而于《肘后》，则云此非钩吻，盖以蔓生者为钩吻，以似芹者为毛茛耶。《唐本》注：已辨其非，当考《本草》。盖钩吻有数种，故古人所说不一者，以其所见各不同也。今以此间所有考之，藤本之外，草本、木本黄精叶，及芹叶，凡五种，皆见有俚人误食中毒者，则知当据各书所论，而辨其物也，若欲强并为一草，则谬矣。

菜中有水莨菪，叶圆而光，有毒，误食之，令人狂乱，状如中风，或吐血，治之方。

甘草

煮汁服之，即解。

【程】荠苨、甘草，解百药毒。

苏敬唐本注云：毛茛，是有毛石龙芮也。《百一方》云：菜中有水莨，叶圆而光，生水旁，有毒，蟹多食之。案此草生水旁，其毒如茛菪，故名之水茛菪。苏氏以为毛茛，引《百一方》，此岂水茛下脱"菪"字耶。《外台》引《肘后》亦云：食蟹中毒。或云，是水茛所为。时珍不辨茛茛，作水茛，附于释名中，恐疏。案茛音浪，茛音艮，云叶圆而有光，则水茛菪，即是石龙芮，而毛茛，叶有毛而无光。

《千金》：治食茛菪，闷乱如卒中风，或似热盛狂病，服药即剧。

饮甘草汁，蓝汁。

《肘后》：疗食野葛已死者。

饮甘草汁，但唯多更善。

《外台》《备急》，疗诸药各各有相解，然难常储，今但取一种，而兼解众毒，求之易得者。

甘草，浓煮汁多饮之，无不生也。又食少蜜佳。

《千金》：甘草汤，主天下毒气，及山水露雾毒气，去地风气瘴疠等毒方。

甘草二两

上一味，以水二升，煮取一升，分服。

春秋二时，龙带精入芹菜中，人偶食之为病，发时手青，腹满痛不可忍，名蛟龙病，治之方。青，原本作背，今据赵本及《证类本草》改之。

硬糖二三升，《千金》云服寒食饧三斗，大验

上一味，日两度服之，吐出如蜥蜴三五枚瘥。

【程】芹菜，生江湖陂泽之涯，蛟龙虽云变化莫测，其精那能入此，大抵是蜥蜴虺蛇之类。春夏之交，遗精于此故耳。且蛇嗜芹，尤为可证。按《外台秘要》云：蛟龙子，生在芹菜上，食之入腹，变成龙子，须慎之。饧、粳米、杏仁、乳饼，煮粥食之，吐出蛟子，大验。仲景用硬糖治之。余考之本草，并无硬糖，当是粳米、饴糖无疑。二物味甘，甘能解毒故也。《金鉴》

同，案程所引《外台》文，并无考，详见下。

案刘熙《释名》云：糖之清者曰饴，形怡怡然也。稠者曰饧，强硬如锡也。时珍云：古人寒食多食饧，故医方亦收用之。明硬糖，即是饧，程注殆安矣。

《千金》云：开皇六年，三月八日，有人食芹得之，其人病发，似癫痫，面色青黄，因食寒食饧过多，便吐出状似蛟龙，有头有尾。

《外台》《广济》疗蛟龙病，三月八月，近海及水边，因食生芹，为蛟龙子生在芹菜上，食入人腹，变成龙子，须慎之。其病发似癫，面色青黄，少腹胀，状如怀妊，宜食寒食饧方。

寒食粥饧三升，日三服之，吐出蛟龙，有两头及尾。开皇六年，又贾桥有人，吃饧吐出蛟龙，大验。

《医说》云：古有患者，饮食如故，发则如癫，面色青黄，小腹胀满，状如妊孕，医者诊其脉，与证皆异，而难明主疗。忽有一山叟曰：闻开皇六年，灞桥有人患此病。盖因三月八日，水边食芹菜得之。有识者曰：此蛟龙病也。为龙游于芹菜之上，不幸食之而病也。遂以寒食饧，每剂五合，服之数剂，吐出一物，虽小，但似蛟龙状，而有两头。其病者依而治之获愈。出《名医录》。

食苦瓠中毒，治之方

黍穰黍原本作黎，今依程本、《金鉴》及《肘后》《外台》改之。案穰，禾茎也。黎何有穰，其讹明矣。

煮汁，数服之解。《肘后》《外台》作饮浓汁数升。

【程】苦瓠，匏也。《诗》云：匏有苦叶。《国语》云：苦匏不材，于人共济而已。此苦瓠也。黍穰，能解苦瓠毒者。《风俗通》云：烧穰可以杀瓠。或云：种瓠之家，不烧穰。种瓜之家，不烧漆，物性相畏也。人食苦瓠过分，吐利不止者，以黍穰汁解之。本诸此。程注本于时珍。

苏敬云：服苦瓠过分，吐利不止者，以黍穰灰汁解之。

扁豆，寒热者不可食之。《本草》引弘景。

【鉴】扁豆，性滞而补，如患寒热者忌之。

久食小豆，令人枯燥。

【程】小豆，逐津液，利小便。津液消减，故令肌肤枯燥。

《千金》云：赤小豆不可久服，令人枯燥。

食大豆屑，忌啖猪肉。屑原本作等，今据徐、程及《千金》改之。

【程】大豆壅气，猪肉滞膈，故忌之。小儿十岁以下，尤忌。

《千金》云：大豆黄屑，忌猪肉。小儿以炒豆、猪肉同食，必壅气致死，十有八九。十岁以上不畏也。

大麦久食，令人作癣。沈作癖。

【程】大麦下气，久食令手足痿弱而懈惰。【鉴】李彣曰：癣，疥同。盖麦入心，久食则心气盛而内热。《内经》曰：诸疮疡皆属心火，故作癣。

案癣，《字典》，俗疥字，而农家多常食大麦，未尽患疥，李注不可从。孟诜云：暴食似脚弱，为下气故也。程则本此。

白黍米，不可同饴蜜食，亦不可合葵食之。

【程】黍米令人烦热，饴蜜令人中满，故不可同食。黍米合葵食，成痼疾，亦不可合食。

《千金》《黄帝》云：五种黍米，合葵食之，令人成痼疾。荞麦面多食之，令人发落。

案《本纲》：荞麦一名荍音翘麦。《千金》《黄帝》云：荞麦作面，和猪、羊肉热食之，不过八九，顿作热风，令人眉须落。又还生仍稀少。泾邠以北，多患此疾。今荞麦面，人多食之，未有发落者，此必脱"和猪羊肉"等字。程、《金鉴》并云：荍字有误，当详之。盖失考耳。

盐多食，伤人肺。

【程】盐，味咸，能伤肾，又伤肺，多食发哮喘，为终身痼疾也。

《千金》云：盐不可多食，伤肺喜咳，令人色肤黑，损筋力。

食冷物，冰人齿。

食热物，勿饮冷水。

【鉴】寒热相搏，脾胃乃伤。

饮酒，食生苍耳，令人心痛。

【鉴】酒性纯阳，苍耳味苦有毒，苦先入心，饮酒以行其毒，故心痛。

夏月大醉，汗流，不得冷水洗著身，及使扇，即成病。

【程】夏月大醉，汗流浴冷水，即成黄汗，扇取凉，即成漏风。

饮酒大忌灸腹背，令人肠结。程、《金鉴》无"忌"字。

【程】毋灸大醉人，此灸家所必避忌也。

《资生经》《下经》云：灸时不得伤饱，大饥，饮酒。

醉后勿饱食，发寒热。

【鉴】醉则肝胆之气肆行，木来侮土，故曰勿食饱，发寒热。

饮酒食猪肉，卧秫稻穰中，则发黄。

【程】饮酒而食肉，则腠理开，卧稻穰中，则湿热入，是以发黄也。

食饴多饮酒，大忌。

【鉴】谚云"酒家忌甘"，此义未详。

凡水及酒，照见人影动者，不可饮之。

【程】此涉怪异，宜不可饮。

醋合酪食之，令人血瘕。

【程】醋酸敛而酪黏滞，令作血瘕。

《千金》《黄帝》云：食甜酪竟，即食大酢者，变作血瘕及尿血。

食白米粥，勿食生苍耳，成走疰。

【程】白米粥能利小便，苍耳子能搜风。小便利而食搜风之物，虚其经络，反致走注疼痛。【鉴】同食成走注病，然必性味不合也。

《巢源》云：走注候，注者，住也。言其病连滞停住，死又注易傍人也。人体虚受邪气，邪气随血而行，或淫奕皮肤，去来击痛，游走无有常所，故名为走注。

《千金》《黄帝》云：食甜粥，复以苍耳甲下之，成走注。

食甜粥已，食盐即吐。

【程】甘者，令人中满，食甜物，必泥于膈上，随食以盐，得咸则涌泄也。

犀角箸，搅饮食，沫出，及浇地坟起者，食之杀人。

【鉴】《抱朴子》云：犀食百草及众木之棘，故知饮食之毒。若搅饮食沫出者，必有毒也。浇地坟起者，此怪异也，故食之杀人。

《抱朴子》云：蛊之乡有饮食，以此角搅之，有毒则生白沫，无毒则否。《国语》云：置鸩于酒，置堇于肉。公祭之地，地坟。与犬，犬毙。韦昭注：坟，起也。又范宁注《谷梁》云：地贲，贲，沸起也。

饮食中毒烦满治之方《千金》，满作懑，《外台》引《千金》。

苦参三两　苦酒一升半，《千金》用酒二升半，不用苦酒，《外台》同

上二味，煮三沸，三上三下，服之吐食出，即瘥。或以水煮亦得。

【程】酸苦涌泄为阴，苦参之苦，苦酒之酸，所以涌泄烦满，而除食毒。

又方犀角汤亦佳。《肘后》附方，引《梅师方》云：或取煮犀角汁一升，亦佳。

【鉴】中毒烦满，毒在胃中，犀角解胃中毒。

《千金》治诸食中毒方

饮黄龙汤及犀角汁，无不治也。饮马尿亦良。

贪食，食多不消，心腹坚满痛，治之方

盐一升　**水**三升

上二味，煮令盐消，分三服，当吐出食，便瘥。

【程】咸味涌泄，盐水以越心腹坚满。

《千金》治霍乱蛊毒，宿食不消，积冷心腹烦满，鬼气方

用极咸盐汤三升，热饮一升，以指刺口，令吐宿食。使尽不吐，更服讫，复饮，三吐乃住。此法大胜诸治，俗人以为田舍浅近法，鄙而不用，守死而已。凡有此病，即须先用之。

矾石生入腹，破人心肝，亦禁水。

【程】矾石，伤骨蚀肉，内用必伤心肝也。矾石得水则化，故亦禁水。

本草吴普云：矾石久服伤人骨。宗奭云：矾石不可多服，损心肺，却水故也。水化书纸上，干则水不能濡，故知其性却水也。

商陆以水服杀人。

【程】商陆有大毒，能行水而忌水服，物性相恶而然也。

葶苈子敷头疮，药成入脑杀人。徐、沈并云，成恐是"气"字，程、《金鉴》作"气"。

【鉴】葶苈大寒，虽能敷疮杀虫，然药气善能下行，则疮毒亦攻入脑矣，故杀人。

水银入人耳及六畜等皆死。以金银著耳边，水银则吐。徐、沈并云吐，疑是出。

【鉴】水银大毒，入耳则沉经堕络，皆能死人。以金银着耳

门，引之则吐出，此物性感召之理，犹磁石之引针也。

苦楝无子者杀人。

【程】苦楝有雌雄两种，雄者无子，根赤有毒，服之使人吐不能止，时有至死者。雌者有子，根白微毒，可入药用。案此注本于宗奭。

凡诸毒多是假毒，以投无知。时宜煮甘草荠苨汁饮之，通除诸毒药。案"无"原本作"元"，"无元"字形相似，故讹耳。程、《金鉴》作"无"，是也。"投无"徐、沈作"损元"，不可从。

【程】凡诸毒，多借饮食以投毒。而服毒之人原自不知。若觉之，则时时煮甘草荠苨汤饮之，以二物能解草石百毒也。

《外台》引《肘后》云：诸馔食，直尔何容有毒。皆是以毒投之耳。既不知是何处毒，便应煎甘草荠苨汤疗之。汉质帝食饼，魏任城王啖枣，皆致死，即其事也。

《证类本草》云：《金匮玉函》治误饮馔中毒者，未审中何毒，卒急无药可解，只煎甘草荠苨汤服之，入口便活。案与本经文颇异，故录备考。

《巢源》云：凡人往往，因饮食，忽然困闷，少时致甚，乃至死者，名为饮食中毒。言人假以毒物，投食里而杀人，但其病颊内，或悬壅内，初如酸枣大，渐渐长大，是中毒也。急治则瘥，久不治，毒入腹则死。但诊其脉，浮之无阳，微细而不可知者，中毒也。

跋

　　《金匮玉函要略辑义》者，先考栎窗君所著也。庚午仲冬将刻，命胤跋之。胤辞以资钝学陋，有辱家声。亡几，先考以暴疾弃诸孤。今也刻成，而先考不在。先考不在，而言犹在耳。呜呼，悲夫！先考尝谓：著书难矣。至于吾医家之书最为难矣。苟有纰谬乖理，后生袭之，其为遗孽不鲜矣。若《金匮要略》论杂病之治，而实为群方之祖。其文虽朴，其辞虽约，而其理邃以弘，非浅学可能解者。且自晋至乎唐季，显晦不一。宋嗣臣等虽为校正，佚篇坏字，殆居其半，去古益远，失真益多，竟不得复于旧观。是以注之，又为难中之难矣。故先考之著是书也，以经解经，以方释方，钩稽奥旨，折衷数家，疑者整之，逸者补之，考据详核，义明理㲹，使病情药性，莫不织悉。盖其书自明以来，注者陆续辈出，各有所濬发，然徒释其文辞，不留意于考据，故迂论强解，凿空无根，不失之浮，则失之隘矣。今是书也，芟其榛莽，而闯其藩篱，回出诸家注释之上矣。后之业医者或读是书，而神会智启，憬然觉悟，用施于诊候处疗之际，有所济救，此先考之志也。若谓博综广摭，辨订之勤，与裴松之、郦道元相伯仲，则非其志也。呜呼！使此刻竣工于先考存在之日，必一展卷，喜气扬扬于眉宇间焉。每念及之，折膺而恸哭。悲夫！胤虽弇陋不文，不忍以废其遗命，于是乎，苫块之余，雪涕题诸荚尾云。文化辛未春三月。

不肖男元胤弈祺拜撰

金匮翼方选按

恽铁樵　著

孟凡红　郝　峰　整理

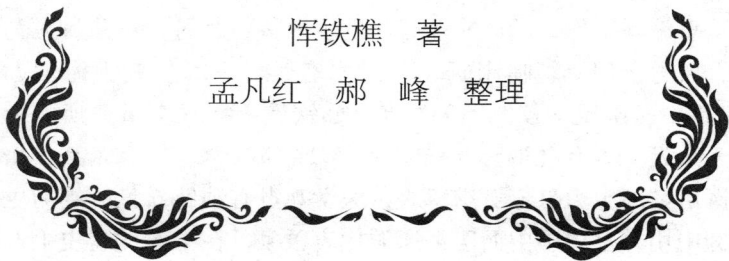

内 容 提 要

恽铁樵（1878—1935），名树珏，字铁樵，别号冷风、焦木、黄山，江苏省武进人，是近代具有创新思想的著名中医学家。早年从事编译工作，后弃文业医，从事内科、儿科，对儿科尤为擅长，致力于理论、临床研究和人才培养。1925 年在上海创办了"铁樵中医函授学校"，1933 年复办铁樵函授医学事务所，受业者千余人。著有《群经见智录》等 24 部医学著作，尤其在培育中医后继新生力量上贡献卓著，医学观点有独特新见。竭力主张西为中用，是中国中西医汇通派代表医家，在中医发展史上有一定的地位。

作为"铁樵函授中医学校"培训教材之一，本书是一部实用性很强的中医内科杂病理论分析与临证治疗的著作。除了医理探讨及方剂分析以外，恽氏还尝试对中风、消渴、臌胀和黄疸这几个中医疑难重症进行中西医结合汇通的研究。全书为四期函授讲义的合集。第一期主要论述中风及类中风的病因病机西医病理机制，中风后的中药及针灸治疗。第二期主要对风邪为患的其他疾病及湿邪为患的疾病进行了论述，并对鹤膝风、偏风、历节痛风等疾病和渗湿、散湿的方剂进行了分析评述。第三期内容对清热渗湿汤、青木香丸、除湿汤等方的方、证进行分析评述，并对膈噎、反胃等联系临床等特点做了详细论述。第四期内容主要论述黄疸及消渴总论。

《金匮翼方选按》一书成书颇为坎坷，恽氏在书导言中明言："余初著《金匮方论》，因其方与实地经验所见之病症不合者颇多，故多所攻击；既而悔之，已成两万字，弃去不录，重为此书"。且本书行文言简意赅，多以实际临证之病例作为论据进行论述。同时本书也体现出恽氏"吸取西医之长与之合化以新生中医"的医学思想。恽氏主张在继承前人学术思想的基础上，"吸取西医之长与之合化以新生中医"，但同时亦强调"断不能使中医同化于西医，只能取西医学理补助中医，可以借助他山，不能援儒入墨"。在本书中，也可以发现恽氏在具体疑难重症的分析中，使用当时最先进的西医病理生理和微生物学知识进行分析探讨，在百年之后看来，虽然这些医学理论已经或多或少的落后于时代，但是中医西方化解构和西医东方化解构的思想仍是我们这些杏林后辈所需要借鉴和学习的。

本书依据《铁樵函授医学讲义二十种》1933 年铅印本进行点校整理。

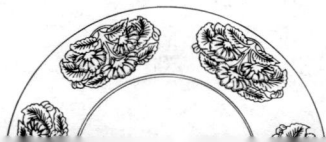

目录①

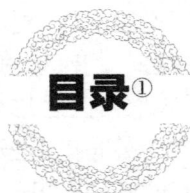

---

① 原书没有目录，为了便于查阅，整理者增加了此目录。

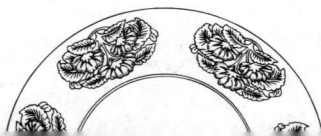

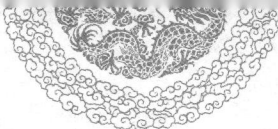

第一期

导　言

　　余初著《金匮方论》，因其方与实地经验所见之病症不合者颇多，故多所攻击；既而悔之，已成两万字，弃去不录，重为此书。此虽后贤所为，然其方亦曾经过数十百次经验，比较切于实用，用意比较容易了解，方法比较容易学步，门类亦全备，固是学者必读之书，得此一编，则方药运用都有根据。徒有理论，不能用药，不可以为医也。守一先生之说，能运用数十味药，能治数十种病，方法不详备，不足以应世也。惟旧籍掣症，都不可为训，说病既不详，用药亦无标准可言。学者执死书治活病，画依样葫芦，愈病什①一，杀人什九，且杀人而不自知，是有书等于无书，私意以为是有改革之必要。今兹所为，录其必要者，节其不必要者，详其所知者，阙其所不知者，务使掣症详明，药有标准，治病方法与上两学期讲义中理论如桴鼓之相应，则活书应活病，庶几所造就者有可观矣。以余之谫陋，平心论之，经验亦尚苦不充，此书不能完备，自不待言。然而毅然为此，不复犹豫者，筚路蓝缕云尔，先河后海，是有待于后来。

---

　　①　什：表示十分之几，如"什一"表示十分之一，"什九"表示十分之九。

中风八法

一曰开关

卒然口噤目张，两手握固，痰壅气塞，无门下药，此为闭症。闭则宜开，不开则死，搐鼻、揩齿、探吐皆开法也。

白矾散《圣济》 治急中风，口闭涎上欲垂死者。

白矾二钱 生姜一钱，连皮捣，水二升煎取一升二合。

上二味合研，滤，分三服，旋旋灌之，须臾吐出痰毒，眼开风退，方可服诸汤散救治。若气衰弱，不宜吐之。（此方以白矾涌泄为主，佐入生姜，辛以开之也。）

又方

白矾如拇指大一块，为末 巴豆二粒，去皮膜

将上二味于新瓦上煅，令赤为度，炼蜜丸，芡实大。每用一丸，绵裹放患人口中近喉处，良久，吐出痰立愈。一方加皂角一钱，煅研，取三分吹入鼻中。（按：巴豆为斩关夺门之将，用佐白矾以吐痰，因其性猛烈，故蜜丸含化，是急药缓用之法。）

铁按：中风从寒化者，唇舌都润，舌质不红，口液奇多，喉间痰声漉漉，目瞑，或虽张而无神，其眼球不能自由转动。左侧卧则目向左，右侧卧则目向右，此在旧医书谓之"目连搭"。其舌常萎缩，此种因三叉神经麻痹，滑车神经与舌咽神经都是其分支，详《惊风详说》讲义。惟其如此，所以舌萎、目连搭，会厌之肌肉亦不能自由运动，故痰声漉漉而不能吐。凡猝然中风，即见此种症象者，当用辛温下降，如干姜、附子、吴黄之类；当用有刺激性之药，使麻痹之神经得苏醒，则痰涎自出。第一方白矾、生姜，其生姜一味，即是富有刺激作用。凡药性，其药位最

374

当注意。生姜之刺激作用，不在舌尖，而在咽喉，故能取效。若问何以在咽喉，则无理由可言，惟有求之经验。

第二方巴豆所谓斩关夺隘，因此药能呕能泻，其性奇悍，食停上膈之结胸症，用此可以取效。惟只宜用巴豆霜，且只能以厘计，至多到一分。至于中风，其症结是神经麻痹，照此用法，开关是否有效，未经试验，惟既经煅过，用量又少，当然无害。此后尚有急救稀涎散及胜金丸两方，都不甚好。稀涎散用猪牙皂角、明矾，此种药只宜擦牙，不宜内服；胜金丸用藜芦，尤其凶悍，都属可商。经验上用之而有效者，最好是苏合香丸。"开关"云者，指猝中之后，最初用药而言。苏合香丸能刺激神经，亦能令病者呕吐，凡用一丸，温开水化，灌入病人口中，如不能咽，可听其徐徐渗入。无论见寒化症象、热化症象，都可用，寒化者可加姜。

二曰固脱

猝中之候，但见目合口开、遗尿自汗者，无论有邪无邪，总属脱症。脱则宜固，急在元气也，元气固，然后可以图邪气。

参附汤　（按：此方为急救之法，药只二味，取其力专效速也。）

人参　制附子

用人参，须倍于附子，或等分，不拘五钱或一两，酌宜用之，姜水煎服。有痰加竹沥。

铁按：所谓脱，是涣汗、遗尿、目无神，若万分危急，可用艾灸关元、气海。艾炷如莲子大，隔姜一片，约至少三壮，多至七壮。关元在脐下一寸半，气海在脐下三寸。

三曰泄大邪

昔人谓南方无真中风，病多是痰火、气虚所致，是以近世罕有议解散者。然其间贼风邪气，亦间有之，设遇此等，岂清热、益气、理痰所能愈者。续命诸方，所以不可竟废也。下略。

小续命汤

麻黄　川芎　桂枝　防己　杏仁　黄芩　芍药　附子　甘草　防风　人参

三化汤

厚朴　枳实　大黄　羌活

《肘后》方

鸡屎　大豆　防风

荆芥散

荆芥一味，略炒为末。

华佗愈风散　治妇人产后中风，口噤，手足瘈疭如角弓；或产后血晕，不省人事，四肢强直；或心眼倒筑，吐泻欲死者。亦只此一味，微炒为末，每服三钱，豆淋酒调服，或童子小便服之，口噤则抉齿灌下，药下如神。王贶《指迷方》加当归，等分，水煎服。

豆淋酒法

黑豆二升，熬令声绝，酒二升，纳铛中，急搅，以绢滤取清，顿服取汗。

铁按：以上诸方，与现在所见中风症完全不合。中风热化者，多属肝胆上逆症；寒化者，多属湿痰或中毒性，其症结则神经为病，绝对不是麻黄、桂枝、人参、附子可治之病。余颇致疑于《金匮》方不可用，即是因此。假使有表证，而当用麻、桂，有虚证而当用参、附，乃中风兼见之副病，决不能说小续命汤可以治中风。三化汤用大黄、枳实、厚朴，是因有积可知，羌活虽是风药，不能谓有此一味，即是治风之方。故余于原书掣症，悉数阙之，因此等旧说，无益于事，徒乱人意。且中风之为病，最显著、最多数之病原是饮酒、多内，饮酒则神经可以中毒，多内则生殖腺早衰，以故中风多在五十左右。准此以谈，是此病无有不兼虚弱性者。发汗、攻下之药，可以充佐使之选，断不在主要之列。中风之意义，是动作不仁，动作不仁乃神经为病。然则既云是风，便不是麻黄、桂枝、大黄等药可治，且中风之原因多半是虚，即有当用此等药之副症，亦须审慎。

四曰转大气

大气，不息之真气也，不转则息矣。故不特气厥类中，即真中风邪，亦以转气为先。《经》云：大气一转，邪气乃散，此之谓也。（喻嘉言曰：中风症，多挟中气。）

八味顺气散《严氏》凡患中风者，先服此顺养真气，次进治风药。（中风正气虚痰涎壅盛者，此方主之。严用和曰：内因七情得者，法当调气，不当治风；外因六淫得者，亦当治气后，因所感六气治之。）

人参　白术　茯苓　陈皮　青皮　台州乌药　香白芷各一两
甘草半两

上咀，每服三钱，水一盏，煎七分，温服。

匀气散《良方》　即顺风匀六气。（此方即前方去茯苓、陈皮，而加天麻、紫苏祛风疏表，沉香、木香降下敛逆，法更周至。）

白术一钱　乌药一钱　人参一钱　天麻一钱　沉香　青皮
白芷　木瓜　紫苏　甘草各五分

上判作一贴，姜三片，水煎服。

铁按：以上两方都平正可用，但尚嫌其近乎国老药。学者倘能明白病理，更能明白药之效用，尽可不必泥定成方。

五曰逐痰涎

或因风而动痰，或因痰而致风，或邪风多附顽痰，或痰病有如风病，是以掉摇、眩晕、倒仆、昏迷等症，风固有之，痰亦能然。要在有表、无表，脉浮、脉滑为辨耳。风病兼治痰则可，痰病兼治风则不可。

涤痰汤　治中风，痰迷心窍，舌强不能言。

制南星　半夏泡七次　枳实麸炒　茯苓各二钱　橘红一钱半石菖蒲　人参各一钱　竹茹七分

（此方功效极缓，王道无近功也。）

水煎一钟半，生姜五片，煎八分，食后服。

铁按：此方之有效成分只是胆星、石菖蒲，其余都是副药。凡副药有两种作用，其一对副症而言，如有痰则加二陈，虚则加生草，有外感则加羌、防是也。其二对主药而言，如用生军，嫌其峻，则用甘草调之；用厚朴，嫌其燥，则用人参调之是也。明乎此，则古方可以随意加减。又，舌本强，语言不便利，仅服南星、菖蒲，不定能取效，加回天丸则其效如神矣。

清心散　治风痰不开。（按：此方即喻氏用牛黄丸之意，但牛黄丸方诸书互有异同，不如此方之简要也。）

薄荷　青黛　硼砂各二钱　牛黄　冰片各三分

上为细末，先以蜜水洗舌后，以姜汁擦舌，将药末蜜水调稀，搽舌本上。

铁按：此方甚好，用法亦好。惟牛黄须注意。此物能清心热，然不能去外感，假使是阳明热误用，病者必见精神恍惚。

又，此物宜于中毒性之病，凡中风而有爪疥鹅掌者，或皮肤隐黑色、汗出而臭者，皆属中毒性。若见神经瘫之见症，尤其是中毒症，必其病为中毒性而又热化者，然后牛黄是适当之药。

六曰除热风

内风之气多从热化，昔人所谓风从火出者是也，是证不可治风，惟宜治热。《内经》云：风淫于内，治以甘凉。《外台》云：中风多从热起，宜先服竹沥汤。河间云：热盛而生风，或热微风甚，即兼治风也；或风微热甚，但治其热，即风亦自消也。

竹沥汤　治热风，心中烦闷，言语謇涩。

竹沥　荆沥各五合　生姜汁三合

上三味相和，温服三合，以酒调服良。一方竹沥、荆沥、梨汁各二合，陈酱汁半合，相合，微煎一二沸，滤清，细细灌入口中，治中风不语，昏沉不识人。

一方竹沥五合、人乳汁二合、三年陈酱汁半合，三味相合，分三服，治热风，舌强不得语，心神烦闷。一方竹沥二升、生葛汁一升、生姜汁三合，三味相和，温分三服，日夜各一服。

铁按：荆沥，药店中不备，《本草纲目》谓是黄荆，余对于此，略有疑义，阙之为是。

地黄煎《千金》　治风热，心烦闷，及脾胃间热，不下食。

生地汁　枸杞根汁各二升　生姜汁一升　酥三升　荆沥　竹沥各五升　栀子仁　大黄各四两　茯苓六两　天冬　人参各八两

上，先煎地黄等汁成膏，余五物为散，内搅调，每服一匕者，再渐加至三匕，觉利减之。

铁按：此方甚好，所谓"每服一匕者"，一方寸匕也。人参之量倍大黄、栀子，十一味药，总和之，服一方寸匕，大约大黄得一方寸二十分之一，不过一两分而已，此等初学者最当注意。酥药店中亦无有，是羊酥，乃羊奶之奶油。何以用此，其义未详，亦当阙疑。

七曰通窍隧

风邪中人，与痰气相搏，闭其经隧，神暴昏，脉暴绝者，急与苏合、至宝之属以通之。盖惟香药为能达经隧、通神明也。

按：苏合丸集辛香以走窜经络，寒闭者宜之；至宝丹取精灵以直达心脏，热闭者宜之。盖寒从外袭，宣发阳气；热从内陷，宜清透营阴也。

苏合香丸 （徐洄溪云：此辟邪祛秽之圣方。）

白术　砂丹研　乌犀角屑　青木香　香附　诃子煨，取肉　白檀香各二两　龙脑研，五钱　薰陆香　安息香另末，无灰酒一升，熬膏　苏合香油入安息香膏内，各一两　麝香研，七钱半　沉香　丁香　荜茇各二两

上为细末，入药研匀，用安息香膏并炼白蜜和剂，每服旋丸如梧桐子大，清晨取井花水，温冷任意化服四丸，温酒亦得，空心服。

铁按：开关与通窍隧，意义略同。尤氏之意，开关指初起时闭症而言，通窍隧则指半身不遂而言。然半身不遂，肢体不仁都属运动神经为病，并非窍隧不通。读吾讲义者，类能知之，但心知其意，勿泥可也。

至宝丹　方详《准绳》，兹不赘。徐洄溪云：安神定魄必备之方，真神丹也。

八曰灸腧穴

中风卒倒者，邪气暴加，真气反陷，表里气不相通故也，灸之不特散邪，抑以通表里之气。又真气暴虚，阳绝于里，阴阳二气，不相维系，药石卒不能救者，亦惟灸法为能通引绝阳之气也。

灸风中腑、手足不遂等症。

百会一穴在顶中央旋毛中陷，可容豆许。系督脉。

发际是两耳前两穴

肩髃二穴在肩端两骨间陷者宛宛中，举臂取之。手阳明大肠经。

曲池二穴在肘外辅屈肘曲骨中，以手拱胸取之，横纹头陷中是。手阳明大肠经。

风市二穴在膝外两筋间，平立舒下手着腿当中指头尽处，陷者宛宛中。足少阳胆经。

足三里二穴在膝眼下三寸，外廉两筋间。足阳明胃经。

绝骨二穴在足外踝上三寸，当骨尖前动脉中，寻按取之。足少阳胆经。为髓之会，一名悬钟。

灸风中脏，气塞、涎潮、不语、昏危者，下火立效。

百会一穴

大椎一穴一名百劳，在项后第一椎上陷中。督脉。

风池二穴在颞颥后发际陷中。足少阳胆经。

肩井二穴在肩上陷鲜中，缺盆上大骨前一寸半，以三指按取之，当其中指下陷者中是。足少阳胆经。

曲池二穴

间使二穴在掌后三寸，两筋间陷中。手厥阴心包络经。

足三里二穴

灸风中脉，口眼歪邪。

听会二穴在耳前陷中，张口得之，动脉应手。足少阳胆经。

颊车二穴在耳下二韭叶，陷者宛宛中，开口得之。足阳明胃经。

地仓二穴在侠口吻旁四分，近下有脉微动者。足阳明胃经。

凡喎向右者，为左边脉中风而缓也，宜灸左喎陷中二七壮，艾炷大如麦粒，频频灸之，以取尽风气、口眼正为度。

灸中风卒厥危急等症。

神阙任脉用净盐炒干，纳脐中令满，上加厚姜一片盖之。灸百壮至五百壮，愈多愈妙，姜焦则易之。

丹田脐下三寸、气海脐下一寸五分。任脉。二穴俱连命门，为生气之海，经脉之本，灸之皆有大效。

凡灸法，炷如苍耳大，须结实；其艾又须搓熟，去净灰沙及梗。初得风之时，当依此次第灸之，火下即定。《千金翼》云：愈风之法，火艾特有奇能，针石、汤药皆所不及也。

灸法，头面上炷艾，宜小不宜大，手足上乃可粗也；又须自上而下，不可先灸下后灸上。

赵氏曰：口之㖞，灸以地仓；目之邪，灸以承泣足阳明。苟不效，则灸人迎足阳明。夫气虚风实而为偏，上不得出，下不得泄，真气为风邪所陷，故宜灸。《经》云：陷下则灸之，是也。

范子默记崇宁中，凡两中风，始则口眼歪邪，次则涎潮闭塞，左右共灸十二穴，得通气。十二穴者，听会、颊车、地仓、百会、肩髃、曲池、风市、足三里、绝骨、发际、大椎、风池也，依而用之，无不立效。

罗谦甫云：凡治风，莫如续命汤之类，然此可以扶持疾病，要收全功，必须艾火为良。

铁按：人身血行于脉中，卫行于脉外，卫为气，通常与血对待言之，实即血中所出之热力。若言"经气"，即是将两者合并言之，而"经气"二字又该淋巴言之。卫出于血，淋巴亦出于血。血行脉中者，谓血行微丝血管之中也；卫行脉外者，谓热力卫一身之外层，所谓太阳者是也。言三焦、溪谷，都是指淋巴，淋巴所行之处，为皮里膜外，肤腠之间，溪谷之会，筋肉之分，此三者在躯体之中，皆运行不息，与外界冷暖燥湿、潮汐之涨落、月魄之盈亏、时序节候之转变息息相通，太过则病，不及则病，不通则病，上下四旁不平衡则病。针灸、艾火之所以能治病之理，即是治此三物，不通者使之通，不平衡者使之平衡，有余、不足亦能治之。例如下脱者，艾火可以升之举，上燔者，针灸可以引火归源。所谓不平衡者，例如上盛下虚，身半以上充血，身半以下贫血；又如皮肤湿疮，水分浸淫于外，其内部则枯燥等是也。古云：从阴引阳，从左取右；病在上者，取之于下，在下取之于上；陷者举之，高者抑之，塞者通之，中满者泄之。此其大略也。惟针灸之道，虽微妙而奇难，传者久失古意，若照《针经》《针灸大全》等书治病，等于对谱着棋，无有不失败者。本书本节所言，虽录原文，不过存其旧时面目，其实无多用处。

亡阳汗脱，灸关元、气海，神效。肺气上壅，灸关元亦效。此则为余经验所得者。凡灸，热力入里，甚于附子、干姜，故凡见阴虚症象，唇舌从热化者，都在当禁之列。

以上八法，不过约言治要耳。而风气善行数变，症状不一，兹更备举诸风条列如下。学者习而通焉，则思过半矣。

拟五脏中风分治之方

_{新定}肾风苁蓉丸

苁蓉　牛膝　熟地　黑豆　防风　石斛　虎骨　当归　山药　独活各七钱半

蜜丸，梧子大，每百丸，空腹食前酒下。

_{新定}肺风人参汤

人参一两　桔梗五钱　麻黄八钱　杏仁廿一粒　羚羊角三钱　白鲜皮三钱　防风一两　石膏七钱　甘草五钱

上为散，每服三钱，水煎去滓，温服。

_{新定}脾风白术汤

白术　白茯苓　防风　防己各七钱五分　人参　甘草各五钱

白芍　附子　麻黄　苡仁各二两

上剉如麻豆大，每服三钱，水煎，入生姜汁半分，同煎取七分，去滓，服无时，日三。

新定 心风犀角丸

人参二两　犀角一两　远志　生地黄　天冬各五钱　石菖蒲五钱　赤箭五钱　紫石英五钱　防风七钱　茯苓三两　细辛三钱　丹砂一两，即辰砂　龙脑　麝香各一钱

上为末，蜜丸，鸡豆大，每服一丸，温酒下，无时。

新定 肝风天麻散

天麻二两　川芎一两　人参一两　犀角七钱　羚羊角一两五钱　乌蛇三寸　柏子仁　酸枣仁　钩藤各一两半　甘菊一两

上为散，豆淋酒下一钱匕，渐加至二钱匕，日三夜一。

铁按：本节言五脏之风，而无其症状，读者用讲义中已读之知识，再观其方药之主要，亦可以得其大概。惟无挈症，总不便于初学，兹特以意补之。又，病候有不可知者，药物有不中用者，都不可不知，今为说明如下。

一、肾风　中风之为病，本是属肾，但观此病之大多数发作，必在五十左右，是即肾腺萎缩，内分泌不充，然后有中风之病，可知凡中风都是肾虚。凡初中时遗溺不自禁者，肾气虚竭故也；腰腿酸者，肾虚证也；颜额黑者，肾脏寒也；气上壅，喘不能自还者，肾不纳气，不能与肺协调也；自汗、盗汗见寒化症象者，肾寒也；病者未至五十，发白者，肾腺衰也；眸子之边为眼白所掩，黑珠四围形一白圈，此名老人圈，凡有此者，则肾脏亏肾水枯也。汗出多者，有脱绝之虞，喘息急者亦然，都不可治。苁蓉丸，方甚和平可用。

二、肺风　凡所谓肺风，古人常以喘咳为标准，旧医常谓不

咳不是肺风，其实不然。尽多不咳嗽之肺病，且中风为病，本来咳嗽者，猝然患中风，便不能咳，故不能以咳为肺风标准。凡面色苍白无血色，呼吸窒，气管中多痰声，病在肺也；手臂酸，手指胀，面白唇红，目光无神而喘者，病在肺也；两肩促，头前倾，背微驼者，病在肺肾也；久咳吐血，病在肺也。凡以上所谓病属肺者，皆属虚证。第二方人参汤中之麻黄不适用，桔梗亦不适用，开肺太过故也。凡麻黄、桔梗可以医肺为风束之实证，而中风之兼属肺症者，无有不属虚，是则必须纠正者。又，本方中羚羊角不可用，亦须注意。

三、脾风　脾风者，为湿化之症也。肠部少弹力，神经弛缓而涎多，舌本强、目连搭者，是其候也。此有两种，其一平素体肥痰多，其二是中毒性，向有伏湿，血分不清楚。现在所见者，多半属后一种；大约古人所见者，都属前一种。凡病人有爪疥鹅掌、鼻渊、黄带诸症者，是中毒性。白术汤仅能治前一种病，方中麻黄尚须斟酌。

四、心风　心者，君主之官，神明出焉。就解剖讲，不可通，验之事实，却甚真确。中风为病，神志不清楚者，都可谓之心风。观本节之犀角丸，是犀角地黄汤加减，则可知本书所谓心风，乃病之从热化者，其舌质必绛，血液必干，否则犀角、地黄恐不适用。方中远志、菖蒲是手少阴引经药，然远志当慎。此方和丸，仅服芡实大一丸，颇嫌太轻。

五、肝风　凡言肝，皆挟胆病。肝从风化，则动不仁；胆从火化，则热而上逆，此为中风病之常轨。本方用犀、羚、乌蛇，亦治中风正式主要药方，惟读者须注意，服散只能服全方药量总和数之一钱匕。一钱匕者，用一五铢钱抄散，不落为度。

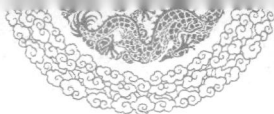

第二期

中风失音不语

失音者，语无声音，盖即暗也。夫喉咙者，气之所上下也；会厌者，声音之门户也，其气宣通，则声音无所阻碍。若风邪搏于会厌，则气道不宣，故令人失音；其邪气入脏者，则并不能言语也。《外台》云：肝风其口不能言，脾风声不出，或上下手。又云：脾之脉，挟喉连舌本，心之别脉系舌本。今心脾脏受风邪，故舌强不得语也。河间云：内夺而厥，谓肾虚弱，其气厥不至舌下，则音暗不能言，足废不能用，经名喑痱，地黄饮子主之。比而论之，失音者，语言如故而声音不出，为脏之虚也；舌强不能语，虽语而謇涩不清，痰涎风气之所为也；不语者，绝无语言，非神昏不知人，即脏气厥不至舌下，要须分别治之。

河间地黄饮子

熟地黄　巴戟去心　石斛　山茱萸　苁蓉酒浸，焙　附子泡　五味子　肉桂　麦冬　白茯苓　石菖蒲　远志去心，各等分

上为末，每服三钱，水一盏半，生姜五片、枣一枚、薄荷七叶，同煎至八分，服无时。

铁按：上所言不尽可靠。中风不能言，大份关系头脑。"宣通其气"，"邪风中于会厌"，此等说法，都不妥当。然年来细考察，觉生理学所言，亦有未尽。中风之不能言，类别之有如下种种。（一）无语言能，此种是神经瘫，知识既不清楚，舌咽运动神经复不灵活，故不能语。此种是中毒性，多见于未传者，无治

386

法。（二）猝然中风，口眼喝斜①，神志昏迷，不能言；用药治之，险象减少，神志清楚，却仍旧不能言。余所治此等病，有二三个月然后能言者，亦有二三星期即能言者。此种多见于初期，大约是三叉神经分支麻痹之故（三叉神经是何种神经，详《惊风详说》），所以初起不能言。病势渐渐减退，其神经之钝麻者得以渐恢复，遂即能言也。（三）有神志清楚，行动如常，却不能发话。前年会诊如此者一人，病者为三十许女子，其夫有潜伏性梅毒，其病初起是中风，其后中风已愈，三四年不能言，其神志极清楚，神气亦好。惜其人不知书，否则虽不能言，必能作笔谈。曾来治十余次，予风药、补药，精神、饭量都较好，而不能言如故。此其病之症结，必在头脑，但何以有此特殊症状，则不能言其故。

此外尚有不能发言者多种，或者属痰，或因中毒，多半舌本强、语言不清，并非绝对不能言，治风、治痰、治湿，用之得当，都可以取效。故西说有是处，亦不定全是；中国旧说，十之九是杜撰不可通。然中风之症，调其脏气竟能取效，亦绝对不是治头脑可以济事者。

凡猝中，初起见种种险状，如眼喝、口张、舌缩、不能言、遗溺诸症，虽极险恶，其实并不危险。由此种症状前进，有各样均见瘥减，脉缓和有胃气者，是渐转佳境，此由医治得法，脏气渐复之故，虽不能言，逐渐调理，必然日有起色；有初起猝中，三数日后则目光转枯、脉无胃气，四肢或一肢自动，如此者是转入险恶境界，此由于医治不得法，其病由浅入深，凡见一侧肢动摇者，绝对无治法，不出一候必死。

---

① 斜：原脱，据文义补。

宝鉴茯神散

茯神心一两，炒　　薄荷二两，焙　　蝎梢去毒，五钱

上为末，每服一二钱，温酒调下。此治风气挟痰不语之剂。

口眼㖞斜

足阳明脉，循颊车，手太阳脉，循颈上颊，二经俱受风寒，筋急引颊，令人口㖞僻，目不能正视。又云：风入耳中，亦令口㖞，缘坐卧处对耳有窍，为风所中，筋牵过一边，连眼皆紧，睡着一眼不合者是也。

《外台》治中风，面目相引、口㖞、牙车急及舌不得转方。

独活三两　　竹沥　　生地黄汁各一升

三味合煎，取一升，顿服之，即愈。徐云：驱风、舒经、活血。

铁按：以上各方，都可选用。

偏　风

偏风者，风邪偏客身之一边也，其状或左或右，手不能举，足不能履。《内经》所谓风邪之气，各入其门户，所中则为偏风是也。亦有阴阳偏废，左右不相贯通，或凝痰死血壅塞经络者，其状与偏风等也。盖左右者，阴阳之道路，不可偏也，偏则阴阳倾而隔矣。经络者，血气所流注，不可塞也，塞则气血壅而废矣。和利阴阳，疏瀹经络，治内伤之道也。大药攻邪，针熨取汗，治外感之道也。

甄权防风汤　疗偏风。此方扶正达邪，兼治六淫用，宜随症加减。

防风一两　　羌活二两　　川芎一两　　白芷一两　　葛根二两　　杏仁

二两　白术一两　人参二两　牛膝一两　狗脊一两　萆薢一两　薏
仁二两　麻黄四两　石膏二两　桂心二两　生姜五两

水一斗二升，煮取三升，分三服，服一剂觉好，更进一剂。
灸风池、肩髃、曲池、支沟、五枢、阳陵泉、巨墟、下廉，合七
穴，一度灸之即瘥。

铁按：中风之病，原理既明（读过《惊风详说》讲义之后，
此一类病理当比较明白），以上所录药物足敷应用，余都从略。
欲求深造，当须博考群书，是在学者自己。

又有无故而口眼㖞斜者，余曾值此种病多次，仔细考察，仅
面肌神经一侧紧张，其余都无病症。此种不可谓之中风，故古法
只用鳝血黏头发牵引，或用蓖麻子摩擦其紧张一侧，其病即能自
愈，不必多服风药。

历节痛风

历节风者，血气衰弱，风寒袭入关节，不得流通，真邪相
攻。所历之节，悉皆疼痛，故谓历节风也。病甚则使人短气自
汗，头眩欲吐，肢节挛曲，不可屈伸。亦有热毒流入四肢者，不
可不知。

历节肿痛的是湿病，由饮酒当风或汗出入水气致。《经》
云：湿流关节，是也。挟寒者，其痛如掣；挟风者，黄汗自出。
其遍身走痒，彻骨疼痛，昼静夜剧，发如虫啮者，谓之白虎
历节。

铁按：此即西人所谓关节炎，其病灶在肌肉之分、溪谷之
会，所谓三焦者是也。其所以致痛之原因，是血中老废成分不得
外达之故，若波及两骨之关节面者，即屈伸不利，而其病较剧。
所谓白虎历节，当是中毒性。现在因有西医，复有流行治梅毒之
药，故此等病都成变相病症，与古书所说吻合者甚少。

没药散

没药研，半两　虎胫骨酥炙，三两

二味捣末，每服二钱，温酒调下，日三。

白头翁酒　治诸风攻痛四肢百节。

白头翁草一握，捣，以醇酒投之，顿服

白花蛇散 此方专于祛风。

白花蛇酒浸，去皮、骨，二两　何首乌去黑皮　蔓荆实　牛膝酒浸，各四两　威灵仙　荆芥穗　旋覆花各二两

上七味，捣末，每服一钱，温酒调下，空心临卧服。

牛膝汤 此方专于行瘀。

牛膝酒浸　当归　赤芍各一两　虎骨酥炙令黄，二两　芒硝别研

芎䓖各半两　桃仁去皮、尖、双仁勿用，二两

上七味为散，每服空心温酒调下一钱到二钱。

抵圣散

虎胫骨不计多少，打破酒浸，蘸酒旋炙，令黄脆为度

上一味为散，每服半钱，入薄荷末一钱、人参末半钱，煎乳香，酒调下。《仁斋》云：虎骨，酥炙黄，捶碎如末，每骨一升，以酒三升浸五日，空心服一盏，冷则暖之。

麝香丸　治白虎历节，诸风疼痛，游走无定，状如虫啮，昼静夜剧，及一切手足不测疼痛。

全蝎三十一个生用　黑豆二十一粒，生用　地龙去土，五钱，生用

大川乌八角者三个，生用

上为细末，入麝香半字约三分同研匀，糯米饮糊丸，如绿豆大。每服七丸，甚者十丸，夜卧令膈空，温酒下，微出冷汗一身，便瘥。

许叔微云：予得此方，凡是历节及不测疼痛，一二服便瘥。在歙州日，有一贵家妇人，遍身走注疼痛，至夜则发，如虫啮其肌，多作鬼邪治。予曰：此正历节痛，三服愈。

铁按： 定痛诸方，以《本事》麝香丸为最有效，盖中毒性病症，必使病毒有出路，方是正当治法。此方与蠲痛小活络丹药味相同，此丹药肆中有现成者可购。余尝用以治一男子痛风，方中本云小活络丹半粒药化服，乃其家司调护者，用一粒悉入药中，药后至夜半发热汗出，肘、臂、胸膺凡关节之处、肌肉之会，发出红紫色痤痱甚多。其人大惊，以为是药误，黎明即急促延余。候其色脉甚平衡，神气极清楚，解衣视之，所发之物如黑桑葚，余乃贺之曰："从此免除大病矣。"予调理药，霍然而起，是因病毒得出故也。其余痛风，用此方效者，不胜搂指。

又，本书尚有大枣汤一方，附子、麻黄、黄芪同用，颇未达其意。又有犀角汤一方，犀角、羚羊、大黄并用，鄙意以为此等药方甚不平正。既未能洞明其意，当在未达不尝之列，不宜谬然学步，故两方删而不录。一孔之见如此，不必便是定论，读者酌之可也。

鹤膝风

蚵蚾丸

蚵蚾一条，头尾全者　白附子　阿魏　桂心　白芷各一两　乳香三分　当归　芍药　北漏芦　威灵仙　地骨皮　牛膝　羌活　安息香　桃仁　没药三分

蚒蛸，即全蝎也，气味甘辛平，有毒，主诸风，瘾疹及中风半身不遂、口眼㖞斜、语涩、手足抽掣。

上十六味，蚒蛸、桃仁、白附、阿魏、桂心、白芷、安息香、乳香、没药九味，同童子小便并酒二升，炒熟，冷后，入余药为丸，蜜丸如弹子大，空心温酒化下一丸。

铁按：此方只能做丸，每服只能一粒。方中阿魏一味，消瘀祛积，力量奇雄，不是煎剂材料。威灵仙引药下行，略如牛膝，力量过之，其药位亦在腰腿膝部，与牛膝同。但误用之，流弊甚大，故寻常煎剂敬而远之为是。

鹤膝风是虚证，其部位是肾之领域，此病之症状，膝骨放大。鄙意腿胫骨节骱之关节面骨衣必有损坏，然后见此症。其病与骨劳症相类似，初起时酸痛无力、腿鱼肉松，即是渐削症象，当此之时急用峻补之剂，内外并治，有可愈者。内治宜大补剂，寻常补肾药之外，如故纸、巴戟、苁蓉、附子等，都可酌用；外治用五圣散极效。若大肉既削，膝骨放大之后，虽能保留生命，复原则为难矣。如其兼有中毒性者，不可治。

风　缓

风缓即摊缓。其候四肢不举，筋脉关节无力，不可收摄者，谓之摊；其四肢虽能举动，而肢节缓弱，凭物不能运用者，谓之缓。或以左为摊，右为缓，则非也。但以左得之，病在左；右得之，病在右耳。推其所自，皆由气血虚耗，肝肾经虚，阴阳偏废而得之；或有始因他病，服吐之下药过度，亦使真气内伤，营卫失守，一身无所禀养而然也。（《圣济》）

风缓者，风邪深入而手足为之弛缓也。夫脾主肌肉、四肢，胃为水谷之海，所以流布水谷之气，周养一身。脾胃既虚，肢体失其所养，于是风邪袭虚，由腠理而入肌肉，由肌肉而入脾胃，安得不为之缓废乎？又，人之一身，筋骨为壮，肝主筋，肾主骨，肝肾气虚，风邪袭之，亦有肢体缓弱之症，是当先祛风而后益之。（《仁斋》）

天麻浸酒方　治瘫缓风，不计深浅，久在床枕。

天麻　龙骨　虎骨　骨碎补　乌蛇酒浸，去皮、骨　白花蛇同上　羌活　独活　恶实根　牛膝各半两　松节剉　当归　川芎　败龟板酥炙　干熟地黄　茄根　附子一枚，泡去皮、脐　大麻仁　原蚕砂炒，各一两

共十九味，咬咀如麻豆大，用酒二斗浸，密封，春夏三日，秋冬七日，每服一盏，不拘时温服。（此和营散邪之法，是寓补于攻也）。

四斤丸　治风寒湿毒与气血相搏，筋骨缓弱，四肢酸痛痒痹。

宣木瓜去瓤，切，焙　天麻　牛膝焙　苁蓉洗，切，焙

上四味，各一斤，用好酒浸，春秋五日，夏三日，冬十日，取出焙干为末；外用熟附子、虎骨酥炙，各二两为末，用浸药酒调曲糊丸，桐子大。每服三四十丸，食前温酒或豆淋酒下。

一方加当归三两，乳香、没药、五灵脂各半两，麝香一钱，名大四斤丸。

又，《三因》加减四斤丸，去天麻，加鹿茸、熟地、五味子、菟丝子等分为末，炼蜜丸。

铁按：风缓之症，就予所见者言之，与本书所说者颇有出入。此病有急性者，属惊风一类，即前此讲义所谓柔痉。余曾治一人，其头颈骨完全无力，仰则后脑着背，俯则下颌着胸，余用仲景大建中汤小剂，九剂而愈，附子八分、川椒二分。（此案是十年前事，现在讲义中不录，故附识于此。）有慢性的，脉迟缓异常，眠、食无恙，神志亦无恙，而不能动，此种男子是肾病，

女子是子宫病。余曾治一人，用补剂及种种富有刺激性之药品都不效，后用乳没药、川椒入鸡蛋壳中，与母鸡伏一星期，取出，加木瓜、天麻、虎骨、苁蓉、牛膝，药后手脚均抽搐，但病人感畅适。每服药一次，必抽搐一次，连服十余日，其病霍然而除。当时所用分量，已不记忆。又有中毒性而见神经弛缓者，凡中风两目连搭，无语言能者，都不属此种。小孩惊风，有先天性梅毒者，结果亦往往见神经瘫。准此以谈，"风缓"两字不能用为病名。《圣济总录》亦以风缓另列一类，其弊与本书同，是当纠正。以故本篇仅录数方，聊备一格，其余都从删节。

风瘙痒

风瘙痒者，表虚卫气不足，风邪乘之，血脉留滞，中外鼓作，变而生热，热即瘙痒，久不瘥，淫邪散溢，搔之则成疮也。

防风汤淋洗方

防风　苦参　益母草各三两　白蒺藜五两，炒　荆芥穗　蔓荆子　枳壳各二两

每用三两，水一斗，煎至八升，乘热淋洗患处。

松叶酒方

松叶一斤，酒一斗，煮三升，日夜服，出汗。

胡麻散　治脾肺风毒，攻注皮肤瘙痒，手足生疮及遍身瘩瘰，发赤黑𪒠子，肌热疼痛。

胡麻炒，令香熟　枳壳各二两　防风　蔓荆子　威灵仙　苦参　川芎　荆芥穗　何首乌米泔浸透，去黑皮，炒干　甘草生炙各一两　薄荷半两

上为散，每服二钱，温酒下；或炼蜜丸梧子大，每服三十丸。

洗方　思永堂松年大伯，常用此方治遍身瘔瘰①作痒，以之浴身。后先父用之，无不效。

豨莶草一握　蛇床子五钱　苍耳子一两　防风五钱　紫背浮萍半碗

煎汤，熏洗数次，无不愈者。

铁按："风瘙痒"，固有此名，其实即是风湿。详风湿所以能见于皮肤，乃体工自然之救济。其病之来源，由于厚味、饮酒者，其病毒由胃肠入血分，由血分传腺体，达三焦；其由于房室中毒者，直接从腺体入各组织，一部分随淋巴入三焦，达肌腠。其发作与气候相应，其病状则有种种不同，风瘙痒其最轻者，以能外达为佳。正当治法，当顺生理之自然，助之外达，一面用内服药正本清源，则有效而无流弊。若外治，逼之向里，便是庸手，且流弊甚大，癣疥之疾可以成心腹大患，故诸外治方都不宜尝试。此种病，当是湿症一类，不是风症一类。

诸湿统论

湿气不一，有天之湿，雾露雨是也，天本乎气，故先中表之营卫；有地之湿，水泥是也，地本乎形，故先伤皮肉、筋骨、血脉；有饮食之湿，酒水、乳酪之类是也，伤于脾胃；有汗液之湿，汗液亦气也，止感于外；有人气之湿，太阴湿土之所化也，乃动于中。天之湿汗汗；地之湿渗之；饮食之湿，在上吐之，在中夺之，在下者引而竭之；汗液之湿，亦以汗取之；人气之湿，属太阴所化，在气交之分，土兼四气，寒热温凉、升降浮沉，备

---

①　瘔瘰（pēi lěi）：中医指荨麻疹。

在其中，当分上下中外而治，以兼化四气，淫佚上下中外，无处不到也。大率在上则病头重、胸满、呕吐，在外则身重肿胀，在下则足胫跗肿，在中则腹胀、中满、痞塞，其所用药亦兼寒热温凉，以为佐使而治之。

　　湿之为病，有自外入者，有自内生者，必审其方土之病本。东南地下，多阴雨地湿，凡受必从外入，多自下起，是以重腿脚气者多，治当汗散，久者宜疏通渗泄；西北地高，人食生冷、湿面，或饮酒后，寒气怫郁，湿不能越，或腹皮胀疼，甚则中满水蛊，或周身浮肿如泥，按之不起，此皆自内而生者也。审其元气多少而通利其二便，责其根在内者也。然方土内外，亦互相有之，但多少不同，须对症施治，不可执一也。中湿与风寒气合者为痹，其寒多者为痛，为浮肿，非术、附、桂不能去也；其风多者为烦剧、为流走，非麻黄、薏苡、乌头不能散也；其湿多者为坚满，为气闭，非甘遂、葶苈、枳、术不能泄也。

　　铁按：此段议论甚旧，却是甚好。假使不明白生理之形态、疾病之形态，虽熟读此书，必不能应用。我国旧医以授受为贵，凡号称儒医者，文理虽佳，动笔辄杀人，即是读此等书不能彻底明了之故。今函授诸同学，已尽前一年讲义，则生理形态、病理形态都已有过半明白，倘能将类此之旧说熟读潜玩，于治病必有神悟，所有旧书都是至宝，可以化腐朽为神奇，西方新医学不足与之抗衡也。

散湿之剂

　　铁按：湿为阴邪，凡阳虚病湿者，仅用散法而不兼扶阳，则阳益虚而湿不去。仲圣桂枝附子汤三方，宜取法焉。

麻黄加术汤　《金匮》云：湿家，身烦疼，可予麻黄加术汤，发其汗为宜，慎不可以火攻之。

麻黄三两，去节　桂枝二两，去皮　甘草一两，炙　白术四两　杏仁七十枚，去皮、尖

水九升，先煮麻黄，减二升，去上沫，纳诸药，煮取二升半，去滓，温服八合，覆取微汗。张石顽云："术宜生用，若经炒焙，但有健脾之能，而无祛湿之力矣。"

铁按：此治寒湿在表之剂也。寒固当汗，而湿在表者，亦非汗不解，故以麻黄散汗，以白术除湿。取微汗者，汗大出，湿反不去也。

麻黄杏仁薏苡甘草汤　治风湿一身尽疼，发热日晡所剧。此病伤于汗出当风，或久伤取冷所致也。方详《金匮》，兹不赘。

羌活胜湿汤东垣　治湿气在表，脉浮，身虚不能转侧，自汗或额上多汗，此为风湿。

羌活　独活各一钱　川芎　藁本　防风　炙草各五分　蔓荆子三分

如腰痛中冷沉沉然者，有寒湿也，加酒洗汉防己、附子各五分。

铁按：此治风湿在腠理及关节之剂。吴鹤皋云：无窍不入，惟风药为能。故凡关节之疾病，非羌活、独活等不能效也。

渗湿之剂

五苓散　通治诸湿肿满，呕逆泄泻，痰饮湿疟，身痛身重。此方用辛甘淡药利水为主，而白术扶土为辅；下方以苦辛甘药燥土为主，而

以茯苓渗湿为辅。同一温利，而邪之轻重、体之虚实在用者宜审之。

猪苓　茯苓　白术　泽泻　桂枝

上为末，每服三钱，服后多饮热水，汗出愈。

肾着汤《三因》　治伤湿身重，腰冷如坐水中。

干姜炮　茯苓各四两　甘草炙　白术生用，各二两

上每服四钱，水一盏，煎七分，空心温服。以上温利之剂，湿兼寒者宜之。

铁按：麻黄加术汤，麻黄汤加术也，必先有麻黄症，兼见湿症。所谓湿，不但是痛，其自觉症，四肢必重。用麻、桂，病从寒化，无汗者宜之。麻杏薏甘汤，无汗湿胜，不从寒化之病宜之。羌活胜湿汤，风湿并胜，头痛鼻塞，骨节痛，身重而恶风者宜之。五苓散之标准，在渴而小便不利。肾着汤，寒湿入肠者宜之，其标准全在身重腰冷。重属寒，冷则为寒湿，腰重而冷则为肾脏寒湿。麻黄加术属太阳经，麻杏薏甘属脾，羌活胜湿属胃，五苓散属膀胱，肾着属肾脏，此五方专治六淫之湿，所谓天之气也，其干姜、麻、桂用法标准不可误。此外，随副症增减药品，可以意消息。

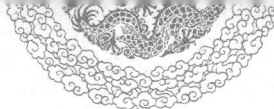

第三期

清热渗湿汤

黄柏_{盐水炒，二钱}　黄连　茯苓　泽泻_{各一钱}　苍术　白术_各一钱半　甘草_{五分}

上七味，水二钟，煎至八分服。_{温利之剂主以辛，辛以散寒也；}_{清渗之剂主以苦，苦以泄热也。此清渗之剂，湿而热者宜之。}

下湿之剂

_{湿甚则积而为水，渗利之法不足以去之，此下湿之剂，是决水法也，当}_{参看"水气门"。}

铁按：此方亦是散，只能服总和数之一二钱。

舟车神佑丸　治水肿、水胀，形气俱实者。

甘遂　芫花　大戟_{各一两，并醋炒}　大黄_{二两，酒浸}　青皮陈皮　木香　槟榔_{各半两}　黑牵牛头末_{，四两}　轻粉_{一钱}　取虫加芫荑_{半两}

上为末，水丸，空心服。

铁按：此是治水肿之药，他种病不得通用。凡水肿，其癥结是皮下聚水，头面、手足、胸背、腹部无一不肿，胸脘、背部都平，无骨可见。用指按之，其肌肉随手下陷成拗堂，其手腕之肌肤及脚背均作灰褐色，头颈一侧有动脉跳动者，是其候也。古方"开鬼门（即是发汗），洁净府（即是利小便）"都不甚有效，惟用十枣汤或舟车神佑丸有效。得药之后，水从大便出，连下两三

399

次，其肿即渐消。此与西医放水不同，放水一二日后，必定再肿，用十枣或神佑丸则不再肿。吾尝谓"放水是将错就错，用药下之从大便出，是拨乱反正"，此语殆不远事实。甘遂、芫花、大戟为有效成分，其力量至雄，认症苟不清楚，误投，祸不旋踵。凡用此方，宜用散，最好用枣肉和丸，至多不过半钱匙，不知，再加。此言药量。凡水肿之病，用甘遂、芫花、大戟，最好在初期，并无危险；若在三四日之后，便须注意色脉，脉洪大异常者不可服，脉溢出寸口者不可服，气喘、目光无神者不可服，因此等都是败象，其病当死，服之无益也。此言服药之病候。凡水肿之病忌盐，凡用甘遂、芫花、大戟忌甘草，都不可不知。此言药之禁忌。

青木香丸 方见"疝症"

补骨脂炒　毕澄茄各四两　木香二两　黑丑二十两，炒香，取十二两　槟榔用酸粟米饭裹，湿纸包，火中煨，令纸焦，去饭，用四两

上为末，水丸如绿豆大，每服三十丸。

上下分消之剂

除湿汤《百一》　治伤湿发热，恶寒身重自汗，骨节疼痛，小便闭，大便溏，腰脚痹冷。皆因坐卧卑湿，或冒雨露，或着湿衣所致。

生白术　藿香叶　橘红　白茯苓各一两　炙甘草七钱　半夏曲炒　厚朴姜制　苍术米泔浸，炒，各二两

上㕮咀，每服四钱，姜七片，枣一枚，水煎，食前温服。此方合平胃、二陈，而加藿香、姜、枣。

升阳除湿汤　治伤湿肿泻，肠鸣腹痛。

升麻　柴胡　羌活　防风　半夏　益智仁　神曲　泽泻各五分　麦曲　陈皮　猪苓　甘草各三分　苍术一钱

上作一服，生姜三片、枣二枚，水煎，去滓，空心服。

东垣云：虽有治湿必利小便之说，若湿从外来而入里，用渗利之剂以除之，是降之又降，重竭其阳而复益其阴也，故用升阳风药即瘥。大法云湿淫所胜，必助风以平之也。愚谓湿病用风药者，是助升浮之气，以行沉滞之湿，非以风胜之之谓也。又湿在上在表者，多挟风气，非汗不能去也。荆、防、羌、麻祛风之品，岂能行湿之事哉！

铁按：凡湿邪中于肌表，发热头重，四肢重不能转侧，是属六淫为病，可以说是天之气；凡脚气，湿从下受，病多得之处于湿地，水肿之病多半从脚气转属，凡如此者，可以说是地之气；若饮酒房室，或冒雨，或伏湿，因而病湿者，都属人事之不臧。如此分法，与本书篇首"湿邪总论"之意思相合，亦复头头是道，不能混淆。又，升阳除湿汤，凡清邪中上，头重、目眶痛、背拘急等症候宜之；若脚气，当抑之下行，不可升。又，湿温得柴胡，往往泄泻，都不相宜。

膈噎反胃统论

膈，隔也。饮食入咽，不得辄下，噎塞膈中，如有阻隔之者，故名曰膈噎。又，其病正在膈间，食不得下，气反上逆，随复吐出，故又名隔气。反胃者，饮食入胃，全无阻隔，过一二时辄复吐出，有反还之意，故曰反胃。甚者朝食暮吐，暮食朝吐，有翻倾之义，故亦名翻胃。不似噎隔之噎，然后吐，不噎则不吐也。

噎膈之病，有虚、有实。实者，或痰，或血，附着胃脘，与气相搏，翳膜外裹，或复吐出，膈气暂宽，旋复如初；虚者，津枯不泽，气少不充，胃脘干瘪，食涩不下。虚则润养，实则疏瀹，不可不辨也。

饮食下咽，不得入胃为噎；食不下通，气反上逆为塞。东垣乃谓阳气不得出者为塞，阴气不得降者为噎，岂非谓食入从阴，而气出从阳耶？其文则深，其旨反晦，至谓先用阳药治本，后用诸寒泻标，吾不知其何所谓矣。

子和论膈噎，累累数百言，谓三阳结热，前后闭涩，下既不通，必反上行，所以噎食不下。夫膈噎，胃病也，始先未必燥结，久之乃有大便秘少若羊矢之症，此因胃中津气上逆，不得下行而然，乃胃病及肠，非肠病及胃也。又因河间三乙承气之治，谓膈噎之病，惟宜用下，结散阳消，其疾自愈。夫脘膈之病，岂下可去？虽仲景有大黄、甘草，东垣有通幽润肠等法，为便秘、呕吐者立，然自是食入辄吐之治，非所论于食噎不下也。独其所谓慎勿顿攻，宜先润养，小着汤丸，累累加用，关扃自透；或用苦酸，微涌膈涎，因而治下，药势易行；设或不行，蜜盐下导，始终勾引，两药相通者，其言甚善。盖痰血在脘，不行不愈；而药过病所，反伤真气，非徒无益矣，故以小丸累加，适至病所，无过不及，以平为期，则治噎之道也。但须审是痰、是血而行之耳。

铁按： 此即现在所谓胃病，古人定名有可商之处，说理尤其与事实不相吻合。医者值此等病，既不能洞见症结，遂不免用套方应酬，于是胃病用中药得愈者寡矣。余于此病，阅历亦极有限，今就其所已知者，论列如下。

西国论以病灶定病名，其论胃病，有多酸症、扩张症、溃疡症、急性胃炎、慢性胃炎，此其所说是胃病，亦是胃病，对于定名，无复问题。若中国医术则不然，例如呕酸而痛是肝胃症，胃阴枯竭食不得入是虚弱症，他如隔食呕痰，则与痰饮相滥；早食暮吐，则其原理不明；又有胃部炎肿窒塞，因而手脚、头面发肿者，则入之"食肿门"；有一种胃壁受伤，炎肿而痛，痛而发呕，旧医书大都不详其病状，但以"噎膈"两字括之；又热病胃部窒塞，肝糖不得下行，口中发甜，则谓之湿，医者于此种病，常用平胃散敷衍，因而坏事者什九。此其所以然之故，中国治病，其重要方法不出"形态"两字，关涉太多，遂不能划然分界；又因有多数病症原理不明，故说法益无可取，治法亦颇难于成立。颇思以余经验所得，重新为之条理，惜乎余所得者亦甚有限，不足自成一军，故迄今尚病未能。现在就本书所言者，仍其次序，随处为之说明，不知者阙之，此可谓补苴罅漏，暂时苟安而已。

痰 膈

痰膈，因七情伤于脾胃，郁而生痰，痰与气搏，升而不降，遂成噎膈。其病令人胸膈痞闷，饮食辄噎不得下，入胃中必反上逆而呕，与痰俱出。治法宜调阴阳，化痰下气，阴阳平均，气顺痰下，病斯已矣。

《和剂》四七汤 治喜怒忧思悲恐惊之气结成痰涎，状如破絮，或如梅核，在咽喉之间，咯不出，咽不下，此七情所为也。中脘痞闷，气不舒快，或痰饮、呕逆、恶心，并皆治之。

半夏制，二钱 茯苓一钱六分 紫苏叶八分 厚朴姜制，一钱二分

水一盏，生姜七片，红枣二枚，煎至八分，不拘时服。

铁按：半夏之主要功用是化痰，仲景大半夏汤用以治呕，其所以能止呕之故，亦即因其能化痰之故。此事颇不易说明，多半

涉及医化学，余于医化学无多知识，不敢强作解人，仅能就物理方面说明，颇苦言之不能详，然有说胜于无说，故仍不自藏拙也。凡脾胃病，多半是治痰，必先明白痰之变化，然后可以明白药之效力。详痰之为物，即是水。躯体中水分皆属之淋巴，淋巴能调节静脉中之血，故其路径是半循环。能津润各组织，普及于躯体各部溪谷之会、肤腠之间，则为三焦中之荣气，又供给各腺体制造之用。腺体之制造，随地而异。其在肾冠腺所造者，关系健康，则为内分泌；其在生殖腺，关系生殖，则为精液；其在消化系，如胃酸，如胆汁，皆是腺体吸收淋巴制成之液体；其在气管壁膜之下，亦有小腺制造黏液，其作用是保护气管，调节其与外界相接触；其在食管壁之下，亦有小腺体制造黏液，其作用使食道滑泽，食物入咽，容易下行。此两处之黏液，即所谓痰。大约虚甚而热化，则痰液皆干而痰少，故阴虚而热者无痰，组织无弹力；从寒化，则此种小腺体之分泌浸多，故衰弱性为病，神经无弹力则痰多。感寒为病，此种分泌过剩，则痰多而薄，本是保护气管壁而分泌黏液，分泌过多，则此分泌物反足为呼吸之梗，如此则咳而驱之。分泌愈多，咳则愈甚，更迭演进，则为病态，此言在气管中之痰。其在食道中者，因分泌过多，反为食之梗，若从热化，则为胶黏液，为黄色硬块；若从寒化，则为水，其在胃部则为多酸。因其足为食道之梗，则呕而驱之，此即胃病作呕之理由。

形态上肝胃相连，若肝胆从热化，液干痰少，组织炎肿，则为胃炎；胃气被窒，胆汁从脉管壁溢出，混入血中，则为黄疸；兼有虚弱性，津液干，血从热化，组织衰弱而枯燥，则食物隔不得下而无食欲。在生理上，消化之功用，神经司之，凡涉及神经之病，都以阵发。又习惯上饮食有定时，故胃之弛张与工作有节律。食物入胃，若无消化能力，食物不能化，即是作梗之物，生理之本能必迫而去之。因此种种原故，所以有早食暮吐之病。胃病之变化，不可究极，以上所言，是其大略之大略。

呕之原理如此，故半夏之能止呕，是因其能去痰，旧说半夏辛温滑降。凡痰不易出，得此则易出；痰不下行，得此则下行。古无"痰"字，痰即是饮，薄痰是饮，干痰亦是饮。半夏之治痰，对于痰薄者为宜，因服半夏之后，其反应是燥化。又，此物有毒，能使神经钝麻，故必须制用。胃病，淋巴过剩，则有行水之必要，故有取乎茯苓。凡痰饮为梗，水分过剩之病，其症结往往因组织无弹力，故有取乎厚朴。厚朴富刺激性，其反应是燥化，故与痰饮呕酸之病为宜。此方（指四七汤）看似不重要，其实治胃病之主要药，无过于此三物者。其苏叶一味，则居于次要地位。

丁沉透膈汤 《和剂》 治脾胃不知，痰逆恶心，或时呕吐，饮食不进，十膈五噎，痞塞不通，并皆治之。

人参 砂仁 香附各一两 青皮 木香肉 豆蔻 白豆蔻 丁香各半两 陈皮 沉香 藿香 厚朴各七钱五分 草果 半夏 神曲各二钱半 甘草一两五钱 麦芽五钱 白术二两

每服四钱，水一盏，姜三片，枣一枚，不拘时热服。

铁按：丁香与吴萸略同，药位在中脘；砂仁、香附、青皮、木香、肉豆蔻、草果、厚朴无一不燥，用为调节者仅人参一味。仔细考详，此方配制并不算好。湿痰聚于中，脾不健运，胃不消化，组织无弹力，此等药品足供选择，非直抄老方可以济事。挈症中所谓"十膈五噎"，不必凿解，旧医书中往往有此等论调。《千金方》中常说"七十二种大风"，其实无由举其名而云，然读者如欲知之稍详，《沈氏尊生方》中所举较备，可资参考。

涤痰丸

半夏曲 枯矾 皂角炙，刮去皮弦子 元明粉 白茯苓 枳壳

各等分

上为末，霞天膏和丸，量人虚实用之。

铁按：此方枯矾、元明粉、皂角都是极悍之剂，必脉与神气全无虚象，病症完全是实证，然后可以酌用，虚则此方无可用之理。霞天膏，当同现在市上流行之牛肉汁，仅此一味，不足以调节皂角、枯矾、元明粉也。

血 膈

丹溪治一少年，食后必吐出数口，却不尽出，膈上时作声，面色如平人，病不在脾胃而在膈间。其得病之由，乃因大怒未止，辄食面，故有此证。想其怒甚则血菀于上，积在膈间，碍气升降，津液因聚为痰、为饮，与血相搏而动，故作声也。用二陈加香附、韭汁、萝卜子，二日以瓜蒂散、败酱吐之，再一日又吐痰，中见血一盏，次日复吐，见血一钟而愈。

一中年人，中脘作痛，食已乃吐，面紫霜色，两关脉涩，乃血病也。因跌仆后中脘即痛，投以生新血推陈血之剂，吐血片碗许而愈。

一中年妇人，反胃，以四物加带白陈皮、留尖去皮桃仁、生甘草、酒红花，浓煎，入驴尿以防生虫，与数十贴而安。

一人咽膈间常觉有物闭闷，饮食妨碍，脉涩稍沉，形色如常，以饮热酒所致，遂用生韭汁，每服半盏，日三服，至二斤而愈。

一人食必屈曲，下膈梗涩微痛，脉右甚涩而关沉，左却和。此污血在胃脘之口，气因郁而为痰，必食物所致。询其去腊日饮剁酒三盏，遂以生韭汁冷饮，细呷之，尽半斤而愈。

一贫叟病噎膈，食入即吐，胸中刺痛，或令取韭汁，入盐梅卤汁细呷，得入渐加，忽吐稠涎如升而愈。此亦仲景治胸痹用薤白，取其辛温，能散胃脘痰涎恶血之义也。愚谓此不独辛温散结之义，盖亦咸能润下也，而酸味最能开膈胃，止呕吐。品味不杂，而意旨用密，殊可取也。

一妇年及五十，身材略瘦小，勤于女工，得噎膈症半年矣，饮食绝不进，而大便燥结不行者十数日，小腹隐隐然疼痛，六脉皆沉伏。以生桃仁七个，令细嚼，杵生韭汁一盏送下。片时许，病者云胸中略觉宽舒。以四物六钱，加瓜蒌仁一钱、桃仁泥半钱、酒蒸大黄一钱、酒红花一分，煎成止药一盏，取新温羊乳汁一盏，合而服之。半日后下宿粪若干，明日腹中痛止，渐可进稀粥而少安。后以四物出入加减，合羊乳汁，服五六十帖而安。

江应宿治一老妇，年近七旬，患噎膈，胃脘干燥，属血虚有热，投五汁汤二十余日而愈。其方芦根汁、藕汁、甘蔗汁、牛羊乳、生姜汁少许，余各半盏，重汤煮温，不拘时，徐徐服。

滋血润肠汤　治血枯及死血在膈，饮食不下，大便燥结。

当归酒洗，三钱　芍药煨　生地黄各一钱半　红花酒洗　桃仁去皮、尖，炒　大黄酒煨　枳壳麸炒，各一钱

水一钟半，煎七分，入韭菜汁半酒盏，食前服。

秦川剪红丸　《良方》

雄黄另研　木香各五钱　槟榔　三棱煨　蓬术煨　贯仲去毛干漆炒烟尽　陈皮各一两　大黄一两半

上面和丸，梧子大，每五十丸，食前米饮送下，吐出瘀血及下虫为效。

气　膈

气膈病，使人烦懑，食不下，时呕沫。淳于意作下气汤治此

疾，一日气下，二日能食，三日愈。然下气汤方不传。

一村夫饮食新笋羹，咽纳间忽为一噎，延及一年，百药不效。王中阳乃以荜茇、麦芽炒、青皮去穰、人参、苦桔梗、柴胡、白蔻、南木香、高良姜、半夏曲共为末，每服一钱，水煎热服。次日病家报云，病者昨已痛极，自己津唾亦咽不下，服药幸纳之胸中，沸然作声，觉有生意，敢求前剂。况数日不食，特游气未尽，拟待就木，今得此药，可谓还魂散也。王遂令其捣碎米煮粥，将熟即入药，再煎一沸，令啜之，一吸而尽，连服数剂得回生，因名曰"还魂散"。后以之治七情致病吐逆不定，面黑目黄，日渐瘦损，传为噎症者多验，但忌油腻、鱼腥、黏滑等物。

《永类钤方》治噎膈不食，黄犬干饿数日，用生粟或米，干饲之，俟其下粪，淘洗米、粟令净，煮粥，入薤白一握，泡熟去薤，入沉香末二钱，食之。

救急疗气噎方

半夏　柴胡各三两　　生姜三两　　羚羊角　犀角　桔梗　昆布
通草　炙甘草各二两

水八升，煮三升，分三服。

疗因食即噎塞如炙脔在膈不下方

射干六分　升麻四分　木通一钱　赤苓八分　百合八分　紫菀
头二十一枚

水二大升，煎九合，去渣，分温三服，食远。

虫膈

张文仲《备急方》言，幼年患反胃，每食羹粥诸物，须臾吐出。贞观中，许奉御兄弟及柴、蒋诸名医，奉敕调治，竟不能疗。渐疲困，候绝旦夕。忽一卫士云，服驴小便极效。遂服二合，后食只吐一半；晡时再服二合，食粥便定。次日奏知宫中，五六人患反胃者同服，一时俱瘥。此物稍有毒，服之不可过多，须热饮之，病深者七日当效，后用屡验。

《广五行记》，永徽中，绛州有僧病噎数年，临死遗言令破喉视之，得一物似鱼而有两头，遍体悉似肉麟，置钵中跳跃不止，以诸物投钵悉为水。时寺中刘蓝作靛，试取少许置钵中，虫绕钵畏避，须臾虫化为水。后人以靛治噎疾，每效。

铁按：以下各条不言病理，仅有方药治法，托诸空文，不如见之事实，亦未尝不是一法。惟颇嫌其擘症不清楚，读此书者，于临症之顷，不能知何者是噎膈，何者是气膈，用药无标准，则不免于偾事。抑又不止此，凡旧所为"噎膈症"，即现在西医所谓"胃病"，若照旧说"噎、膈、反胃为三症，痰、食、气、虫、血为五膈"，其范围实有在胃病以外者。照现在西医所说之胃病，有扩张性、溃疡性、炎肿、癌肿性、多酸性，其所言病症又有在旧说"三症五膈"之外者。此种纠纷，欲为之条理，非撰专书不可，以余谫陋，尚病未能。今仅为粗略的探讨，以明大概，并就鄙见所及、经验所得，覶缕①言之。将来无论公家、私人，对于新旧学说加以整理，吾说当可为坏流之助。

其一，若云噎、膈、反胃为三种病，噎当从《伤寒论》，作为噎气之噎。《伤寒论》干噎食臭，主旋覆代赭汤。干噎食臭确是胃气上逆，食不得化；膈为食停上膈，隔不得下；反胃食物已下，重复吐出。如此则三种病各于文字上似乎较顺，于病理亦合。

其二，血膈，恐即是癌肿性。癌当是转属病，不是特发病，必先病胃炎，唇舌紫绛，喉间隔塞，治之不得法，从急性变为慢性，然后有局部充血之可能，否则恐于病理不合。

---

① 覶缕（luó lǚ）：原原本本；详述；形容详细陈述。

其三，本书所说之虫膈，是一种不经见之奇病，不可为训。古书常言"三虫"，敝同学孙君永祚曾考得巢氏之说所谓"三虫"者，是蛔虫、赤虫、蛲虫。若云虫膈，三虫之中，惟蛔虫可以当之。然蛔虫什九在肠，有因寒热之故而从口中出者，此不谓为虫膈之症。然则虫膈之症，常以西书节虫之说当之，较为适当，盖节虫有黏着在肠壁，亦有黏着在上膈者。（详附注）

其四，胃病之食入辄呕，固有因感寒痰涎阻塞胸脘因而作呕，其适当之药是厚朴、半夏、沉香、公丁香、吴萸、茅术、胆星诸品，此种即本书所谓"痰膈"者是也。另有一种，舌苔剥，口味甜，胸脘闷，呼吸促，其舌面并不十分干，色脉都不十分虚，惟口中之涎成泡沫，口唇则干而红，此种见症，虽不是虚证，其实是胃阴涸竭，当用石斛、竹茹；其无外感者，可以洋参或人参须。因其虚证不显，而又口味甜，医者往往误认以为是湿，大胆用平胃散或开关利膈散，鲜有不误事者。最坏是此种药入咽，当时并无若何坏象，不过病随药变，渐渐增重，病者可以至死不悟，医者亦竟杀人而不自知。此其病全在古人说病理说得不清楚，凡医生医术之劣，应酬必工，文过护短诸恶习，又不能痛自针砭，常常将错就错，不肯诚信反省，且振振有词，谓"误药则病变"如何如何。岂知误药病变，其势并不骤，亦有并不误药而反见坏象，即所谓瞑眩者。此等事欲加纠正，除明理之外，更无办法。须知胃病口味之甜，是因中官阻塞，肝糖溢出脉管之外，所以发甜；若舌剥，其苔薄砌，则是虚；若口涎作泡沫，即是胃热、津液少。此是鄙人经验所得，古人曾否言此，余未之见，故余颇病古书说理不详。又有一种胃病，可谓物理症，其得病之原因，在过分多吃，因多吃之故，胃壁褶撑大过当，遂不能收缩，因中部撑大，上口、下口都闭，于是连水不能入，无论何物下咽即呕。此种，西人之惟一治法是开割，以余所见，被割者多死，即幸而不死，亦复衰弱异常，不能长久延喘。此种实无适当治法，只有禁止食物，外面用皮硝（如热化者方可用），或者尚有一线希望。若用厚朴、茅术等燥药，吴萸、干姜等温药，巴豆霜、槟榔等攻药，都无是处。用攻药如大陷胸汤，或者可愈，但余无此经验，鄙意以为即使能愈，亦不可为训。凡此都是食入即呕之病，不详细说明，仅用"噎膈"两字，谓遂可悬为定法，无此情理。

其五，反胃既是食入即呕，此病名与病理尚合，似乎可用（指"反胃"两字之名词）。其病状有深浅，浅者食入即吐，深者早食暮吐。喻嘉言照《金匮》法用进退黄连汤，其方之主要在黄连、干姜两味，病偏寒化者则重用干姜，偏热化者则重用川连，故云"进退"。乃吾就实地经验言之，病从寒化者，竟不能用干姜；且早食暮吐之病，其所吐之物完全不化，是因胃中无热力之故，准此以谈，则泛胃又竟无热化者。且推究所以早食暮吐之故，由于胃之收缩有定时，其病与消化神经有关，则进退黄连汤似尚须加治神经之副药。就病理上说，关虎肚与戍腹米当有效，惟余尚未有充分经验，曾经用之有效而已，故注之于此，以待后来。本书所谓用犬干饿，饲以生米，俟此米从粪便中出，淘洗洁净，用以入药，此即戍腹米，药店中有卖。此盖利用犬胃中之消化原素，以补病胃者之消化力，其理想甚通，亦确能发生效力，是则古人之高明处。关虎肚，以虎骨为例，此物必能治胃神经之病。

按：普通虫病，蛔虫之外，惟芽胞菌与寄生节虫最多，两种虫都在肠部寄生，节虫有在食道者，则其病状与本书所谓"虫膈"极吻合。此种虫细如丝线，其头部独大，能固着于肠壁膜，黏附不脱，故名。其头为吸盘，此虫既入人体，则附着于肠或食道之内壁，吸取壁膜之黏液以自肥，其躯体乃渐渐增长至数寸，则节节脱落，其头之附着于肠壁者不动，其脱落之躯体，从粪便出，至田中则入于蔬菜或草之茎叶中，此菜与草为其第一宿主。若猪或牛羊吃此草与菜，此虫乃入于牛羊之躯体，而居其肌肉之内，此牛羊为其第二宿主。若人类以此牛羊为肴馔，煮之不熟，其虫不死，入人体则附着于肠壁，由小而大，既经长成，又复节节脱落。故此种虫为三段生命，而人类独受其祸。凡患此种虫病者，其面色常黄，其肠部或胃部或食道，凡虫之所在处则作痛，痛以阵发，能令人呕吐涎沫，痛甚面色见贫血而隐青，病者之胃纳则佳。故见面黄、痛阵发、呕涎，而胃纳佳者，虫症也。

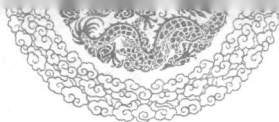

第四期

黄　疸

已食如饥，但欲安卧，一身面目及爪甲、小便尽黄也。此为脾胃积热而复受风湿，瘀结不散，湿热蒸郁；或伤寒无汗，瘀热在里所致，是宜分别湿热多少而治之。若面色微黄而身体或青、黑、赤色皆见者，与纯热之症不同，当于湿家求之。

加减五苓散

茵陈　猪苓　白术　赤苓　泽泻

大茵陈汤

茵陈蒿半两　大黄三钱　栀子四枚

水三升，先煮茵陈，减一半，纳二味，煮取一升，去滓，分三服。小便利，出如皂角汁，一宿腹减，黄从小便出也。如大便自利者，去大黄，加黄连二钱。

寇宗奭治一僧，因伤寒发汗不彻，有留热，面身皆黄，多热，期年不愈方：

茵陈　山栀各三分　秦艽　升麻各四钱

为散，每用三钱，水四合，去滓，食后温服，五日病减，二十日悉去。

搐鼻瓜蒂散 《宝鉴》

瓜蒂二钱　母丁香一钱　黍米四十九粒　赤豆五分

为细末，每夜卧时先含水一口，却于两鼻孔搐上半字便睡，至明日取下黄水。

许叔微云：夏有篙师病黄症，鼻内酸疼，身与目黄如金色，小便赤涩，大便如常。此病不在脏腑，乃黄入清道中也，若服大黄则必腹胀为逆，当瓜蒂散搐之，令鼻中黄水出尽则愈。

孟铣方

瓜蒂　丁香　赤小豆各七枚

为末，吹豆许入鼻，少时，黄水流出，隔一日用，瘥乃止。一方用瓜蒂一味，为末，以大豆许，吹鼻中，轻则半日，重则一日，出黄水愈。

铁按：黄疸与谷疸，实是一种病，其所以发黄，为胆汁混入血中，故用药亦无甚差别。此病之特效药是茵陈，其余都是副药，各种副药中栀子为治黄最有用之药。因此病无寒证，凡发黄都是热，栀子能清肝胆之热，恰恰与病相得，故栀子、茵陈是治黄之主方。瓜蒂散搐鼻出黄水一种，是湿邪在上，其症必头重而目黄，头胀痛且重，而发黄用普通疏风药必不效。所以然之故，其病是湿邪，不是风邪，用瓜蒂搐鼻去黄水，最是稳捷有效之法，此种湿是由外铄。讲义中《药盦医案》常有鼻流黄涕用辛夷、防风、白芷者，其病与此不同，亦是湿邪，但其湿是从下上传，其病深而难治，此则不可不知。

谷　疸

始于风寒，而成于饮食也。《金匮》云：风寒相搏，食谷即眩，谷气不消，胃中苦浊，浊气下流，小便不通，阴被其寒，热流膀胱，身体尽黄，名曰谷疸。又云：谷疸之为病，寒热不食，食即头眩，心胸不安，久久发黄，为谷疸，茵陈蒿汤主之。

茵陈蒿汤<small>即前大茵陈汤</small>　此下热之剂，气实、便闭者宜之，不然不可用。

茯苓茵陈栀子汤《宝鉴》　治疸谷，心下痞满，四肢困倦，身目俱黄，心神烦乱，兀兀欲吐，饮食迟化，小便癃闷发热。

茵陈一钱　茯苓五分　栀子　苍术<small>去皮，炒</small>　白术<small>各三钱</small>　黄连　枳壳　猪苓　泽泻　陈皮　防己<small>各二分</small>　黄芩六分　青皮一分

长流水煎，去滓，空心温服。栀子、茵陈泄湿热而退黄，黄连、枳壳泄心下痞满；热能伤气，黄芩主之；湿热壅胃，二术、青皮除之；湿热流注经络、膀胱，二苓、防己利之。

胆矾丸《本事》　治男妇食劳，面黄虚肿，痃癖气块。

胆矾<small>无石者，三两</small>　黄蜡二两　大枣五十枚

用石器入头醋三升，下胆矾、大枣，慢火熬半日，取出枣子，去皮、核，次下黄蜡，再熬一二时如膏，入蜡茶二两，同和为丸，桐子大。每服二十丸，茶清下，日三。

许叔微云：宗室赵彦才下血，面如蜡，不进食，盖酒病致此，授此服之，终剂而血止，面色鲜润，食亦如常。

治湿热黄病助脾去湿方《乾坤生意》

针砂<small>擂净，水淘白色，以米醋于铁铫内浸一宿，炒干，再炒三五次，候通红，二两五钱</small>　陈粳米<small>半升，水浸一夜，捣粉作块，煮半熟</small>　百草霜<small>一两半</small>

上三味，捣千下，丸如桐子大，每服五十丸，用五加皮、牛膝根、木瓜根浸酒下。初服若泻，其病本去也。

脾劳黄病方 《摘元》

针砂四两，醋炒七次　干漆烧，存性，二钱　香附三钱　平胃散五钱

为末，蒸饼丸如桐子大，汤下。

黄病有积神方 《先醒斋笔记》

苍术炒　厚朴姜汁炒　橘红　甘草　楂肉　茯苓　麦芽各二两　槟榔一两　绿矾醋煅，研细，一两五钱

为末，枣肉丸，梧子大。每服一钱，白汤下，日三服。凡服矾者，忌食荞麦、河豚，犯之即死。予每治脱力劳伤，面黄能食，四肢无力，用造酒曲丸，平胃散加皂矾煅透、针砂，淡醋汤下十丸，日二。

铁按：以上方药都甚好，而挈症不明，次序凌乱，可以使读者堕入五里雾中，可谓瑕瑜不相掩，功不补患，兹为重新说明如下。凡黄病都是胆汁混入血中，其胆汁所以能混入血，大份由于食积，因有食积之故，胃肠膨胀，输胆管被挤，胆汁不得流通，然后从脉管壁渗出。此亦有种种不同，其有因风寒而停积者，食积阻于中官，寒邪束于肌表，里面之积与外面之外感交互为病；因受寒化热，肝胆气逆，血皆上壅，因发热之故，积不得下，痞塞愈甚，如此则先热而后黄，是由伤寒转属为疸；其风寒偏胜者，即本书所谓谷疸。就形态考察，胆汁不但能助消化，并且能助淋巴运行，若胆汁不循常轨而发黄，则淋巴亦不能循常轨而有过剩之水分；组织中有过剩之水分，而又壮热不解，久久郁蒸，则从水化，以故凡发黄都兼湿。其热甚而湿重者，即仲景所谓"瘀热在里，身黄如橘子"者是也。读书须注意古方中之药品，凡用茵陈者，为其发黄也；凡用栀子者，为其热郁也；凡用大黄者，为有食积阻隔，不得下行也；凡用茯苓、猪苓、泽泻者，为

小便不利，水无出路也；凡用防己、厚朴者，为组织中水分已经郁蒸而为湿热也。以上所说，都是阳黄，不是阴黄。古人分阳黄、阴黄之法，谓"身黄如橘子者为阳黄，黄色淡者为阴黄"，大谬不然。及按之事实而不合，则又枝遁其词，谓"发黄而寒者为阴黄，发黄而见阳明证象者为阳黄"，是则尤其大谬不然。因如此说法，可以令人无所适从，不能施之实用。须知阳黄是胆汁混入血中而发黄，其最容易辨别之处在目，胆汁混入血分之黄，眼白必先黄也；其次则在小便，因血中既有胆汁，全身液体不能分析清楚，则小便亦黄也。阴黄乃白血球增多，红血球减少，是血色素本身起变化而黄，凡患此者，其手掌之皮必无血色。所以然之故，人身气为阳、血为阴，手背属阳、手掌属阴，胆汁之所从出在肝脏，白血球之所从出在脾脏。《内经》谓肝开窍于目，脾主四肢，阳黄验之于目，阴黄验之于掌，皆中国诊断法之精妙处。且阴黄之病，眼白与小便都不黄也。明白此理，无论黄如橘子，或黄如生姜，都不能淆惑。阳黄与阴黄，其病理既如此不同，用药当然不相假借。凡古方中用针砂者，皆治阴黄之药也。针砂是铁，能使减少之红血轮增多，能使已淡之血色素变红，此与现在西医用铁精相似。然阴黄之病，亦复有种种不同，此须问患阴黄者何故红血轮减少。其一是食积，因积，肠胃不通，可以发肿，由肿而转属阴黄；其二是失血，已成血崩之症，失血过多，组织起代偿作用而肿，亦由肿转属阴黄；其三是伤力，益以营养不良，则亦由肿而渐成黄胖。此三种都属虚证，但其症结却是因血行不通之故，所谓全体皆虚，一部分独实，则当注意其实处是也。方中用干漆，即是此理。治此等病，须取效以渐，又须与补药同用，勿伤其脏气。近来《药盦医案》中有冉姓医案，可以参看。

酒　疸

小便不利，心中懊而热，不能食，时时欲吐，面目黄或发赤斑，由大醉当风入水所致。盖酒湿之毒，为风水所遏，不得宣发，则蒸郁为黄也。

茵陈蒿汤　治酒疸，心中懊侬，小便黄赤。

茵陈蒿　葛根　赤苓各五钱　升麻　秦艽　瓜蒌根各三钱　山栀五分

水煎三钱，温服，日二，以瘥为度。

小麦饮　生小麦二合

水煎，取汁，顿服。未瘥，再服。

大黄汤　治酒疸，懊侬，胫肿，溲黄，面发赤斑。

大黄炒，二两　山栀　枳实　豆豉炒，三合

水煎四钱，温服，日二，加茵陈亦得。

葛根汤《济生》

干葛二钱　栀子二钱　枳实　豆豉各一钱　炙草五分

水煎，温服，无时。

女劳疸

色欲伤肾得之。《金匮》云：额上黑，微汗出，手足心热，薄暮即发，膀胱急，小便自利，名曰女劳疸。盖黄疸热生于脾，女劳疸热生于肾，故黄疸一身尽黄，女劳疸身黄、额上黑也。

《仁斋》云：脾与肾俱病，为黑疸。

凡房劳黄病，体重不眠，眼赤如朱，心下块起若瘕，十死一生，宜灸心俞、关元二七壮及烙舌下，以妇人内衣烧灰，酒服二钱。

范汪亦云：女劳疸，气短声沉者，取妇女月经布和血，烧灰，空腹酒服方寸匕，日再，不过三日必瘥。

阴　黄

病本热而变为阴，为阴证能发黄也。韩祗和云：病人三五日服下药太过，虚其脾胃，亡其津液，渴饮水浆，脾土为阴湿所加，与热邪相会发黄，此阴黄也，当以温药治之。如两手脉沉细迟，身体逆冷，皮肤粟起，或呕吐，舌上有苔，烦躁欲坐卧泥水中，遍身发黄，小便赤少，皆阴候也。

茵陈橘皮汤韩氏　治身黄，脉沉细数，热而手足寒，喘呕，烦躁不渴者。

茵陈　橘红　生姜各一两　半夏　茯苓各五钱　白术二钱五分

水四升，煮取二升，分作四服。

小茵陈汤韩氏　治发黄，脉沉细，四肢及遍身冷。

附子一枚，炮作八片　炙草一两　茵陈二两

水四升，煮取二升，分三服。一方有干姜，无甘草，名茵陈附子汤。韩氏

茵陈理中汤　治身冷面黄，脉沉细无力，或泄，自汗，小便清白，名曰阴黄。

人参　白术　炮姜　炙草　茵陈

上咬咀，每服五钱，水煎。

铁按：以上三节均可商。其酒疸一节，所著症状与病理不合，今就鄙人实地经验所得著之于篇，以资比较。饮酒可以使人中毒，并不能使人发黄。常见人嗜饮数十年，中年而后，气喘面赤，或有赤斑，或者满面痤痱，唇舌都绛，面部汗空、皮脂腺皆松浮，头部无论冬夏自汗出，此所谓酒风。其浅层感觉神经及交感神经都因中酒精毒而钝麻，因容易出汗之故，其过剩之水分容易疏泄，故不能发黄；因神经受病之故，却容易中风。其有发黄者，或者因发热之故，或者因食积之故，仍旧是胆汁混入血中，并非酒家特殊之病，故"酒疸"之名目，事实上不成立，茵陈、大黄、瓜蒌根、栀子亦非酒家特殊之药。

女劳疸一条，《金匮》云额上黑，微汗出，手足心热等等，鄙人所见不广，竟未曾诊过此种病。余所见女劳疸有二种，其一是急性的，唇舌都从热化，而兼有伏湿者。余见最重者二人，皆吐血，其一人由余治愈，其又一人先服西药，后来腿部生痛，由外科医治，不知究竟。其症状眼白黄，初起壮热，满面棕红黝黑，唇舌干绛且紫，其面色望而可知是有伏湿者。余用种种大凉药如知母、石膏、黄芩、黄连、梨汁、蔗汁、荸荠汁等，与茵陈、栀子同服；恐其热无出路，再用薄荷、葛根、茅根等为之解肌；恐其湿无出路，再用薏苡、车前、木通、赤豆等为之分利；吐血则用茜根、侧柏、童便、墨汁炒黑荆芥，制其妄行，安其亢暴。治之二十日，霍然而愈。其又一人，症状与此全同。二人都喜作狎邪游，此种与寻常黄疸病不同者在血分不清，肾脉有毒。此为现在欧化世界极普通之病症，或者非古人所习见。又一种属慢性的，病状与本书所说亦完全不同。三十年前，曾见一人，年未弱冠，面部姜黄色，全无血气，肌肉颇不瘠，惟神气稍呆，且行动举止，不似少年，有早熟意味。余医案中往往有规矩权衡不合之语，即是指此种神气而言。盖其腺体病者，然何以有此，当时余尚不知医，问其人何故面色如此，据云十四岁时，其兄挈之入妓院，旋有事他去，将渠寄居妓院中，属之老鸨可十日许，此十日中为诸妓所嬲，遂致于此。后来余推究其故，童稚太摩腺未全消，肾腺不发达，此须听其循序发育，不得促进，促进则体工为乱，故有此早熟症象，虽幸而不死，其人亦成废物，尸居余气，灵慧全无，此种当是正式女劳疸，然却无治法。后来曾见类此者数人，其父兄都不审，以为是少年老头，余则心下了然，灼知其故，但不肯明言耳。于此可知教育后辈之难，古人男女七岁不同席，实有不得已苦衷，今人提倡解放，打倒礼教，彼又安知流弊所极，可以成禽兽世界，岂止早熟而已？

阴黄，不但本书如此说，各种旧医书都如此说，但平心考虑，云脾脏为阴湿所加，与湿热相会而发黄，脉沉细，四肢逆冷，如此者名为阴黄，当治以温药。鄙意治以温药不错，名为阴黄则错。因其症是寒湿，属足太阴，自然当温；但所当温者是病症，并不是发黄当温。古人亦知发黄依然与阳黄同其蹊径，故云与湿热相会而发黄，即谓此种发黄依然是胆汁混入血中，不是血色素变化而黄。假使名此种为阴黄，则白血球增多、赤血球减少之黄病，将何以名之？此其一。其次，名此种为阴黄而曰当温，则与白血球增多之黄病如何分别？而有针砂诸药方，又将如何用法？有此二个原因，故余认为阴黄之说为不妥当，当加以纠正。瘀热在里，身黄如橘子者，名之为阳黄。其所见之副症，因食积者，谓之谷疸；其太阴中寒夹湿，可以说阳黄兼寒湿症。血色素起变化而发黄者，谓之阴黄；其有伤力而得者，谓之阴黄伤力症，或者谓之力疸；其有失血而得者，谓之阴黄失血症，或者谓之血疸。如此则名实比较相副，而说理亦容易明白，各种药方各从其类，若网在纲，有条不紊矣。

罗谦甫治真定韩君祥，暑月劳役过度，渴饮凉茶及食冷物，遂病头身、肢节沉重疼痛，汗、下、寒凉屡投不应，转变身目俱黄、背恶寒、皮肤冷、心下硬，按之痛、脉紧细，按之空虚，两寸脉短，不及本位。此症得之因时热而多饮冷，加以寒凉过剂，助水乘心，反来侮土；先伤其母，后及其子，经所谓薄所不胜而乘所胜也。时值霖淫，湿寒相合，此为阴黄，以茵陈附子干姜汤主之。《内经》云：寒淫于内，治以甘热，佐以苦辛；湿淫所胜，平以苦热，以淡渗之，以苦燥之。附子、干姜辛甘大热，散其中寒，为君；半夏、草蔻辛热，白术、陈皮苦甘温，健脾燥湿，为臣；生姜辛温以散之，泽泻甘平以渗之，枳实苦辛泄其痰满，茵陈苦微寒，其气轻浮；佐以姜、附，能去肤腠间寒湿，而退其黄，为使也。煎服一两，前症减半，再服悉愈；又与理中汤，服之数日得平复。李思训谓：发黄皆是阳证，凡云阴黄者，皆阳坏而成阴，非原有阴证也。茵陈干姜汤是治热症坏而成寒者之药，学者要穷其源，盖即于本病主治药内加热药一味以温之，如桂枝汤加大黄之意。

铁按：罗氏此案，为旧医案中最有精彩者。观其说明，用茵陈、术、附方法，可谓不惜金针度人，是以其昭昭，使人昭昭。李思训跋亦甚好，更以余说补之，黄疸一症，可说什九已经解决。

本书此下有建中汤一条，云是"虚黄"。按：此用建中汤，既非茵陈症之阳黄，亦非针砂症之阴黄，不过虚而无血色而已，学者注意病人之眼白与手掌，则可以不为旧说混淆。且虚证当用建中证在江浙两省极所罕见，鄙人无充分经验，不敢妄说，学者自己研求可也。伤寒发黄一症，已详《伤寒论》。急黄一症，其原理未详，病症亦未见过，都从盖阙，仍抄录原文于后，以备参考。

虚　黄

　　病在中气之虚也，其症小便自利，脉息无力，神思困倦，言语轻微；或怔忡眩晕，畏寒少食，四肢不举；或大便不实，小便如膏。得之内伤劳役，饥饱失时，中气大伤，脾不化血，而脾土之色自见于外。《金匮》云：男子痿黄，小便自利，当与虚劳小建中汤。又《略例》云：内伤劳役，饮食失节，中州变寒之病而生黄者，非伤寒坏症，而只用建中、理中、大建中足矣，不必用茵陈也。

表邪发黄

　　即伤寒症也。东垣云：伤寒当汗不汗，即生黄，邪在表者，宜急汗之；在表之里，宜渗利之；在半表半里，宜和解之；在里者，宜急下之。在表者必发热身痛，在里者必烦热而渴，若阳明热邪内郁者，必痞结胀闷也。

麻黄连翘赤小豆汤（发汗之剂）

　　麻黄去节　连翘　炙草　生姜各二两　赤小豆一升　杏仁四十个，去皮、尖　生梓　白皮一升　大枣十二枚
　　潦水一斗，先煮麻黄再沸，去上沫，纳诸药，煮取三升，分温三服，半日服尽。

茵陈五苓散（渗利之剂）

　　茵陈蒿末一钱　五苓散五分
　　水调方寸匕，日三服。

柴胡茵陈五苓散（和解之剂）

五苓散一两　茵陈五钱　车前子一钱　木通一钱五分　柴胡一钱五分

分二服，水一盏半，灯心五十茎，煎服，连进数服，小便清利愈。因酒后者，加干葛二钱。

急　黄

卒然发黄，心满气喘，命在顷刻，故名急黄也。有初得病，身体面目即发黄者；有初不知黄，死后始变黄者。此因脾胃本有蓄热，谷气郁蒸，而复为客气热毒所加，故发为是病也。古云：发热心颤者，必发为急黄。

瓜蒂散《广济》　疗急黄

瓜蒂　赤小豆　丁香　黍米各二七枚　熏陆香　麝香等分，另研　青布二方寸，烧灰

上为细末，白汤下一钱，得下黄水，其黄则定。

消渴统论

消渴病有三：一、渴而饮水多，小便数，有脂如麸片，甜者是消渴也；二、吃食多，不甚渴，小便少，似有油而数者，是消中也；三、渴，饮水不能多，但腿肿，脚先瘦小痿弱，数小便者，是肾消也。（《古今录验》）

消渴大禁有三：一、饮酒，二、房室，三、咸食及麸。能慎此者，虽不服药，自可无他；不知此者，纵有金丹，亦不可救，慎之慎之。

李词部曰：消渴之疾，发则小便味甜。按：《洪范》云"稼穑作甘"，以理推之，淋馎醋酒作脯法，须臾即皆能甜也。人饮食之，后滋味皆甜，积在中焦，若腰肾气盛，则上蒸精气化入骨髓，其次为脂膏，其次为肌肉，其余则为小便。气臊者，五脏之气；味咸者，润下之味也。若腰肾虚冷，不能蒸化于上，谷气则尽下而为小便，故甘味不变；下多不止，食饱虽多，而肌肤枯槁。譬如乳母谷气上泄皆为乳汁，消渴疾者谷气下泄，尽为小便也。又，肺为五脏之华盖，若下有暖气上蒸，即润而不渴；若下虚极，即阳气不能升，故肺干而渴。譬如釜中有水，以板盖之，若下有火力，则暖气上腾而板能润；若无火力，则水气不能上板，终不可得而润也。故张仲景云宜服八味肾气丸，并不可食冷物及饮冷水，此颇得效，故录正方于后云。

八味肾气丸方见肾劳 服讫后，再服后方以压之。

黄连二十分 麦冬十二分 苦参十分 生地七分 知母七分 牡蛎七分 瓜蒌根七分

为末，牛乳为丸，桐子大，暴干。浆水或牛乳下二十丸，日再服。病甚者，瘥后，须服一载以上，即永绝病根。一方有人参五两。以上见《本事方》。

又，疗消渴口苦舌干方

麦冬五两 花粉三两 乌梅十个，去核 小麦三合 茅根 竹茹各一升

水九升，煎取二升，去滓，分四五服，细细含咽。

疗饮水不消便中如脂方崔氏

黄连 瓜蒌根各五两，为末

生地汁和，并手丸如桐子大，每食后牛乳下五十丸，日二服。一方用生瓜蒌汁、生地汁、羊乳汁和黄连任多少，众手捻为丸，如桐子大，麦冬饮服三十丸，渐加至四十五丸，轻者三日

愈，重者五日愈，名羊乳丸。

麦冬饮子　治膈消，胸满，烦心，短气。

人参　茯神　麦冬　知母　五味子　生地　生甘草　葛根
瓜蒌根

上等分，咀，每服五钱，水二盏，竹叶十四片，煎至七分，去滓，温服。

河间云：心移热于肺为膈消，膈消者，心肺有热，胸满烦心，津液燥少，短气，久则引饮，为消渴也。麦冬饮子主之。

麦冬丸　消渴之人，愈与不愈，常须虑有大痈，以其内热而小便数故也。小便数则津液竭，津液竭则经络涩，经络涩则营卫不行，营卫不行则热气留滞，必于大骨节间发痈疽而卒。当预备此药，除肠胃实热，兼服消渴方。

麦冬　茯苓　黄芩　石膏　玉竹各八分　人参　龙胆草各六分
升麻四分　枳实五分　生姜　瓜蒌根各十分　枸杞根

为末，蜜丸，桐子大，茅根、粟米汁下十丸，日二服。若渴，则与后药。

瓜蒌根　生姜　麦冬汁　芦根各三升　茅根切三升

水一斗，煮取三升，分三服。

冬瓜饮子　治消渴能食，小便为脂麸片，日夜无度。冬瓜一个，割开去穰，入黄连末十两，仍将顶盖好，热灰中煨熟。去皮，细切，研烂，用布取汁，每服一盏，日三夜二服。

葶苈丸　疗消渴成水病浮肿方。

甜葶苈隔纸炒　瓜蒌根　杏仁麸炒黄　汉防己各一两

为末，蜜丸，桐子大，每服三十丸，茯苓汤下，日三。

白术散　治诸病烦渴，津液内耗，不问阴阳，皆可服之。大能止渴生津。

干葛二两　白术　人参　茯苓　炙草　藿香　木香各一两

为粗末，每三钱，水一盏半，煎至一盏，温服。

猪肚丸　治消渴。

猪肚一具，洗净　黄连　白粱米各五两　花粉　茯神各四两知母三两　麦冬二两

上六味为末，内猪肚中，缝密，置甑中，蒸极烂，乘热入药臼中捣为丸，若硬加蜜丸，桐子大，每服三十丸，加至五十丸，日二。

铁按： 消渴，今人都知即是糖尿病，但大份是如此，若细按之，却不是一句话。中国所谓消症，渴引饮无度，溺多肉削，为膈消，亦云肺消；能食仅多，不得饱，亦不作肌肉，如此者为中消，亦云食消；腰酸痛，口渴引饮，小便多，溲之量倍于饮之量，是为饮一溲二，如是者谓之肾消，亦云下消。其有溲与饮量相等，尿后其中有沉淀，浮面有油光，虽不必饮一溲二，亦是肾消。仲景谓饮一溲一者可治，饮一溲二者不可治。然《欧氏内科学》谓饮一溲二者是尿崩症，行脊椎穿刺法有效，用脑垂体后叶制为膏剂服之有效。尿崩症与糖尿病完全相同，所不同者，尿量倍于饮量，而尿中无糖；有时亦含糖，但非为糖尿病，不过偶然有糖而已，此与中说不同者一。《欧氏内科学》对于糖尿病，除调节饮食之外，无相当治法，中国则有治法，此其不同者二。糖尿病原因颇多，其最重要之原因，《内科学》谓其症结在减岛。减岛者，为胰子一部分之细胞群。胰子乃消化系之一脏器，中国所未言者。又，糖尿病有真糖尿，有假糖尿。所谓假糖尿，为尿中偶然含糖，并非组织中糖分向下崩溃之谓，故假糖尿容易愈，

病者亦不必渴而消瘦，此亦中国所未言者。旧籍肺消、肾消都属之肾，其病原多半由沉溺色欲而来，故古人谓司马相如病消渴，是惑于卓文君之故。中消、食消，其病原因嗜厚味。此两层皆与事实合。西国人对于糖尿病，不禁肉食，但禁糖质。是则中西两说之不同，凡此都足以供参考。余病甚，不能查书，仅就记忆所及，言其大略，欲求精深，学者自己研求可也。

又，本书所列诸方，猪肚丸治中消为最有效，冬瓜饮子亦效，葶苈丸、白术散疑不可用。葶苈丸，鄙人无经验，白术散则不妥当。吾乡盛氏有中年妇患消渴，初起病不甚重，医者用白术散，其食量骤增，每日须吃粥二十四斗碗，更加莲子、燕窠各一斗碗，如此者亘半年不愈。后延余诊，用竹叶石膏汤，以西洋参代人参，得略瘥，用白虎汤加生蛤壳、怀山药则更好。但其人有心肌神经病，十指作鼓槌形，故迄未能全愈。经余治消症之后，隔三数年，又延诊一次，消病良已，惟因有心肌神经病之故，他症蜂起，迄不得健全，故吾疑消症不可用参、术。

金 匮 方 论

恽铁樵　著

章巨膺　参校

郎　朗　孟凡红　整理

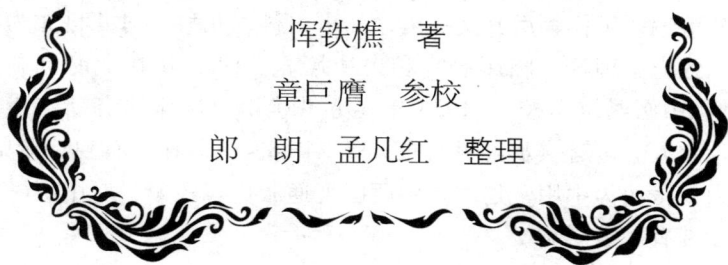

内 容 提 要

恽铁樵（1878—1935），名树珏，字铁樵，别号冷风、焦木、黄山，江苏省武进人，是近代具有创新思想的著名中医学家。早年从事编译工作，后弃文业医，从事内科、儿科，对儿科尤为擅长，致力于理论、临床研究和人才培养。1925 年在上海创办了"铁樵中医函授学校"，1933 年复办铁樵函授医学事务所，受业者千余人。著有《群经见智录》等 24 部医学著作，有独特新见，竭力主张西为中用，是中国中西医汇通派代表医家，对中医学术的发展有一定影响。

本书分绪言、痉湿暍病脉证第一、百合狐惑阴阳毒病证第二、疟病脉症并治第三、中风历节病脉证并治第四等五部分，对《金匮》一书中部分病证的病因病机及治疗，本着"治医必明病理，究药效，理论必与事实相符，如此然后有进步"的原则进行了讨论，如"无汗为刚痉，有汗为柔痉"等。由于该书成书时期，西方医学已经对我国的医疗有较广泛的影响，而作者对西医亦有较深刻的认识，因此书中不仅以中医理论对《金匮》内的部分条文进行阐述，更结合西医生理病理理论解释中医病因病机及中药功效，如"石膏能消炎"等语，中西医理论结合紧密，内容透彻。因此该书不仅对指导现代中医临床提供了宝贵经验，也可为中西医结合的理论及实践提供依据。

本书先后被《药盦医学丛书》和《铁樵函授医学讲义二十种》收录，本书依据《药盦医学丛书》1948 年上海新中国医学出版社铅印本进行点校整理。

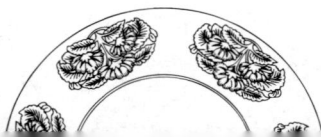

目录①

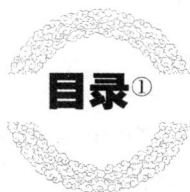

---

① 原书没有目录，为了便于阅读，整理者增加了此目录。

绪　言

　　前年因儿辈学书，偶检包慎伯《艺舟双楫》，其论文中有"子居昧盖阙之义，古人所未言者言之，古人不敢言者亦言之"。谨按：《大云山房文集》中有"日月蚀"一篇，纯粹是科学，在乾嘉时能作此言者甚少，殆包先生所谓昧盖阙之义者欤。尔时余适著此书，因思《金匮》一书，历二千余年无人敢非议者，余乃大胆为之，其能免包先生之诮乎，于是中辍，时壬申冬初也，今两年矣。孙君永祚见而善之，谓弃之可惜，因而付印。而书仅五篇，余则病甚，不复能续。抑《金匮》是整个的医学，人类疾病，包括无余。精神不佳，固不足以济事，学识不及够，尤不足以济事。若强作解人，即是仲景之罪人。自问无状，一知半解之阅历，百不逮一，即此中止，藏拙亦好。此数节，用为读者先河之导，要无不可，非敢自拟于名山事业也。

痉湿暍病脉证第一^①

《金匮》以无汗为刚痉，有汗为柔痉，此说可商，已详《伤寒辑义》按。痉为神经系病，与肝胃关系最密，汗非其重要之点，刚柔当以神经之紧张弛缓辨之。一、二、三、四各条都言太阳病，是仲景所说之痉，大半是伤寒转属症，不是现在所习见之流行特发症，宜乎以有汗、无汗为辨。转属属风寒，因脏气不平衡而病，特发属伏邪，脏气不平衡之外，兼有微菌。

第四条：太阳病，发汗太多，因致痉。

第六条：疮家，虽身疼痛，不可发汗，汗出则痉。

此两条确是事实，发汗则夺血，血少神经枯燥，因而成痉。所谓疮家，如湿疮鼍痫等，此种病本是皮脂腺溃坏出脓，其血分本感枯燥，若复从而发汗，便是虚，此所以汗之必痉而悬为厉禁。

第七条：……身热足寒，颈项强急，恶寒，时头热，面赤目赤，独头动摇，卒口噤背反张者，痉病也。此数语不啻将急性脑炎病状绘画而出，颈项强急、头动摇、背反张，皆延髓膜紧张之故，故西医谓此病是脊髓膜炎。云"若发其汗"者，寒湿相得，其表益虚，即恶寒甚，此因病灶不在肌表，发汗是诛伐无罪，是本病之外加以虚虚。详此数语，仲景固明白告人痉病与有汗、无汗无关，惟发汗则有大害。云"发其汗已，其脉如蛇"，如蛇者脉缓软甚，血之进行，指端可觉之谓，此因发汗夺血过当，血压骤低故也。

第九条：夫痉脉，按之紧如弦，直上下行，此是刚痉脉象。

---

① 痉湿暍病脉证第一：该标题排序不是按照《金匮要略》原书次序排列，以下各篇皆如此。

遍身纤维拘急，故见此脉。此中有不可不知者数点：纤维紧张为刚痉，其病状为拘挛，纤维弛缓为柔痉，其病状为瘫痪，此其一；上条脉行如蛇，乃血压骤低之故，一日半日体气得复，其脉即仍见弦紧，故脉行如蛇与直上下行并非对待文字，此其二。纤维所以拘急，由于夺血液少，神经枯燥，纤维所以弛缓，则有两种：其一，因延髓中迷走神经兴奋之故；其二，因交感神经中枢麻痹之故。其所以麻痹，亦有两种：一种因本身病毒，一种因旧有伏湿。伏湿之病，古人所不知，当于面色、手爪、舌苔辨之。至辨别迷走兴奋而瘫与交感中枢麻痹而瘫，以项强与否为断。

第十条：痉病有灸疮，难治。此当是因误灸而痉，即《伤寒论》所谓"焦骨伤筋，气难复也"。徐注：瓜蒌桂枝汤、葛根汤嫌不远热，大承气汤更虑伤阴，故曰难治。愚按：现在流行症脑病之从热化者，亦与误灸之症不甚相远，若如徐说，仅仅有桂枝瓜蒌、葛根、承气诸汤，又岂但误灸者难治。《玉函》瓜蒌桂枝汤后云"诸药不已，可灸身柱、大椎、陶道（此穴未详）"。可灸与否，自有标准。今云诸药不已，便是可灸之理由，岂非笑话，而丹氏则云"据此，痉病不必禁灸"，一样颟顸。凡此均属可疑之甚者，不足为法。

第十一条：……身强，体几几然，脉反沉迟，此为痉，瓜蒌桂枝主之。按：身强几几是神经拘急，脉当紧，今反沉迟，是迷走神经兴奋，其头必后仰，此即现在习见之脑脊髓膜炎，当从《千金》用胆草为主，读者但检《药盦医案》即可了然，断非瓜蒌桂枝汤所能治。迷走神经兴奋，脉虽迟，其病不从寒化，若用桂枝汤，等于误灸。病者四肢拘急，即疾速加甚，神昏谵语，亦疾速加甚。所以然之故，桂枝之反应属热，热则上行，脑炎之为病，本是少阳火化，胆气上逆，头脑被熏灸而神昏，今用桂枝，是抱薪救火，瓜蒌虽凉性，但其作用只是化痰，此病之症结则非痰，可谓完全不妥当。吾尝因此疑《金匮》是伪书，此非纸上空谈，可以证之事实。其余类此者，不胜搂指，故本书之著，非得已也。

第十二条：……无汗而小便反少，气上冲胸，口噤不得语，欲作刚痉，葛根汤主之。此亦大谬而特谬。无汗小便反少，是分泌方面事，可谓与神经无涉，何以知其欲作刚痉？汗与溲不出，热无出路，因而壮热神昏者有之。"气上冲胸"四字，亦说得不明白。冲气上逆可以说"气上冲胸"，然是肝肾两经病，若汗不出，热壮则气急，当云"无汗而喘"，不当云"气上冲胸"。此是伤寒太阳病证，与冲气上逆，截然为两件事。若太阳病证而用肝肾病之术语，则读者将何从索解。凡此皆可以见本条之显然不通。既是刚痉而用葛根汤主治，又属大误，因麻黄、葛根、桂枝均是伤寒太阳证药，不是神经系病症之药。此种错处，亘二千年无人纠正，宜乎徐灵胎谓痉病百无一生，盖用此等牛头不对马嘴之方，当然百人死百也。

第十三条：……痉为病，胸满口噤，卧不着席，脚挛急，必齘齿，可予大承气汤。此条亦误。按：上下龈均属阳明，盖肠胃神经与颊车神经有联带关系，故见齘齿，可以知胃肠有积。因热化而神经紧张，波及运动神经，则四肢挛急，波及脊椎神经，则躯体作弧形反张而卧不着席。肠胃有积，其胸当满。神经既病，其口当噤，凡此皆本条之可通者。若云"可予大承气汤"，则嫌其太粗。何以言之？凡痉，有因胃中有积而痉者，亦有因热甚而痉，并不关积者，是既痉便可以见齘齿。"齘齿"两字，不足为当用承气之标准。因积而痉者，去其积则痉止，不因积而痉者，攻其积反虚虚。若问无积何以致痉，则其答语为气候关系，当求之《内经·天元纪》以下七篇。又大承气之用法，当以《伤寒论·阳明篇》所言为标准。齘齿而痉，不足为用大承气之标准也。

《金匮》痉病至此为止，既错且略，委实不足为训，读者可求之拙著《神经系病理治疗》。《金匮辑义》各注家所说可取者什一，可废者什九。学者能明白原理，自不为群言所淆。

第十四条：太阳病，关节疼痛而烦，脉沉而细者，此名湿痹，湿痹之候，小便不利，大便反快，但当利其小便。自此至二十四条多与《伤寒论》重复，较详而有凌乱痕迹，大段可遵，较之痉病，迥乎不同。盖痉病是伪书，此章却是真本。湿之为病，就生理言有天人之辨。其属于人者，为组织无弹力，淋巴不充分吸收，体内有过剩水分。聚于胃，聚于胸，则为饮；聚于腹，则为腹水；聚于皮下，则为水肿；着于脚，以渐上行者，为脚气；见于皮肤者，为湿疮；入于经络者，为关节疼痛。诸如此类，皆是湿病。其属天者，就科学言之，空气所含氧素少，氮素多，人感之为病，则见湿症，其最著者为湿温；就中医旧说言之，则为六淫之一，其病亦为湿温。《内经》以时令为言，一年之中，夏秋之交最多湿温，故此一时期谓之湿令，以配五脏之脾。又有岁会之说，则以甲子为言，其理甚玄妙，鄙人尚未能确言其理。此外，近顷所见花柳中毒症，有种种变化，外病如风湿皮肤病，内病如关节痛等等皆是，余尝杜撰名词，谓之伏湿。此湿病大较也。详仲景所谓湿，与痉、暍并列，谓此三种病与伤寒相滥，则其所言者为湿温，其病多见于夏秋之间，乃中六淫之气而发热者。而本条（第十四条）及下一条言湿痹言发黄，都与湿温小有出入，故云有凌乱痕迹。详本条"关节疼痛而烦"，乃是历节痛风之类，其病理为风寒湿三气之邪着于溪谷关节，因而作痛。其云"大便反快者"，亦可信，《内经》本云"湿胜则濡泻"。云"脉沉细"，按：沉细之脉恒见于痛甚之病，是亦不误。病此者有发热之可能，不过不当云湿痹。又关节疼痛、小便不利、大便快，亦不足为夏秋间湿温症之标准，是亦凌乱痕迹之一。究竟原文如何，已不可知，吾侪欲明病理，不得不如此研究。注家所说都非是，不可为训。尤在泾引东垣之说，谓"治湿不利小便，非其治也"，此则真确可遵。丹氏引《医说》、引《信效方》，谓"湿温不可发汗"，亦可遵。水肿可汗，其他各种湿病便非汗能愈，尤其是湿温，汗之则泄泻不止，病必增剧，皆为学者所不可不知之事。

第十五条：……一身尽疼，发热，身色如熏黄也。此种是急性黄疸病。此因胃中有积，输胆管被挤，胆汁混入血中，则身黄如橘子。湿温症常有此一种传变，并非湿温皆黄也。

第十六条：……但头汗出，背强，欲得被覆向火，若下之早则哕，或胸满，小便不利，舌上如苔者，以丹田有热，胸上有寒，渴欲得饮，而不能饮，则口燥烦也。此亦真确可遵。湿温不可汗，复不可下。湿化积未除者，乃可下之，故以早下为戒。此等处学者宜十分注意，不背古训，则不蹈杀人罪恶，非细故也。哕之理由详《伤寒论辑义》按语，兹不赘。程注、丹注均可参考，惟湿温不得用干姜。凡湿温之效药，桂枝、白术、茅术、防己、茵陈、猪苓、茯苓、木通皆是。寒湿胜者有可用附子之证，并非见舌润即可用附子。而干姜尤当慎，医者往往见泄泻，则放胆用干姜，岂知用姜之后，泻不止，变为痢者，几占百分之九十九。此为病随药变，医者都不审。又下之早句，不得滑过。发热之病，但头汗者，其胸中必痞，本是可下之症，所争者在迟早，故云"若下之早则哕"，以此知病候可贵。又丹田有热句，当从丹注存疑，鄙意疑是"丹田有寒，胸中有热"。

第十七条：湿家下之，额上汗出，微喘，小便利者死，若下利不止者，亦死。此甚确。额上汗出微喘，见之于攻下之后，即是死症。此与下之息高同为败象。小便利句，反嫌其赘。既下后额汗微喘，不问小便利不利，皆难救也。

第二十条麻黄加术汤，第二十一条麻杏薏甘汤，第二十二条防己黄芪汤，此三方为后来治湿温各方所从出，但亦多可商之处。仲景之时，术不分苍、白，据刘守真《伤寒六书》，当是茅术。凡湿温汗不出者甚少，多半有汗，有汗不可用麻黄，薏仁力甚平淡，无多用处，且质重。今方中麻黄半两，薏仁亦半两，不可为训。又，湿家一身尽疼，麻黄不能止痛，茅术、薏仁亦不能止痛，止痛当用秦艽、防己、羌活、防风。盖湿病而痛，无有不兼风者，其从寒化者，可用川乌，为效甚良。防己黄芪汤，黄芪亦不可为训。此物生用治外症托脓良，炒熟则补，湿温断无可补之理。《伤寒》《金匮》方是谓祖方，后人往往不敢反对，岂知两书中之方，除少数有效者外，其余都不可为训。仲景之书，孙思邈至晚年始得之，其间二百年，转辗传抄，于庸医之手，原文错谬脱落，必非其旧，而方为尤甚。庸医所重视者是方，其所隐匿者亦是方，经一次传授，多一次错误。吾侪今日若不本生理、病能①纠正，更无办法。又，祖方甚简，后来东垣处方必十余味，当以东垣为是。盖病有主从，无单纯表证，亦无单纯里证，虚实寒热亦然。用药于主症不对固不效，不能兼顾副症亦不效，此所以处方不能太简。

第二十三条：伤寒八九日，风湿相搏，身体疼烦，不能自转侧，不呕不渴，脉虚浮而涩者，桂枝附子汤主之……。不能自转侧是重。凡中湿无有不觉体重者，故"重"之一字，可为诊湿之标准。脚重是脚有湿，头重是头有湿，乃至眼皮重亦是湿之证据。"不渴"字亦当注意，不渴即是口中和，是从寒化之病，故可用桂枝，可用附子。就经验言之，桂枝解表退热之外，其最著之作用是化湿，附子温降回阳之外，其最著之作用是止痛。

第二十四条：风湿相搏，骨节疼烦，掣痛不得屈伸，近之则痛剧，汗出，短气，小便不利，恶风不欲去衣，或身微肿者，甘草附子汤主之。骨节痛、汗出、恶风，可为用附子标准之一。

第二十五条：太阳中暍，发热恶寒，身重而疼痛，其脉弦细

---

① 能：文中形能、病能中的"能"字皆通"态"。

芤迟，小便已，洒洒然毛耸，手足逆冷，小有劳，身即热，口前开板齿燥，若发其汗，则其恶寒甚，加温针则发热甚，数下之，则淋甚。喝即暑温，西国医书谓之日射病。其为病状有发热粲粲汗出，辄兼见形寒，亦有不汗出者，壮热如燔。暑温乃夏至以后病名，一年之中此为湿季，其病无有不兼湿者，兼湿故身重。云"脉弦细芤迟"，此指有汗者而言，肌表不固，汗出粲粲，血压骤低，故脉必芤。此亦太阳病，太阳为膀胱之经，从寒化，故此病之重者，见手足逆冷，既四逆，其脉当然芤而迟。"小有劳，身即热"两句似赘，亦尚无大关系。无汗者可以发汗，若本有汗，且粲粲然而多，则禁汗，故云"发其汗，则恶寒甚"。太阳虽从寒化，暑病却是热与湿并而为病，例不可温，故云"加温针，则发热甚"。其云"数下之，则淋甚"，却不经见。此病不可下，下之则利不止，所圊皆是水。肌表既不固而多汗，复因误下而圊水，水分骤然被夺，体工急起代偿，必胸脘痞闷而呕，其病形乃与霍乱相似。自来真假霍乱聚讼纷纭，所谓假霍乱，即是此种。亡阳四逆泄泻不止，益以呕吐，全与霍乱相混。此后一步，亦可以见转筋，不过病势不如霍乱之暴。真霍乱未至转筋之前，温之即愈。此种假霍乱，无暑温坏症，误温之，热不退，泻不止，却转为痢疾，嗣后可以变化百出，不可究诘。故诊病对于病历亦甚重要。各注总不能硬辟近里，可以参观，不可以为训。

第二十六条：太阳中热者，喝是也，汗出恶寒，身热而渴，白虎加人参汤主之。此汤颇嫌不甚恰当。壮热、汗多、前板齿燥、渴而引饮，是白虎证，但形寒是太阳证。《伤寒论》中形寒用白虎，愚已疑之。暑证而用人参白虎，尤为可疑。白虎之标准在口渴、壮热、引饮、躁烦，此数种条件不具者，不得轻用。所以然之故，因具有以上条件，即是阳明经病燥化、热化之候。石膏、知母是阳明药也，所以兼太阳者不得用白虎，人参尤其非是。

第二十七条：太阳中暍，身热疼重……一物瓜蒂汤主之。此方固无大害，然亦不真确。刘河间知此等药不适用，故有清暑解毒及六一散诸方，为效甚良。《伤寒》《金匮》方之靠不住，于此亦可见一斑。

治暑温，银花为最有效，此是清暑主药。六一散亦效，利溲则病毒有出路，且小便利则大便不泻。甘露消毒丹亦是效药，其无汗者可以发汗，发汗却不用麻黄，其唯一妙品是香薷。香薷之效与麻黄同，用量亦同，然伤寒宜麻黄，暑温宜香薷，不得互易。因麻黄是温性，能发汗，不能除湿。香薷是凉性，能消炎，且能去湿故也。《内经》于暑证本有"体若燔炭，汗出而散"之文，故有汗者禁汗，无汗者当汗也。拙著《群经见智录》释标本中气，谓伤寒天人相去远，暑证则不甚相远，故伤寒可用重药，暑温不能用重药。语尚中肯，可参观之。

诊暑温之标准在舌色，发热、舌红质绛，舌面仅有味蕾无苔者，无论有汗、无汗，皆是暑温。伤寒初起病在表，辄见薄滑苔，其后化燥则黄，化热则干，胸中寒，口中和，则舌润质不红，都与暑温舌色不同。又，此病传变，凡泄泻者必呕，中间热壮多汗，常多晶瘄，末传阴虚，则多枯瘄。晶瘄因反汗而见，枯瘄因皮脂腺坏变而见，是皆伤寒所无者。湿温、伏暑亦有白瘄之变。所谓伏暑，指秋凉后热病，其舌色与暑温同。若不见光红质绛舌色，是伤寒系温病，非暑证也。

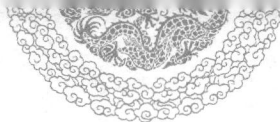

百合狐惑阴阳毒病证第二

　　病有古时有而今时无者，百合狐惑是也。愚颇不信百合有如许效力，因未见如仲景所言百合病，无从证实。狐惑之症，云状如伤寒，默默欲眠，目不得闭，卧起不安，蚀于喉为惑，蚀于阴为狐。不欲饮食，恶闻食臭，其面乍赤乍黑乍白，蚀于上部则声嗄。此种病亦不经见。今之喉症可谓蚀喉，但非甘草泻心汤所能治（见百合狐惑阴阳毒篇第十条）。第十一条云，蚀于下部则咽干，苦参汤洗之，蚀于肛者，雄黄熏之。现在都无其病。《千金》有猫鬼病，六朝人患者甚多，今亦无之，蹊径颇同，是当阙疑。

疟病脉症并治第三

《伤寒》治寒热往来，主小柴胡汤。今人治伤寒者多喜用此方，虽十无一效，愚以为是食古不化。柴胡治胁下痛而呕者为效甚良，若寒热往来，胁下不痛不呕者，不但无效，且能增病。经数十次经验，无一或爽。是亦经文当根据病能以纠正之一种。《金匮》所谓瘅疟、牡疟，皆不可据以治病。白虎桂枝汤、蜀漆散，亦与小柴胡汤同一无用。学者若泥古，便受害无穷。兹将余所心得者，详尽言之如下。仲景之六经，所谓太阳乃足太阳膀胱之经气，此气从寒化，故无论发热、不发热，凡恶寒者是太阳。所谓阳明乃是阳明胃之经气，足阳明为敦阜之土，从燥化热化，故渴不恶寒者为阳明。太阳为一身之表，为躯体之外层，斯阳明为在里矣。凡太阳病之恶寒者，无有不转属而为燥化热化之阳明病。初一步，寒伤肌表而恶寒，是为阴胜而寒；继一步，阳明化燥化热，但恶热，渴，不恶寒，是为阳复而热，此《内经》阴胜阳复之说也。疟疾之为病，当其发作时，恶寒、手冷、胸闷、口淡，其甚者，恶寒至于战栗，可谓等于完全寒化之太阳证。须臾，恶寒罢而发热，唇干齿燥，口苦躁烦，热甚欲去衣被，则完全等于化热化燥之阳明证。此种既不在一身之表，亦不在一身之里，其病出则恶寒，入则恶热，兼有太阳、阳明两经之候，而阴阳胜复只在半日之间，故古人谓此病是半表半里。伤寒为病，阴阳胜复，须两三日，或多至七八日，既化热之后，便不复恶寒。若用药退热，热退之后，即亦不复发作。疟之为病，胜复之时间既甚短，且其退热不须用药，既退之后，至一定时间则再发作。此明明与伤寒为两种病，但亦是荣卫为病，与各种热病为同类。古今中外解释疟疾病理虽极显明，而总有一间未达，余尝悉心体会而得下列之理论。

西人谓此病是疟虫，其虫寄生于蚊体，由蚊之媒介而入人体，故夏秋之间，多蚊之区，最多此病。此虫既入人体，即疾速繁殖，其繁殖之法不以生产，以分裂。其分裂之时间，大约相距可二十四点钟。故当其分裂之时，体中荣气受其纷扰，则形寒而壮热，分裂既罢，无所感觉，则寒热自罢。再届分裂之时，则再发作，此所以寒热往来，休作有时。而此疟虫之中亦有数种，有二十四时分裂者，亦有四十八时分裂者，以故有逐日疟，有间日疟。若躯体内有两种害虫并殖，则其寒热发作乃间日重轻。此其理论颇圆满，疟虫显微镜中可见，治以杀虫之药如金鸡纳霜，则病愈，效果与理论相合，毫无疑义，似乎此病已极明了，无须再探讨矣。然仔细考察，西国此说，不过此病之一部分，其大多数则不如此。以余所知，凡寒热往来、发作间歇之病，有寒热虚实、暑湿种种不同，其种类如下。

（**甲**）发热形寒，先寒后热，每日发作，其见症头痛、口苦、咽干。当其冷时，手爪发紫、手冷；当其热时，唇干、舌绛、面赤、目赤，此种为正式疟疾。

（**乙**）病型与甲条同，间日发作，此种亦正式疟疾。

（**丙**）发作有时，但热不寒，色脉不虚，逐日一次，热退清楚，此种是温疟，病情与甲乙两项不同，药效亦不同。

（**丁**）发热起伏，日轻夜重，弛张颇甚，而退不清楚，此种乃温病似疟，治以疟药，病反增剧。

（**戊**）病情如正式疟，间一日发作，或间两日发作（俗名三日两头疟），延长至一二年不愈，胁下痛而有块，面色黑，此种即《金匮》所谓疟母。

（**己**）病形如疟，寒热均不甚剧，其发作阅七日乃有一次，其人面色黄黑，瘠而无神，舌苔润，见湿象。此种古书不经见，西书有回归热一种，颇近似，然回归热不定七日，此则绝不爽期，则又非回归热。余为定杜撰名词，谓之来复疟。

（庚）病形如来复疟而重，病者行动如常，惟面色黄暗，其发作之时间则以半个月。若气候晴暖，环境愉快，则可以经月不发，若值劳乏，或居湿地，亦可以半月中再发。此种殆与回归热略相似。

（辛）色脉都见虚象，下午发热形寒，休作有时，有汗，先寒后热，与正式疟极相似。其副症兼见咳嗽、脊痛、胁痛，亦有腰腿酸者。若误认是疟，予以疟药，则病不愈，而反渐渐增剧。此种是劳病，西人已知之，《欧氏内科学》中言之颇详，余亦曾屡值之。

（壬）初起是他种病，至末传而见寒热起伏，往往先热后寒，色脉纯见阴虚证象，此种可谓与疟疾相滥，其实与上列八种都不同，然而是习见不鲜之事，亦非可治以疟药者。准此以谈，西人疟菌之说仅一部分，今试言以上九种病理与其治法。

（甲种）日发正式疟、（乙种）间日发正式疟。其标准有三：一、头痛；二、爪下隐紫色（爪下紫色仅发寒时则然，寒罢壮热，爪下色便不紫）；三、寒时必战，热时必壮，若用热度表量之，可以至百零四度以上，乃至百零五度、零六。通常热病至百零四度以上则难治，疟则不然，而西医不知，见热高而惧，遽用冰冰之，随手而变，可以成重病不救。余曾值此数次，西医望而却步，余心知是疟，从容治疗，三数日即愈。有此三标准，用疟药治之，并照疟疾禁忌，无有不愈者。小柴胡汤效，金鸡纳霜亦效，常山亦效。尚有未尽之处，容后详之。（丙种）但热不寒，其与温病异者，在退得清楚，是热退清为此病之标准。此种须用常山，他药不效。若用小柴胡汤、金鸡纳霜，其病可以逐渐加重。医者见不效，妄用他药尝试，歧路之中更有歧路，可以一路病随药变以至于死。《临证演讲录》所载章先生之病即是此种。常山如何用法，医案中详之。（丁种）是温不是疟，其标准在退不清。此种当以青蒿、白薇为主，小柴胡、金鸡纳、常山都不效，且都能使病加重。至于用青蒿、白薇乃主药，其他副药当随症加之，如见食积当消导，见湿当燥、当分利，见痞当泻心，见虚当补益。副药与病相当，然后其效捷于影响。至于积，有肠胃之分，宜如何消导，湿有表里、上下、虚实之分，痞有陷胸症、泻心症之分，丝毫不得错误，此所以当学。（**戊种**）以面色黑为标准，块是疟母，其块所在，必在胁下，亦有在正中当脘下脐上之处。照例疟从少阳来，由腑病脏，肝之部位在胁下，疟母当偏于胁下，不当在正中，然吾曾值在正中者两次，候其色脉属中毒性，则不是单纯疟母，此种有甚繁复之学理，当于论中毒性时详之。其单纯疟母，鳖甲煎丸实是无上效方。此方所用药，望而知为古法，庸医不能知此，当然用之亦不能十全，如此则不敢轻用。惟其不敢用，所以此方尚留真面目。由此可以推知其余《金匮》《伤寒》各方，分量、药味均经庸手变乱，淆人耳目。古书难读，可惜叹也。（**己种**）余仅见一次，其人病温，经安徽医生误用附子，久久不效，每日服附三钱，至半年以上，其病卒不愈。面色黑而瘠，舌中心一块润，眠、食、行动均不适，经七日则有小小寒热，延至年余乃死。此种是误药坏病，有伏湿不得出，其所以七日一发，则因节候关系。经言"其生五，其气三"。三五日乘，十五日为一节候。故五日为一候，三候为一气。七日者，十五日之中心。例如称物，称纽处为力点，称权为重点，两者之间为昂点。七日乃一节候之昂点也。（**庚种**）乃虚损一类病，其造成之原因，亦因外邪未净，早服补药所致。余曾值此，用常山为主，佐以化湿补虚之药，合成丸药。每日服少许，半年其人竟愈，面色亦转。然假使不忌口，或剧劳，其病辄再发。其所以半月发者，与节候相应也。（**辛种**）是肺病，其标准在自汗、盗汗、掌热。此种病其来以渐，非十日半月事。假使误予疟药，可以汗出如濯，经一次出汗，则病深一次。此种治法详医案传尸痨症方后说明。（**壬种**）大病末传而见寒热起伏，乃正气不能自支之见端，最是可怕之候，当然不能与疟疾相提并论。（《内经》言疟日早日晏之理，已详伤寒按中，兹不赘）

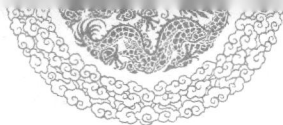

中风历节病脉证并治第四

《内经》言"风者百病之始也"。反复研求，此语先有商量。根据人体形能言之，风有两种，其一即所谓六淫之气，太阳感受，则荣气起变化，荣病卫亦随之。荣者血液之行于肌腠者，为其大部分，此为荣卫之荣；若内分泌出自腺体，内分泌健全则英华着于外，此所着者亦名为荣，乃井荣经俞合之荣。前者为猝病所有事，后者为本元盛衰所有事，自当分别言之，不得相混。六淫之风中于人体，皮毛肌腠受病，荣气凝泣，在外则恶寒，恶寒者卫病也，或汗出，或不汗出，汗腺分泌不循常轨，亦卫病也；在内则胸痞，痞有因食积不消化而然者，有因积痰积饮不得运行而然者。假使荣卫不病，胸中不痞，荣卫与中宫息息相应，在病能上灼然可见。凡伤寒、温病、积聚、痹着，其病之来路，无非因荣卫先病之故。盖荣卫病脾胃亦病，肌表排泄失职，则抵抗外侮之力不充，消化吸收既病，则里面脏气不平衡，暑、湿、燥、热诸气皆得中之成病。此所以说风为百病之始。其二是躯体内各种神经纤维起变化，运动神经病则动作不从意志命令，此种亦谓之风。详其所以名风之故，因神经病常瞤动，风动也，故神经病谓之风。神经拘急而动者谓之风，神经弛缓而瘫者亦谓之风，后人有"风缓"之名，即对于神经拘急而定之名词。此外感觉纤维钝麻者，亦是神经病，则亦谓之风。《千金》有七十二种大风之名，皆此类也。第一项之风，可谓之外风；第二项之风，可谓之内风。《内经》"百病之始"云云，乃专指外风而言，后来《金匮》《千金》《外台》诸书皆袭用《内经》语，而不分内风、外风，（古书皆分内、外风，惟引用《内经》"风者，百病之始"一语，则该内、外风而言之，是不啻谓内风亦百病之始，是不可通矣。）甚不妥当。《金匮》开首即言痉，此处又言中风，痉是内风，中风亦是内风，而所用风引汤、防己地黄汤等，则为治外风之药，挈症又极不明了，此皆非纠正不可。

本篇第一条云"夫风之为病，当半身不遂，或但臂不遂者，此为痹，脉微而数，中风使然。"详此数语即是内、外风混为一谈。半身不遂是内风，其病源在菱形沟中、桥髓脚与后脑侧索道，其病源为肾虚，为中毒性。臂不遂有外风，亦有内风，更有涉及腺体者，绝对不能与半身不遂相提并论。云"此为痹"，详各种痹乃肌肤感觉不仁之谓，其病在浅在神经，又与臂不遂异致。盖臂不遂有因湿着而不遂者，有因运动神经病而不遂者，有因肌肉削而不遂者，属神经者谓之风，属肉削者谓之枯细，属湿者，属中毒性，岂是简单数语所能明了者，云"脉微而数"，尤其与事实不合。中风之脉分时期，分种类，因病候而脉不同，绝少微数之脉。固知古文简，然无论如何简，亦不当使病理错误至此。谓古人为时代所限，不能将内、外风分析明白，但亦不当自相矛盾至此。此皆甚可疑者，兹为逐条详解于后。

第一条，挈症。可疑既如上述。《千金》附子散亦不妥当。附子之为物，辛温而下降，其药位在小腹，其效用在回阳。假使霍乱吐泻，病者汗出肤冷，所谓亡阳，得附子则汗敛。所以亡阳之故，体工公例表虚则生内寒。所以呕吐之故，下虚则客气动膈。浊气在上，阴寒在下，浊气在，则生胀䐜，清气在下，则生飧泄。霍乱之病，阳亡于外，清浊倒置于内，以故在肌表则汗出而肤冷，在中脘则非常不适而呕吐，在肠部则洞泄无度不能自制止。脏气大乱，体工之救济程序亦乱。全身水分奔集肌表而为汗，奔集于肠而为泻，体温随之外散，故肤冷，全体水分暴竭，故目眶陷而螺瘪，此时用大剂四逆汤，则汗敛泻止，手足温而病机转，是附子为亡阳而设也。（按：单用附子，仅辛温下降，并不甚热，得干姜则大热，故误用附子尚不至立刻杀人，误用四逆则反应之热象非常剧烈，此所以治霍乱非四逆汤不为功）。假使病者为脚气，寒湿从下受以渐上侵，至入腹之后，病者胸中不适，欲吐而不能食。此种旧说谓之心阳无权，亦谓之肾水凌心，其实亦是清浊倒置，用附子可以逼寒湿下行。（单用附子，辛温下降之力量不大，附子与吴萸并用，则下降之效用甚显著）。又如通常所谓燥湿不能互化，在上不能食，在下不得便，新陈代谢之令不行，如此亦宜附子。（此种当萸附并用，更加柴胡少许。柴胡之药位在身半以上，两侧，至于头部，所谓少阳药，故旧说谓柴胡性升。凡下行之药，体工之自然救济力往往与药力相持而起反应，故冲气上逆者，用旋覆代赭镇之，则上逆益甚。若下行之药，迫病邪下降，方中用少许升药为反佐，则体工之反应不起，而药效乃非常健全，是为治医者不可不知）。又如多内者肾虚，其肾脏无热力，如此则头眩气喘，所谓肾不纳气者是也，其人腰脚必冷。欲救济其肾脏无热，亦当用附子，因附子药位在小腹，故专能治此病。（此种当与补肾药同用）。其他如寒疝之类，亦当用附子，皆可类推。伤寒之少阴证，寒邪在肾脏之经，《伤寒论》麻黄附子细辛汤乃其特效方，亦皆药效与体工相应，显然与人以可见者。以上所说，可谓用附子之标准。但此药与神经系无涉，今治中风之半身不遂而用附子散，可谓风马牛不相及。方中附子、桂心、细辛、防风、人参、干姜，乃回阳祛寒之药，乃伤寒病少阴证效方。中风之病，虽亦有因肾虚而得者，其症结则在神经，今用此方为治，是与《内经》"伏其所主"之论不合。且细辛能开肾，肾虚之人，假使方中不用五味子，而有细辛三分以上，其人可以脱绝，此皆为吾所亲见者。故此节不可为训，毫无疑义。

第二条：脉浮而紧，紧则为寒，浮则为虚，虚寒相搏，邪在皮肤……。全节皆不妥当，而此数语为甚。但脉紧，不能断为寒，但脉浮，不能断为虚，虚寒相搏，不能断为邪在皮肤，且虚与寒又若何相搏？此种论调，乃王叔和《脉经》中习用语，《伤寒》《金匮》都是叔和所辑，恐两书中有此种论调处，都是叔和之言。治医必明病理，究药效，理论必与事实相符，如此然后有进步。可谓理论与事实相符是进步之原则，不合此原则者，不可为训。

第三条，侯氏黑散。此方与《千金方》五石散只数味相出入，真确为古方无疑。五石散，钟乳、矾石。钟乳疗病之原理是增益体中石灰质，矾石与信石为同类，当是增益体中砒素。此五石散之反应是热，古人因谓石药能化火。按：五石冷服，渐渐觉热，热乃冷食，冬日着单衣，浴冷水，愈冷体温乃愈高，可以赤身卧雪中，热气蒸腾，不知寒冷，故五石散亦名寒食散。王仲宣患风症，仲景劝服五石散，仲宣不肯服，其后竟落眉而死。落眉，《千金》所谓大风，就今日病理学言之，是腺病。寒食散中重要成分即是钟乳、矾石，如果寒食散能治大风，是钟乳、矾石能治腺病矣。本方有矾石，云治心中恶寒不足者，与五石散之效力相合。惟此方自古无人敢尝试，余曾服毒药多许，亦未曾试服此方，因现在药店中无矾石。方后云"六十日"亦可信，因凡此等毒药每服少许，每日一次，必须一二月之久，然后有效力可言。

第四条：脉迟而缓，迟则为寒，缓则为虚，荣缓则为亡血，卫缓则为中风，邪气中经，则身痒而瘾疹，心气不足，邪气入中，则胸满而短气。前五句，仍是《脉经》论调。其云"邪气中经，则身痒而瘾疹，心气不足，邪气入中，则胸满而短气"。瘾疹近乎现在所为风湿症。胸满短气，病既由于邪气，恐不足为大病。而主风引汤，亦在不可理解之列。现在治中风以人参再造丸、回天丸等为效方。就余所研究者观之，羚羊、犀角及诸重药，当有分际，当有界说，否则总不健全。侯氏黑散、风引汤，亦须继续研究，此当悬为后图，现在尚未遑暇也。

第五条，风引汤。《金匮辑义》本方之后，丹波氏附有考证一段甚详，其云"《外台》引崔氏永嘉二年，大人、小儿颇行风痫之病，张思惟合此散，所疗皆愈"。数语极可注意。永嘉为晋元帝年号，所谓崔氏即崔行功，为东晋名医。既云"得病不能言，或发热，半身掣缩，或五六日，或七八日死"，观此掣证，实是现在之流行性脑炎。丹氏解释"风引"二字，谓即风痫摩引之谓，亦甚妙。就余经验所得言之，《千金》《外台》多效方，然则此方治流行性脑症必效无疑。不过流行性脑病必经数十年然后一次盛行，医家亦都视为惊风，风引汤始终未敢尝试，殆因此晦而不显。按：滑石、寒水石、石膏，其反应是凉性，作用能消炎。流行性脑炎，目赤唇燥，多从热化。滑石一味，使病毒从小便出，理亦可通。紫石英、龙骨是镇剂，不使胆火上行，熏炙头脑，与胆草之作用为近。此病多兼食积，用大黄亦合理。惟干姜一味，与大黄等分，殊嫌太重，盖反佐之用，药量宜轻。然此仅为理论，至此方可否治脑炎，毕竟当以实验为主。近来屡次见时医用紫石英治脑症不效，但彼非用风引汤全方，则亦未可据以判断此方之无用也（风引汤药味为大黄、干姜、龙骨、桂枝、甘草、牡蛎、寒水石、滑石、赤石脂、白石脂、紫石英、石膏）。

第七条，头风摩散。曾见人用之不甚效，验方用公丁香、蓖麻子、川乌，陈绍酒煮，蘸汁摩头良效，于理论上亦较此方为长。

第八条，历节黄汁。谓病因汗出入水中。第十条，风血相搏。第十一条，饮酒汗出当风。所说病源，都不如现在西国病理。第十二条，肢节疼痛，脚肿如脱，头眩，短气，温温欲吐，主桂枝芍药知母汤。此方恐亦不效。

第十五条：病历节，不可屈伸，乌头汤主之。此却有效。后世定痛诸方用川乌当是本此。惟有效成分只是乌头一味，麻黄、芍药、黄芪、甘草不可为训。恐为效未必良。

第十七条：矾石汤，治脚气冲心。此条竟谬。脚气冲心为寒湿自下上行，矾石性收涩，功效能清血，用以浸脚，与脚气攻心可谓丝毫无干。尤注谓"矾石性燥，能收湿解毒"，此则尤谬。脚气当令其湿仍从脚出，如吾《病理概论》中所言。今以性燥收湿之药浸脚，既与冲心无关，又不许病毒有出路，此何说也？乃知中医诊病用药无标准，由来旧矣。

本篇附方第一首录验续命汤，确是古方。惟云"治风痱身体不能自收，口不能言"，则谬。此种都有错，如何错法，已不可知，不必强为解释。身体不收、口不能言，是风缓，即今所谓神经瘫，用风引汤反不如吃生矾之有理致。毕竟是否各方次序凌乱，都不可晓。第二首《千金》三黄汤，治烦热心乱，恐亦非黄芩所能济事，但此方尚有理致。第三首《近效》术附汤，便不可信。至第四首"崔氏八味丸治脚气上入少腹不仁"，则又大谬而特谬。此即现在附桂八味丸，断非能治脚气之方。《外台》亦误，甚可怪也。第五首《千金》越婢加术汤，治肉极。注中《外台》引《删繁》肉极论"脾病则肉变色"。按：风病而肉变色，今所见者皆为中毒性，确是疠风，但决非越婢加术所能治。因风病至于肉变色，关系神经、腺体、血液、淋巴，石膏能消炎，麻黄只能发汗，白术能燥湿健胃，增加组织弹力，与腺体、神经受毒而变性丝毫无关。丹氏谓"孙奇等所录，彼此凑合"，就病理言之，真是凑合，其可疑之处在方与病不合，不止甲书与乙书互异而已。